国家科学技术学术著作出版基金资助出版

本书的出版同时获得以下项目的支持：
国家重点研发计划项目"生脉散类名优中成药为范例的
中药作用机制解析创新方法研究"（2019YFC1708900）

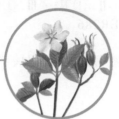

中药蛋白质组学应用研究

卫军营　郭非非　张晶晶　杨洪军◎编著

北京科学技术出版社

图书在版编目（CIP）数据

中药蛋白质组学应用研究 / 卫军营等编著. — 北京：
北京科学技术出版社, 2022.11
ISBN 978-7-5714-1646-1

Ⅰ.①中… Ⅱ.①卫… Ⅲ.①中成药—蛋白质—基因
组—研究 Ⅳ.①R286

中国版本图书馆CIP数据核字（2021）第123713号

策划编辑：陈媞颖　李兆弟　侍　伟
责任编辑：王治华　李兆弟　侍　伟
文字编辑：严　丹　庞璐璐
责任校对：贾　荣
图文制作：北京艺海正印广告有限公司
责任印制：李　茗
出 版 人：曾庆宇
出版发行：北京科学技术出版社
社　　址：北京西直门南大街16号
邮政编码：100035
电　　话：0086-10-66135495（总编室）　　0086-10-66113227（发行部）
网　　址：www.bkydw.cn
印　　刷：北京捷迅佳彩印刷有限公司
开　　本：787 mm×1 092 mm　1/16
字　　数：336千字
印　　张：19.25
版　　次：2022年11月第1版
印　　次：2022年11月第1次印刷
ISBN 978 - 7 - 5714 - 1646 - 1

定　　价：198.00元

序

蛋白质是生命活动的载体和功能执行者。蛋白质组学是研究基因组所表达的全部蛋白质的科学。从整体角度研究细胞或生物体蛋白质的组成、修饰、定位、结构、功能及其相互作用，可揭示蛋白质功能与细胞生命活动规律的关系，进而获得蛋白质水平上关于疾病发生、细胞代谢等过程的全面认识，为全景式地揭示生命活动的本质、研究疾病发生发展的机制和开发新型防治药物及其靶标提供全新的思路和策略。

自1994年澳大利亚Wilkins和Williams两位科学家提出蛋白质组学的概念以来，蛋白质组学在许多研究领域获得了长足的发展。随着科学技术的不断进步，蛋白质组的分析通量不断提高，分析时间大为缩短，极大地促进了蛋白质组学在生命科学、药物研发及临床诊治等方面的应用。

我国是较早开展蛋白质组学研究的国家之一。早在1998年，我国科学家就开展了肝脏蛋白质组研究。2002年"国际人类蛋白质组计划"正式启动，我国领衔的"人类肝脏蛋白质计划"成为该计划的核心，是国际第一个人体组织或器官的蛋白质组研究计划，也是我国在生命科学领域领衔的第一项大型国际科技合作计划。2004年10月，第三届国际人类蛋白质组大会在北京召开，贺福初院士在会上提出了人类肝脏蛋白质组研究的"两谱两图三库"策略，获得了国际同行的广泛认同和支持。2005年10月，在中关村生命科学园成立了北京蛋白质组研究中心。2015年10月，依托国家重大科技基础设施组建的国家蛋白质科学中心（北京）开始试运行；同年，针对人体10个组织器官及其代表性疾病的"中国人类蛋白质组计划"一期启动，经过4年的努力，先后在*Nature*、*Cell*等国际顶级期刊发表了相关研究成果，开创了蛋白质组学驱动的精准医学研究的新方向。

中医药是中华民族的伟大瑰宝，在保障全民健康中发挥着重要作用，应用先进的科学技术来揭示其作用机制及特点有利于深入发掘中医药宝库中的精华。蛋白质组学为中药复方作用机制及其应用的研究提供了有效途径。蛋白质组研究可揭示中药的作用靶标及调控网络，为中药复方的精准应用找到合适的标志物指征。本书总结概括了作者团队近年来的相关研究成果，作为蛋白质组学解析中药复杂作用机制方面的有益尝试，希望能为中药复方的现代研究提供借鉴。在此，我希望更多的有识之士能够参与进来，共同努力，为推动蛋白质组在中药研究领域内更广泛的应用做出贡献。

鉴于此，欣然为之作序。

国家蛋白质科学中心（北京） 研究员

2022年5月

前　言

中医药治疗立足于整体观，通过多途径的整体调节，从而达到"调整阴阳，以平为期"的治疗目的。中药是中医临床治疗的主要形式和手段，而以揭示中药物质实体与机体生命活动交互规律为核心的中药复杂作用解析，是中药现代研究的关键问题之一。中药复杂作用解析涉及化学物质、体内过程、作用机制3个核心环节及其关联规律。系统生物学注重复杂生命体系中的所有成分及其相互的动态关系，与中医药的"整体观""动态观"不谋而合，为中药复杂作用解析的研究提供了新的技术方法。

蛋白质组学作为系统生物学的组成部分，是研究细胞或组织基因表达的全部蛋白质的科学。它不仅可以全景式地揭示生命活动中蛋白质的轮廓特征，动态展示疾病机制和预防诊治药物等的作用靶标、调控网络，还可以以生物标志物的形式展示药物作用的表型特征，以及进行不良反应的早期预警监测。因此，蛋白质组学在中药复杂作用解析领域具有广阔的应用前景。通过应用蛋白质组学技术，能够比较分析出细胞或动物模型给药前后蛋白质表达谱的差异，找到中药的作用靶点和相关通路，进而阐明中药的分子作用机制。目前，该策略已被广泛应用于中药复方、单味中药和中药单体化合物作用机制的研究中，且相关研究呈现逐年递增的趋势。

中国中医科学院中药研究所杨洪军研究员及其课题组长期从事基于整合药理学策略的中药复杂作用解析研究工作，采用蛋白质组学技术对单味中药及方剂的复杂作用进行解析研究，深化了对蛋白质组学作用机制的认识，夯实了中药临床应用的科学基础，拓展了蛋白质组学技术在中药药理领域的应用。《中药蛋白质组学应用研究》在国家重点研发计划项目"生脉散类名优中成药为范例的中药作用机制解析创新方法研究"（2019YFC1708900）的资助下，将蛋白质组学的最新研究进展与本课题组在中药复杂作用解析领域的应用成果进行系统总结，结集成册，供读者参考。

课题组张旻昱（博士后）、崔一然（博士研究生）、贤明华（博士研究生）、王婷婷（硕士研究生）、贾蔷（硕士研究生）也参与了相关研究工作，在此一并致谢。

编　者

2022年9月

2

目 录

·第一章·
蛋白质组学概述

随着人类基因组全序列测定的完成，人类基因组的注释与功能确认已成为生命科学研究最重要的任务之一。蛋白质是生命活动的功能执行体，人类基因组中绝大部分基因及功能有待于蛋白质水平上的揭示与阐述。1994年，澳大利亚麦考瑞大学的Wilkins和Williams首先提出了蛋白质组（proteome）的概念，即一个细胞或组织的基因所表达的全部蛋白质。蛋白质组学（proteomics）旨在阐明生物体中全部蛋白质的表达模式和功能模式，目前对蛋白质组学的主要研究内容包括规模化的蛋白质鉴定、蛋白质翻译后的化学修饰（PTM）的检测、蛋白质表达量的变化及空间结构和相互作用等（图1-1）。蛋白质组学通过研究全部基因所表达的全部蛋白质在不同时间与空间的表达谱和功能谱，可以全景式地揭示生命活动的本质。蛋白质组也是研究疾病机制和预防诊治药物等的直接靶体库。因此，蛋白质组学研究已成为21世纪生命科学的焦点之一，亦为21世纪最大的战略资源之一，是国际生物科技的战略制高点和竞争焦点。

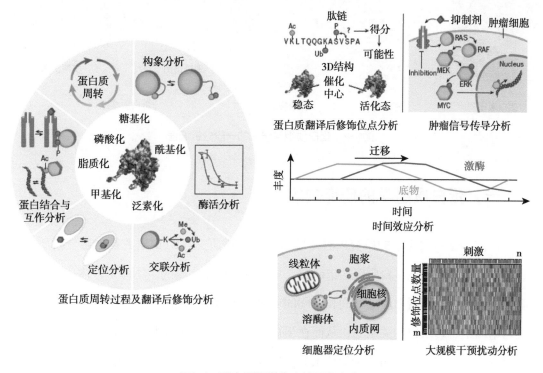

图1-1 蛋白质组学代表性研究内容

如此复杂、广泛的研究目标对蛋白质组学的研究技术提出了极高的要求。就蛋白质组学的基础——表达谱研究来说，现有的分析手段很难实现从蛋白质整体水平上规模化鉴定蛋白质，因此只能将蛋白质酶切为肽段后，依靠质谱对蛋白质特有肽段的检测间接实现蛋白质鉴定,也就是通常所说的"由下而上"(bottom-up)策略。然而,即使是肽段水平的鉴定,依然对分离富集技术、质谱分析技术、生物信息学检索技术有着相当高的要求。从提出蛋白质组学的概念到现在,在对蛋白质组学多年的研究历程中,针对不同的研究样本和研究目的,相应的研究技术和策略表现出越来越专门化的发展趋势(图1-2)。

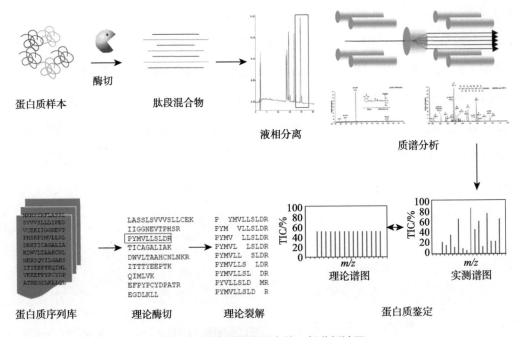

图1-2 蛋白质组学研究的一般分析流程

一、蛋白质组学的研究内容

目前,蛋白质组学的研究内容主要包括表达谱研究、PTM研究及定量蛋白质组学研究等。通过规模化蛋白质表达谱研究,可以探索一个完整的生物体(个体、组织或细胞)所表达的全套蛋白质随时间和空间的变化,包括蛋白质的表达丰度、表达差异,以及与基因组、转录组的关系等,从而在蛋白质水平上获得对生物体生理、病理等过程的全面认识。近些年来,随着相关技术的发展和普及,各种大规模的蛋白质组学研究在全球范围内相继展开,基于这些研究建立起来的数据库也被广泛地应用于与生命科学及医学相关的各个领域,加深了人们对生命本质的认识。

蛋白质组的复杂性在很大程度上来源于复杂多变的PTM。迄今发现的PTM有300多种,主要包括磷酸化、糖基化、乙酰化、泛素化等诸多形式。其中,蛋白质的磷酸化和糖基化是最主要的2种形式。蛋白质的磷酸化和去磷酸化这一可逆过程几乎调节着包括细胞增殖、发育、分化、凋亡等过程在内的所有生命活动。因此，规模化识别和鉴定生物体内磷酸化蛋白质的表达及其变化具有重要的生物学意义。同样，糖基化作为PTM的主要形式之一，对蛋白质的功能也有着重要的影响，例如，在免疫系统中，几乎所有的关键分子都是糖蛋白；近年来研究发现蛋白质丝氨酸、苏氨酸残基的乙酰氨基葡萄糖化与信号转导存在密切的关系；蛋白质糖基化程度及糖链结构的异常变化经常被作为癌症及其他疾病发生的标志。因此，糖生物学研究将成为生命科学中又一极具潜力的研究领域。然而，基于当前蛋白质组学水平，蛋白质磷酸化和糖基化等的研究仍然面临着一些技术难题，还需要不断创新技术与方法来进一步完善。

二、定量蛋白质组学研究

定量蛋白质组学研究是当前蛋白质组学研究的热点和难点之一。定量蛋白质组学主要通过某种方法或技术，对某些过程生物样品（细胞、组织或体液等）中蛋白质的含量进行比较分析，它可以从蛋白质组水平上对基因表达进行准确的定量分析（图1-3）。目前，基于双向凝胶电泳（two-dimensional gel electrophoresis，2-DE）的定量蛋白质组学技术方法正逐步被更为准确、可靠的新技术（如非标记定量方法和稳定同位素化学标记结合质谱技术等）所取代。

非标记（label-free）定量方法是相对于标记定量方法而言的，即对样本进行"鸟枪法"（shotgun）策略分析时不进行标记的定量方法。非标记定量方法通常分为两类：基于色谱、保留时间的归一化和基于质谱的归一化。前者的定量方法包括精确质量和时间标签方法（accurate mass and retention time tag method，AMT）、DeCyder-MS等方法，AMT主要是依赖于液相色谱-串联质谱（LC-MS/MS）色谱分离的重现性和质谱的精确性；DeCyder-MS法将LC-MS/MS产生的数据转换为可视的2-DE图，然后直接从图中读取蛋白质的定量信息。后者的理论基础是多肽的丰度与其在质谱中被检测到的次数或质谱峰强度具有一定的相关性，如蛋白质丰度指数方法（protein abundance index，PAI），通过将鉴定到的某一蛋白质的肽段数目对理论上该蛋白质应被鉴定到的肽段数目进行归一化，得到的数据即为该蛋白质的丰度指数。其他具有代表性的非标记定量方法还有多

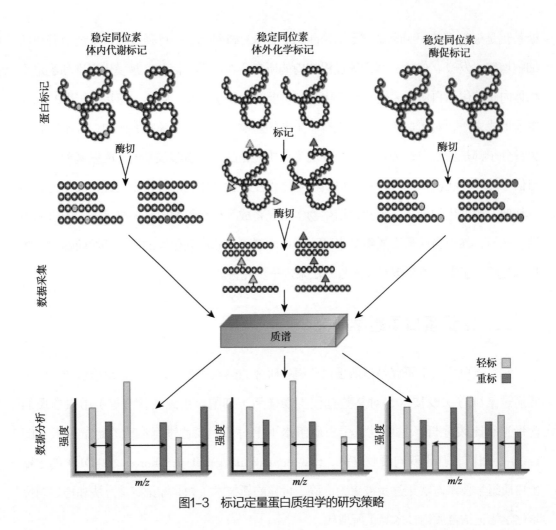

稳定同位素
体内代谢标记

稳定同位素
体外化学标记

稳定同位素
酶促标记

蛋白标记

酶切

标记

酶切

酶切

质谱

轻标
重标

数据采集

数据分析

强度

强度

强度

m/z

m/z

m/z

图1-3 标记定量蛋白质组学的研究策略

肽计数（peptide count）、谱图计数（spectral count）、多肽离子强度计数（peptide ion intensity count）等。最近很多文献报道综合多种定量参数建立参数模型的非标记定量方法、标记定量和非标记定量相结合的定量方法。如研究者建立了归一化的基于谱图指数的非标记定量方法［normalized spectral index，SI（N）］，该方法综合了多肽计数、谱图计数和碎片离子峰强度（fragment ion intensity）3种信息，在很大程度上消除了多次LC-MS/MS分析产生的差异，具有很好的重复性和精确性，且该方法比其他单一参数的定量方法更为精确。研究者还将谱图计数的非标记定量方法与细胞培养氨基酸稳定同位素标记（stable isotope labeling by amino acids in cell culture，SILAC）定量方法整合，建立了SILAC多肽计数比例分析（SILAC peptide count ratio analysis，SPeCtRA）的定量方法，该方法具有很好的精确性和灵敏度，能应用于复杂生物样品的高通量蛋白质的定量分析。另外，Schwanhäusser等人又提出了基于强度的蛋白质绝对定量（intensitybased absolute quantification，iBAQ）算法，将一个蛋白质对应的全部肽段定量值之和除以该蛋白质理论酶切肽段数作为表征该蛋白质的绝对丰度指标。Ahrné等人比较了4种蛋白质的绝对丰度指标，认为基于离子流色谱峰的方法［iBAQ、基于前三强峰（Top3）的策略］整体上要比基于谱图计数的方法［基于蛋白质绝对表达水平（absolute protein expression，APEX）的策略、PAI］更加接近蛋白质的理论丰度；同时对于长度较短的蛋白质，iBAQ比基于前三强峰的策略更准确。Wisniewski等人又提出一种新的绝对定量方法，即利用真核生物中蛋白质组的质量与DNA质量的比值近似1∶1的原理，通过计算蛋白质组的实际质量，并以组蛋白质的丰度计算值与实际质量的比例为"桥梁"，计算出样本中其他蛋白质的绝对量。最近，有研究者也建立了许多非标记定量方法以定量分析糖蛋白，既可对单个糖蛋白上特定位点的糖基化进行定量，也可对糖蛋白混合物中糖蛋白表达的变化进行定量。

非标记定量具有多方面的优势：①能够避免对样本进行过多的处理（如化学标记等），在检测肽段的数量和高丰度蛋白质的覆盖率方面具有较大优势；②无需昂贵的同位素标记试剂及繁琐的标记操作；③不受样品来源和数量的限制。但是，非标记定量方法对液质分析平台的稳定性、样本处理的重现性、数据处理软件及海量数据处理的科学性等都有较高的要求。

由于多肽在质谱中的离子化效率和信号响应强度受诸多因素的影响，如多肽的序列和理化性质（如分子量、疏水性、酸碱性）、高丰度多肽对低丰度多肽的抑制、液相和质谱仪器的性能及仪器参数的设置等，故直接用其质谱峰强度或者面积进行精确定量也存在一定的问题，而采用稳定同位素标记定量方法或者其他标记策略的内标法能在一定程度上抵消这些因素的影响。以标记肽段的稳定同位素标记定量方法为例，其基本原理可概括为：将1对（或者多个）蛋白质样本进行相同样本前处理和酶解，然后分别标记"轻"质和"重"质（如^{13}C、^{15}N、^{18}O等）的稳定同位素标签，将各样本混合后进行液质分析。如此一来，"轻"质和"重"质稳定同位素标记的1对（或者多个）多肽便具有完全相同的结构和理化性质，从而具有相同的液相色谱保留时间，同时进入质谱仪进行离子化，由于稳定同位素标签的质量数有差异，因而能够被质谱仪识别和区分。因此，成对（或者多个）出现的质谱峰信号能准确地反映出原样品中多肽及蛋白质的比例，可以精确定量这1对（或者多个）多肽，以进一步计算蛋白质的定量。蛋白质水平的标记则是先对样本的蛋白质进行稳定同位素标记，再酶解成肽段进行色谱–质谱分析及定量分析。

稳定同位素标记定量方法根据稳定同位素掺入的方式，可以分为体内代谢标记、体外化学标记和酶促标记等。体内代谢标记是指细胞或者个体在含有稳定同位素的培养介质中生长，稳定同位素中被掺入蛋白质，充当蛋白质定量的内标。^{15}N体内代谢标记是Oda等人最早提出的体内代谢标记方法，其基本原理为：用富含^{15}N的介质培养酵母、细菌和哺乳类动物的细胞等生物样本，^{15}N被掺入生物体的合成蛋白质中。标记和没有标记的对照样本经过蛋白质的提取、混合、酶解及LC–MS/MS分析后，成对的质谱峰（分别是^{14}N和^{15}N的肽段）强度可以作为肽段相对定量的依据。^{15}N体内代谢标记适合可人工培养生物体和自养生物体的蛋白质的标记，其标记效率可高达95%。^{15}N体内代谢标记的缺点是：①一次只能比较分析2个样本；②标记后的蛋白质或蛋白质酶切肽段的质量偏移取决于其标记的氮原子数目，这使肽段的质量偏移变得难以预测，特别是对于未被鉴定过的蛋白质或肽段，同位素标记峰的辨认变得更为困难。

在此代谢标记方法的基础之上，Ong等人报道了SILAC定量方法（图1–4），此方法通过在细胞的培养基中加入稳定同位素标记的必需氨基酸——通常是赖氨酸和精氨酸，使细胞新合成的蛋白质含有这些稳定同位素标记的氨基酸。标记的细胞和没有标记的细胞按细胞数或蛋白量等比例混合，进行分离和质谱检测，经定量分析后可得到细胞差异表达蛋白质的信息。SILAC定量方法的巧妙之处在于标记后的蛋白质经胰蛋白酶酶解后，每个肽段至少含有1个稳定同位素标记的赖氨酸或精氨酸，这样就大大提高了标记蛋白质的覆盖率。该标记方法的优点是：①标记效率高，误差小；②与^{15}N体内代谢标记相比，能预测标记肽段的质量偏移；③能实行多重标记定量，例如，^{13}C–赖氨酸、^{13}C–精氨酸比相应的^{12}C–赖氨酸、^{12}C–精氨酸的质量数均增加了6 Da，$^{13}C^{15}N$–精氨酸比"轻"质精氨酸的质量数增加了10 Da。但SILAC定量方法的缺点在于仅适合细胞的培养，对组织（如癌变组织）和体液（如血液）等样本很难实现标记或者标记成本太高。针对这种不足，Ishihama等人报道了一种拓展的SILAC技术，被称为衍生同位素标签（culture–derived isotope tags，CDITs），即在富含^{13}C标记的亮氨酸介质中培养小鼠神经母细胞瘤Neuro–2A细胞株细胞，以标记后的细胞样品作为内标对小鼠脑组织样品进行定量的技术。作为一种成熟、可靠的蛋白质定量技术，SILAC越来越被广泛地应用于蛋白

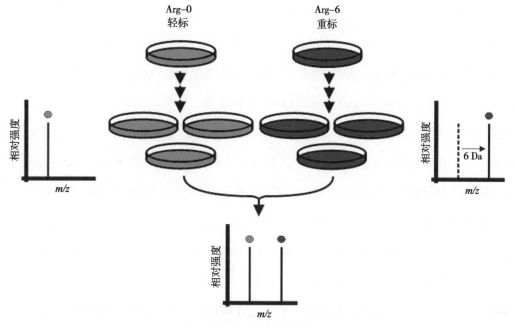

图1-4　SILAC定量方法原理

质组及相关生物标志物的发现等研究中。

　　酶促^{18}O标记是在酶切肽段时或之后，于重氧水（$H_2^{18}O$）介质中，借助胰蛋白酶、谷氨酸蛋白酶、赖氨酸蛋白酶等的催化作用，使多肽C端的羧基（–COOH）中的2个^{16}O交换成^{18}O。酶促^{18}O标记的优点是：①标记试剂是比较廉价的重氧水；②由于^{18}O被掺入多肽C端的–COOH中，y-系列离子能观察到这种标记，有利于标记多肽的定性鉴定和基于y-系列离子的定量分析，这点在基于多反应监测质谱（multiple reaction monitoring-mass spectrometry，MRM–MS）技术的蛋白质绝对定量中得到了很好的应用。酶促^{18}O标记的缺点是：①很难实现完全的标记反应，完全标记反应后酶切肽段的质量数将增加4 Da，不完全标记反应会使标记反应后酶切肽段存在质量差异（同时存在质量数增加2 Da和4 Da的标记酶切肽段），在低分辨率质谱中同位峰簇会产生重叠，从而影响定量的准确性；②酶切肽段的性质不同导致标记效率差异大，如酸性强的酶切肽段标记速率缓慢；③只能进行两重标记，且由于只对其中1个样本进行标记操作会导致操作误差无法抵消，从而影响定量的准确性。

　　体外化学标记是指通过化学反应将稳定同位素标记定量的质量标签或者稳定同位素元素掺入多肽和蛋白质中。相比较体内代谢标记，体外化学标记具有很多自身的特点。首先，标记方式更为灵活，一方面，可针对肽段或蛋白质的多种活性官能团进行标记，如标记多肽（蛋白质）N端氨基［或者包括赖氨酸的侧链氨基（–NH₂）］的同位素标记相对和绝对定量（isobaric tags for relative and absolute quantification，iTRAQ）技术标记、串联质谱标签（tandem mass tag，TMT）标记、二甲基化标记、乙酰/丙酰化标记、同位素标记蛋白质技术（isotope-coded protein label，ICPL）等，标记C端的–COOH的酯化标记，以及针对半胱氨酸巯基（–SH）的同位素编码亲和标签标记（isotope-coded affinity tag，ICAT）等；另一方面，标记生物样本的多样化，对细胞、组织、体液等均可实现有效的标记。其次，一般体外化学标记较之体内代谢标记费用低。常见的体外化学标记方法如下。

ICAT标记，1999年由Gygi和Aebersold报道，是最早应用于定量蛋白质组学的体外化学标记方法。ICAT标记试剂的化学结构分为3部分（图1-5）：一是与半胱氨酸的–SH特异性反应的活性基团；二是由0或8个²D编码的连接子；三是用于亲和色谱分离的生物素（biotin）。后来又有文献报道了改进的ICAT标记试剂，其改进之处在于：① 用9个¹³C替代了8个²D，克服了ICAT试剂中轻、重氢在色谱中非共洗脱的缺点；②在生物素和连接子之间增加了光敏感的可裂解基团，进入质谱分析前可裂解除去可裂解基团和生物素，降低了肽段上的相对分子质量，从而改善了诱导碰撞解离（collision-induced dissociation，CID）的二级谱图质量，提高了质谱检测蛋白质的覆盖率。ICAT标记的优点在于由于半胱氨酸的占比仅为所有氨基酸的1.42%，而ICAT可以特异性标记半胱氨酸中的–SH，在质谱分析前对已标记的和未标记的多肽进行了有效的亲和分离，降低了样本的复杂程度。但这也造成了不足：①因1个蛋白质仅有有限的1条或者几条肽段被标记和定量，故降低了蛋白质定量的准确性和可靠性；②部分蛋白质（10%～13%）因不含半胱氨酸而无法被定量。

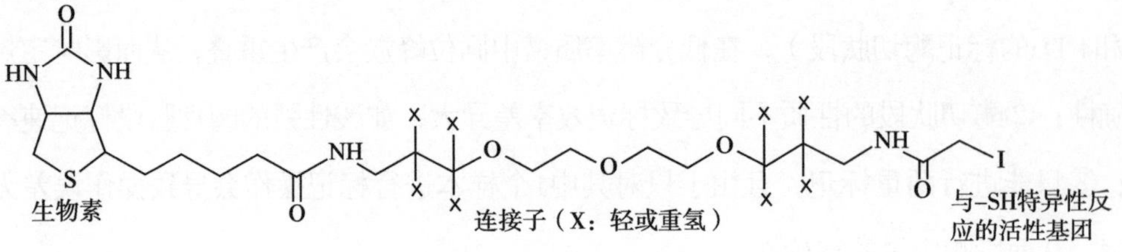

图1-5　ICAT标记试剂的化学结构

用于蛋白质相对和绝对定量的iTRAQ标记，在Ross等人首次报道之后由美国应用生物系统公司将其商品化。iTRAQ试剂的报告基团和平衡基团由¹³C、¹⁵N稳定同位素编码，另有1个活性基团能与肽段中的–NH$_2$反应，故iTRAQ试剂可以标记肽段的N端和赖氨酸侧链–NH$_2$。TMT试剂也是类似的标记技术，两者的结构见图1-6。iTRAQ可同时对4个、8个或更多样品进行标记和相对定量分析，TMT也可同时标记多个样品。由于是等质量标签，多重标记的多肽在一级质谱图中以相同峰出现（峰加和），这样就提高了对低丰度蛋白质的检测能力。多肽的相对定量由二级质谱图中各报告基团（子离子峰）的信号强度之比决定。

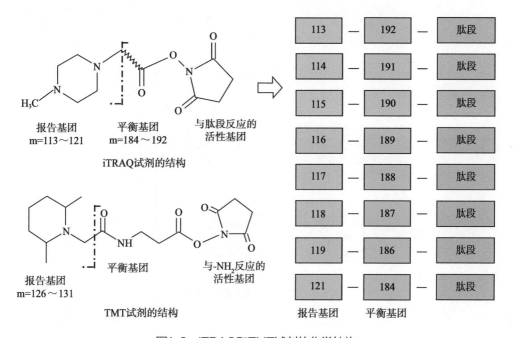

图1-6 iTRAQ和TMT试剂的化学结构

　　iTRAQ标记技术的优点是：①可以标记所有肽段，故保证了1个蛋白质有多条肽段能被标记和定量，大大提高了蛋白质的覆盖率及其定量的准确性；②实现了更多个（大于8个）的标记定量；③对复杂样本中低丰度蛋白质的检测具有优势。因此，iTRAQ标记方法在发现生物标志物、鉴定和定量低丰度蛋白质等方面具有较大的应用潜力。但是，iTRAQ标记方法也有自身的缺点：①标记试剂昂贵；②需要花费较多时间进行质谱的一级和二级扫描分析；③标记效率因样本的不同而表现出较大差异，样本处理和标记等操作具有一定的难度，需按严格的标准化操作流程操作并在此基础上进行优化才能实现较好的重复性。

　　用于相对和绝对定量的差异质量标签（mass differential tags for relative and absolute quantification，mTRAQ）标记技术，也是由美国应用生物系统公司将其商品化的。它与iTRAQ的不同之处在于，mTRAQ是非等质量标签，包括质量数相差为0、4、8 Da的1组试剂（图1-7）。mTRAQ标记技术开发的目的主要是与MRM-MS技术联用，应用于蛋白质的绝对定量和生物标志物的验证等。

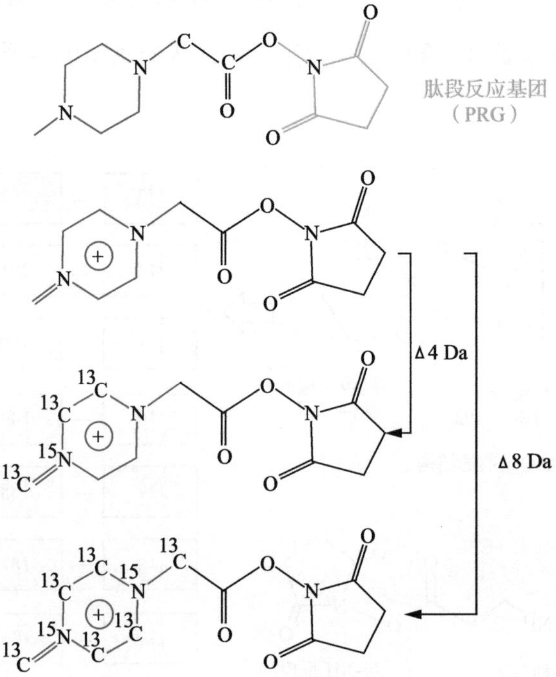

图1-7　mTRAQ试剂的化学结构

三、蛋白质绝对定量研究

近年来，随着目标蛋白质组学（target proteomics）概念的提出，基于质谱选择反应监测（selected reaction monitoring，SRM）技术的目标蛋白绝对定量分析方法（图1-8）受到了人们的广泛关注。该技术需预先选择目标蛋白质，设置该目标蛋白质酶切肽段的母子离子对（即transition），然后，在三重四极杆质谱仪的第一级（Q1）中选择检测特定母离子，在第二级（Q2）中对母离子进行碰撞解离，在第三级（Q3）中选择检测特定子离子，由于在母离子和子离子2个水平的检测中排除了其他离子的干扰，从而增强了检测的特异性和准确性。该方法与同位素稀释（stable isotope dilution，SID）技术结合（即SID-SRM技术）可以实现对多种目标蛋白质的绝对定量。由于SID-SRM技术采用特异性检测预设母子离子对的方法，保证了检测的灵敏度和重现性，而依

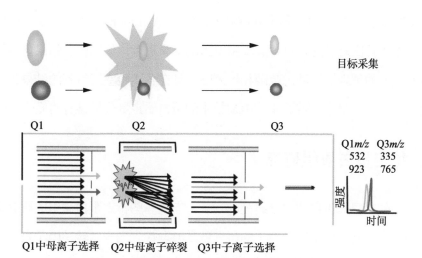

目标采集

Q1   Q2   Q3

Q1m/z   Q3m/z
532   335
923   765

强度

时间

Q1中母离子选择   Q2中母离子碎裂   Q3中子离子选择

图1-8 基于SRM技术的目标蛋白质绝对定量策略

据特定子离子和相应的同位素标记子离子对峰面积进行绝对定量的方法也保证了定量的准确性。

目前的蛋白质绝对定量策略往往需要在样本中加入已知绝对量的标准蛋白质作为内标，通过计算样本和这些内标在质谱中的定量比例关系求得样本中蛋白质的绝对量。常用的内标有蛋白质层面的绝对定量标准蛋白（protein standard absolute quantification，PSAQ）、蛋白表位特征标签（protein epitope signature tag，PrEST）-SILAC、定量用全长表达稳定同位素标记蛋白（full-length expressed stable isotope-labeled proteins for quantification，FLEXIQuant）和重组同位素标记和硒定量蛋白（recombinant isotope labeled and selenium quantified，RISQ）等，也有肽段层面的定量串联蛋白（quantification concatemer，QconCAT）和绝对定量蛋白（absolute quantification，AQUA）等。根据这些内标制备原理的不同，需要在实验操作的不同阶段将其加入样本中，即上述蛋白质层面的内标需要在样本制备之初加入，与样本一起混合后酶切；QconCAT需要在样本纯化之后、酶切之前加入；AQUA需要在样本酶切之后加入。

SRM技术具有高特异性、高灵敏度、高准确度和良好的重现性等特点，其在蛋白质定量分析中的应用受到了广泛关注。Ruedi等人利用该技术对酵母中的多个蛋白质进行了定量分析，发现对于丰度低于50拷贝数/细胞的蛋白质也能够进行定性与定量的分析，此研究显示出该方法具有很宽的动态范围，这对于同时定性与定量研究细胞重要调控通路中的蛋白质是十分有利的。Terri A Addona等人组织了多个实验室对同一血清样本进行比对研究，对各实验室得到的结果进行评估比较，结果显示该分析方法不仅具有良好的重现性、动态范围和检测限，且在各实验室间得到的结果也具有高度的一致性。这些研究充分表明了基于SRM技术的蛋白质定量分析具有明显的优势。

四、特定蛋白质组研究

近年来，随着目标蛋白质组学研究的发展，有关一些特定蛋白质组的研究也越来越受到人们的关注，其中对于转录因子的研究就是典型代表之一。转录因子是一类特殊的蛋白质，它是对基因组的直接阐释，可以通过识别特定的DNA序列来控制染色质和转录，以形成指导基因组表达的复杂系统。转录因子也是一类重要的细胞信号转导分子，其存在的广泛性和调控靶基因的多样性使其与细胞的生长、增殖、凋亡、肿瘤细胞浸润转移及血管生成等各个重要环节密切相关。同时，转录因子也是一些药物的重要作用靶标，药物分子通过与其发生相互作用，使其与基因上游的特异核苷酸序列相结合，活化后从细胞质转位至细胞核，进而通过识别、结合基因启动子区的顺式作用元件来启动和调控基因的表达。因此，对转录因子的系统研究有助于发现新的分子机制与药物作用靶标，从而为一些疾病的干预与治疗提供新的方案。

然而，由于转录因子的丰度较低，较难进行高通量的分析和定量。对于转录因子的研究而言，最有意义的分析工作是监测它们的结合活性，也就是对活化的转录因子进行整合分析。为了满足对活化的转录因子进行高通量分析的要求，研究者人工合成了一段含有大多数已知转录因子结合位点的DNA序列（concatenated tandem array of consensus transcription factor response element, catTFRE），并将其成功用于活性转录因子的大规模检测中。最重要的是，catTFRE可以定量测量转录因子活性的变化，这对于系统阐明转录因子在疾病发生、发展过程中的作用，并揭示相应的治疗药物靶标具有重要的意义。

Lai等为了探索类泛素样含PHD和环指域蛋白2（ubiquitin-like with PHD and ring finger domain 2, UHRF2）在肿瘤发生过程中的生物学功能，研究了UHRF2过表达诱导蛋白质水平变化的驱动因素，使用catTFRE的富集策略，检测了转录因子与DNA结合活性的变化，观测到了一些全蛋白质组鉴定无法检测到的低丰度转录因子。在肽段1%假阳性率（FDR）水平，检测到了581个转录因子及537个转录共调控因子。统计学分析显示，其中，17个转录因子及8个转录共调控因子因UHRF2过表达而出现与DNA结合活性的增强。其中5个活性增强的转录因子被注释为上皮-间质转化（EMT）相关转录因子。这些分析表明，转录因子和DNA结合活性的变化与蛋白质表达水平的变化具有非常好的一致性，且相关文献也都支持UHRF2过表达可导致EMT相关转录因子的激活及EMT相关蛋白质的表达变化。

研究者还利用catTFRE的富集策略，研究了曲妥珠单抗耐药胃癌细胞的转录因子及其调控作用，并利用在线基因组分析工具（WebGestalt 2017）数据库对激活转录因子调控的信号通路、家族分类、调控网络及转录因子-靶基因（TF-targets）进行了分析。实验共定量检测了359个转录因子，与亲本细胞相比，在曲妥珠单抗耐药胃癌细胞中，61个转录因子与DNA的结合活性发生了显著变化，其中，结合活性增强的有48个，活性减弱的有13个。激活的转录因子属于碱性亮氨酸拉链型（basic leucine zipper，bZIP）、碱性螺旋-环-螺旋型（basic helix-loop-helix，bHLH）、homebox、高迁移型（high mobility group，HMG）box、锌指蛋白（zinc finger）等转录因子家族，癌症、MAPK、WNT、转化生长因子-β（TGF-β）、凋亡等多条通路在耐药细胞中显著改变。TF-targets分析表明，转录因子7样2、转录因子7、叉头盒蛋白C1（FOXC1）、转录因子JUN、转录因子CYC、转录因子FOS、ETS-功能域蛋白（SRF辅助蛋白1，ELK4）、核转录因子κB2（NF-κB2）、DNA损伤诱导转录因子3（DDIT3）和活化转录因子2（ATF2）在EMT、MAPK、WNT等信号通路上，在促使胃癌曲妥珠单抗耐药的过程中发挥了重要的调控作用，提示这些靶向转录因子所调控的信号通路可能是逆转胃癌曲妥珠单抗耐药的重要途径。

为了深入揭示转录因子在小鼠不同器官中的表达情况，研究者利用catTFRE的富集策略，对小鼠32个组织和器官（包括心、肝、脾、肺、肾、脑等重要器官）的转录因子进行了规模化的分析鉴定，绘制了小鼠在组织、器官水平上的整个转录因子定量图谱。通过对大规模数据的整合与生物信息学分析，研究者发现了在各个组织、器官中具有重要功能的转录因子，包括普遍表达转录因子、组织保守性转录因子及组织决定性转录因子。研究者还进一步通过小鼠2/3肝切除再生实验证实，在组织、器官发生剧变时，组织决定性转录因子的活性会显著下降，导致部分器官原有的特性丧失。该项研究填补了蛋白质组学研究领域的空白，对于深入理解转录因子调控基因表达及开展相应的基础医学、转化医学研究具有重要的理论指导价值和应用价值。

研究者还对昼夜节律生物钟开展了多层次的整合研究。现有认识认为生物钟是具有多层次维度的昼夜节律调控网络，此网络的构建过程如下。转录因子结合到特异性的DNA结合区域，以调控下游基因的节律性转录，转录后的基因被翻译为蛋白质，蛋白质的活性受到PTM节律性调控（如磷酸化和泛素化修饰），活化后的蛋白质如转录因子进入细胞核发挥功能活性，由此构建了整个昼夜节律生物钟的信号调控网络。在昼夜节律生物钟的整个上、下游调控通路中尚存在一系列问题有待解决。为此，研究者联合运用各种蛋白质组技术手段，包括利用catTFRE的富集策略构建转录因子的DNA结合活性谱、蛋白质组全谱、核蛋白蛋白质组谱、磷酸化蛋白质组和泛素化蛋白质组及靶向定量蛋白质组等技术，对小鼠肝脏的昼夜节律生物钟进行了全景式的描绘，通过多组数据的整合，从蛋白质水平的变化上更好地阐释了昼夜节律生物钟对肝脏生理水平的调控机制。

鉴于大多数疾病的发生都与转录调控功能的瓦解有关，如癌基因的转录因子过表达、1/3的人体发育障碍是由于转录因子失调等，研究者越来越关注人类基因组序列特异性与DNA结合转录因子的识别、功能分析及表达、进化方面的普查分析，以弥补已有转录体本身研究的不足和缺陷，为今后阐明生物过程中的转录调节机制和进行系统性特征研究奠定了基础。

总体来说，目前，蛋白质组学虽然在表达谱研究、PTM研究及定量蛋白质组学研究等方面取得了巨大的进展，且已具备一系列成熟的技术与方法，但依然面临着巨大的问题和挑战，如在高丰度蛋白质的覆盖、屏蔽和结合，中、低丰度蛋白质的分析鉴定与定量分析上仍存在诸多技术问题。对于发生PTM的蛋白质的分析及定量研究来说，许多技术瓶颈仍亟待突破，这也是蛋白质组学今后发展的方向之一。

参考文献

［1］常乘，朱云平. 基于质谱的定量蛋白质组学策略和方法研究进展［J］. 中国科学：生命科学，2015，45（5）：425-438.

［2］常晋霞，汪宣，张帆，等. 液相色谱-高分辨质谱结合蛋白质组学技术分析曲妥珠单抗耐药胃癌细胞的转录因子［J］. 分析化学，2019，47（7）：1035-1044.

［3］SWINBANKS D. Government backs proteome proposal［J］. Nature, 1995, 378（6558）: 653.

［4］ADDONA T A, ABBATIELLO S E, SCHILLING B, et al. Multi-site assessment of the precision and reproducibility of multiple reaction monitoring-based measurements of proteins in plasma［J］. Nat Biotechnol, 2009, 27（7）: 633-641.

［5］AEBERSOLD R, MANN M. Mass-spectrometric exploration of proteome structure and function［J］. Nature, 2016, 537（7620）: 347-355.

［6］ANDREEV V P, PETYUK V A, BREWER H M, et al. Label-free quantitative LC-MS proteomics of Alzheimer's disease and normally aged human brains［J］. J Proteome Res, 2012, 11（6）: 3053-3067.

［7］MASSELON C D, KIEFFER-JAQUINOD S, BRUGIÈRE S, et al. Influence of mass resolution on species matching in accurate mass and retention time (AMT) tag proteomics experiments［J］. Rapid Commun Mass Spectrom, 2008, 22（7）: 986-992.

［8］BAKER M A, SMITH N D, HETHERINGTON L, et al. Label-free quantitation of phosphopeptide changes during rat sperm capacitation［J］. J Proteome Res, 2010, 9（2）: 718-729.

［9］ISHIHAMA Y, ODA Y, TABATA T, et al. Exponentially modified protein abundance index (emPAI) for estimation of absolute protein amount in proteomics by the number of sequenced peptides per protein ［J］. Mol Cell Proteomics, 2005, 4（9）: 1265-1272.

［10］BUBIS J A, LEVITSKY L I, IVANOV M V, et al. Comparative evaluation of label-free quantification methods for shotgun proteomics［J］. Rapid Commun Mass Spectrom, 2017, 31（7）: 606-612.

［11］PARKER S J, HALLIGAN B D, GREENE A S. Quantitative analysis of SILAC data sets using spectral counting［J］. Proteomics, 2010, 10（7）: 1408-1415.

［12］WU C C, MACCOSS M J, HOWELL K E, et al. Metabolic labeling of mammalian organisms with stable isotopes for quantitative proteomic analysis［J］. Anal Chem, 2004, 76（17）: 4951-4959.

［13］OON S E, BLAGOEV B, KRALCHMAROVA I, et al. Stable isotope labeling by amino acids in cell culture, SILAC, as a simple and accurate approach to expression proteomics［J］. Mol Cell Proteomics, 2002, 1（5）: 376-386.

［14］GYGI S P, RIST B, GERBER S A, et al. Quantitative analysis of complex protein mixtures using isotope-coded affinity tags［J］. Nat Biotechnol, 1999, 17（10）: 994-999.

［15］ISHIHAMA Y, SATO T, TABATA T, et al. Quantitative mouse brain proteomics using culture-derived isotope tags as internal standards ［J］. Nat Biotechnol, 2005, 23（5）: 617-621.

［16］ZHAO Y, JIA W, SUN W, et al. Combination of improved (18) O incorporation and multiple reaction monitoring: a universal strategy for absolute quantitative verification of serum candidate biomarkers of liver cancer ［J］. J Proteome Res, 2010, 9（6）: 3319-3327.

［17］WIESE S, REIDEGELD K A, MEYER H E, et al. Protein labeling by iTRAQ: a new tool for quantitative mass spectrometry in proteome research ［J］. Proteomics, 2007, 7（3）: 340-350.

［18］ZHANG Y, WOLF-YADLIN A, ROSS P L, et al. Time-resolved mass spectrometry of tyrosine phosphorylation sites in the epidermal growth factor receptor signaling network reveals dynamic modules ［J］. Mol Cell Proteomics, 2005, 4（9）: 1240-1250.

［19］THOMPSON A, SCHÄFER J, KUHN K, et al. Tandem mass tags: a novel quantification strategy for comparative analysis of complex protein mixtures by MS/MS ［J］. Anal Chem, 2003, 75（8）: 1895-1904.

［20］SCHMIDT A, KELLERMANN J, LOTTSPEICH F. A novel strategy for quantitative proteomics using isotope-coded protein labels ［J］. Proteomics, 2005, 5（1）: 4-15.

［21］DESOUZA L V, TAYLOR A M, LI W, et al. Multiple reaction monitoring of mTRAQ-labeled peptides enables absolute quantification of endogenous levels of a potential cancer marker in cancerous and normal endometrial tissues ［J］. J Proteome Res, 2008, 7（8）: 3525-3534.

［22］SCHWANHÄUSSER B, BUSSE D, LI N, et al. Global quantification of mammalian gene expression control ［J］. Nature, 2011, 473（7347）: 337-342.

［23］AHRNÉ E, MOLZAHN L, GLATTER T, et al. Critical assessment of proteome-wide label-free absolute abundance estimation strategies ［J］. Proteomics, 2013, 13（17）: 2567-2578.

［24］WISNIEWSKI J R, HEIN M Y, COX J, et al. A 'proteomic ruler' for protein copy number and concentration estimation without spike-in standards ［J］. Mol Cell Proteomics, 2014, 13（12）: 3497-3506.

［25］VILLANUEVA J, CARRASCAL M, ABIAN J. Isotope dilution mass spectrometry for absolute quantification in proteomics: concepts and strategies ［J］. J Proteomics, 2014（96）: 184-199.

［26］KAISER S E, RILEY B E, SHALER T A, et al. Protein standard absolute quantification (PSAQ) method for the measurement of cellular ubiquitin pools［J］. Nat Methods, 2011, 8（8）: 691–696.

［27］ZEILER M, STRAUBE W L, LUNDBERG E, et al. A Protein Epitope Signature Tag (PrEST) library allows SILAC–based absolute quantification and multiplexed determination of protein copy numbers in cell lines［J］. Mol Cell Proteomics, 2012, 11（3）.

［28］SINGH S, SPRINGER M, STEEN J, et al. FLEXIQuant: a novel tool for the absolute quantification of proteins, and the simultaneous identification and quantification of potentially modified peptides［J］. J Proteome Res, 2009, 8（5）: 2201–2210.

［29］ZINN N, WINTER D, LEHMANN W D. Recombinant isotope labeled and selenium quantified proteins for absolute protein quantification［J］. Anal Chem, 2010, 82（6）: 2334–2340.

［30］BEYNON R J, DOHERTY M K, PRATT J M, et al. Multiplexed absolute quantification in proteomics using artificial QCAT proteins of concatenated signature peptides［J］. Nat Methods, 2005, 2（8）: 587–589.

［31］GERBER S A, RUSH J, STEMMAN O, et al. Absolute quantification of proteins and phosphoproteins from cell lysates by tandem MS［J］. Proc Natl Acad Sci USA, 2003, 100（12）: 6940–6945.

［32］DING C, CHAN D W, LIU W, et al. Proteome–wide profiling of activated transcription factors with a concatenated tandem array of transcription factor response elements［J］. Proc Natl Acad Sci USA, 2013, 110（17）: 6771–6776.

［33］DAVIDSON E H, LEVINE M S. Properties of developmental gene regulatory networks［J］. Proc Natl Acad Sci USA, 2008, 105（51）: 20063–20066.

［34］LAI M, LIANG L Z, CHEN J W, et al. Multidimensional proteomics reveals a role of UHRF2 in the regulation of epithelial–mesenchymal transition (EMT)［J］. Mol Cell Proteomics, 2016, 15（7）: 2263–2278.

［35］HALLIKAS O, PALIN K, SINJUSHINA N, et al. Genome–wide prediction of mammalian enhancers based on analysis of transcription–factor binding affinity［J］. Cell, 2006, 124（1）: 47–59.

［36］WANG Y Z, SONG L, LIU M W, et al. A proteomics landscape of circadian clock in mouse liver［J］. Nat Commun, 2018, 9（1）: 1553.

［37］ZHOU Q, LIU M, XIA X, et al. A mouse tissue transcription factor atlas［J］. Nat Commun, 2017（8）: 15089.

[38] HAMOSH A, SCOTT A F, AMBERGER J S, et al. Online Mendelian Inheritance in Man (OMIM), a knowledgebase of human genes and genetic disorders [J]. Nucleic Acids Res, 2005, 33 (Database issue): D514–D517.

[39] SCHERZER C R, GRASS J A, LIAO Z X, et al. GATA transcription factors directly regulate the Parkinson's disease–linked gene alpha–synuclein [J]. Proc Natl Acad Sci USA, 2008, 105 (31): 10907–10912.

[40] FURNEY S J, HIGGINS D G, OUZOUNIS C A, et al. Structural and functional properties of genes involved in human cancer [J]. BMC Genomics, 2006, 7 (1): 3.

· 第二章 ·
高通量深度覆盖蛋白质组分析研究

当前，蛋白质组学研究的重要内容之一是规模化地鉴定细胞、组织、体液及亚细胞中的全部蛋白质，而高分辨率的分离分析策略与高通量深度覆盖率的蛋白质鉴定息息相关。近年来，为了高覆盖率地鉴定细胞、组织、体液及亚细胞中的全部蛋白质，进行蛋白质组高通量深度覆盖研究，研究者在"鸟枪法"蛋白质组学策略的基础上又发展了多种技术策略，其中一种为采用超长色谱柱和超长梯度时间分离技术的策略。例如，Köcher等通过采用10 h超长梯度时间分离的方法，实现了同时对4 500多种蛋白质进行鉴定分析；Iwasaki等利用2 m超长色谱柱结合8 h超长梯度时间分离，实现了同时对3 700多种蛋白质进行鉴定分析。目前，采用超长色谱柱和超长梯度时间分离技术的策略能够实现对上万种蛋白质的深度覆盖鉴定。虽然该策略能够达到很高的鉴定效率，但由于采用了超长的梯度时间进行分离，整个分析流程所需要的时间相当长，造成了蛋白质组分析效率和通量的降低，限制了该策略的进一步应用。

另外一种能够实现深度覆盖研究的技术策略是多维高效液相色谱（multidimensional HPLC，MD-HPLC）技术。它利用2种或多种不同的分离机制组合成不同的模式，通过在线或离线的方式进行偶联，从而实现对复杂样品的分离鉴定。多维分离系统的数学模型指出，在一定的条件下多维分离系统的峰容量为各单维分离模式峰容量的乘积。因此，利用MD-HPLC技术，可以提高液质联用系统的分离能力和选择性，缩短分析时间；也可以富集痕量组分，提高分析的灵敏度；还能从复杂的多种组分中排除干扰物质，有选择地针对感兴趣的组分进行分析；且可以实现在线自动化分析，数据可靠，重复性好，十分有利于开展蛋白质组深度覆盖研究。多维高效液相色谱可由许多不同的液相色谱模式来组合和构建，如体积排阻色谱（SEC）、亲和色谱（AC）、离子交换色谱［IEC，包括阳离子交换色谱（CEC）和阴离子交换色谱（AEC）］、疏水相互作用色谱（HIC）、亲水作用色谱（HILIC）、反相色谱（RPC）等。

一、离子交换色谱–反相液相色谱技术（IEC–RPLC）

由于IEC和反相液相色谱（RPLC）具有很好的正交性，因此，IEC-RPLC成为目前蛋白质组研究中一种常用的肽段多维色谱分离系统。它首先对多肽混合物进行第一维IEC分离，然后再进行第二维RPLC分离，最后通过串联质谱（MS/MS）进行鉴定分析。但是，由于IEC的流动相中含有较高浓度的盐，为了避免对第二维反相分离产生影响，需要采用一些除盐的方法和策略。王智聪等以十通阀为切换接口，构建了强阳离子交换柱/反相柱（SCX/RP）常规柱二维液相色谱系统，第一维分离洗脱产物进入切换接口后，样品组分被富集于捕集柱中，进一步脱盐后进入第二维反相柱（RP）进行分离分析。袁辉明等采用自动进样器和一套二元梯度泵构建了以强阳离子交换色谱-反相液相色谱（SCX-RPLC）为分离模式的新型全二维微柱液相色谱分离平台。在该平台中，第一维分离通过自动进样器将不同浓度的盐溶液以台阶梯度的形式输送至强阳离子交换柱（SCX）上，实现肽段的分级洗脱，洗脱下的肽段经C_8预柱富集、除盐后，进入第二维C_{18} RPLC柱上，进行进一步的分离。Wang等用离线二维-SCX-RPLC-MS/MS系统进行鼠肝细胞膜蛋白的分离和分析研究，第一维SCX采用NaCl线性梯度洗脱，然后用十二烷基硫酸钠-聚丙烯酰胺凝胶电泳（sodium dodecyl sulfate-polyacrylamide gel electrophoresis，SDS-PAGE）将蛋白质进一步分离，选取目标蛋白质条带进行胰酶酶解；第二维采用乙腈梯度洗脱，用串联质谱鉴定，鉴定到392个蛋白质，其中306个是膜蛋白或膜辅助蛋白。Motoyama等将阴阳离子混合床作为第一维色谱分离模式，构建了SCX/强阴离子交换柱（SAX）-RPLC-MS/MS多维色谱分离系统，并用于酵母提取蛋白质酶解产物的鉴定。实验结果显示，混合床离子交换色谱与RPLC具有更好的正交性，对肽段的鉴定数量可以提高100%，对富集的磷酸化肽段的鉴定数量可以提高94%。Taouatas等采用可对赖氨酸-N端进行特异性酶切的金属内肽酶酶解蛋白质样品，在低pH下对酶解产物采用SCX进行预分离，得到4类肽段，分别是N端乙酰化肽段、具有1个赖氨酸残基的单磷酸化肽段、具有1个赖氨酸残基的肽段和具有多个碱性残基的肽段，并对预分离的肽段样品进行RPLC-MS/MS分析。Hilger等对果蝇细胞中的磷酸化蛋白质组进行了研究，将细胞提取蛋白质后用凝胶电泳分离并进行胶上酶解，然后进行SCX预分离，并使用二氧化钛（TiO_2）柱对15个馏分中的磷酸化肽段进行富集，最后进行RPLC-MS/MS分离分析，共鉴定到2 379个磷酸化蛋白质和10 043个磷酸化位点。

二、反相色谱-反相液相色谱技术（RP-RPLC）

RPLC是目前液相色谱分离中使用最为广泛的一种模式，具有分辨率和回收率高、操作简便、重复性好等特点。近几年，研究者越来越关注二维RPLC-RPLC的研究。Donato等首先构建了二维RPLC-RPLC分离系统，分别将高、低pH的流动相作为第一维RPLC（pH 9）和第二维RPLC（pH 2）的流动相，提高了对蛋白质的鉴定序列覆盖率。Gilar等研究了SCX-RPLC、HILIC-RPLC、RP-RPLC等联用的正交性，发现采用不同pH流动相的RP-RPLC二维系统具有最高的实际峰容量；并利用一维和二维的LC-MS/MS方法分离鉴定出高丰度人血清蛋白，通过一维LC-MS/MS方法分离鉴定到52个蛋白质和316个肽段，而采用二维RP-RPLC-MS/MS方法鉴定到184个蛋白质和1 036个肽段，比二维SCX-RPLC-MS/MS多鉴定到42个蛋白质和131个肽段。Wang等构建了2种离线的二维RPLC-RPLC分离系统，第一种将高、低pH的流动相作为第一维RPLC（pH 10）和第二维RPLC的流动相（2D high pH RPLC- low pH RPLC），第二种将低、低pH的流动相作为第一维RPLC（pH 3）和第二维RPLC的流动相（2D low pH RPLC- low pH RPLC），并对人正常乳腺上皮细胞MCF10A的酶切产物进行分离鉴定分析。结果发现，采用2D high pH RPLC- low pH RPLC系统分离鉴定到4 363个蛋白质，而采用2D low pH RPLC- low pH RPLC系统分离鉴定到2 430个蛋白质。与常规的二维SCX-RPLC系统相比，2D high pH RPLC- low pH RPLC系统鉴定到的蛋白质和肽段数目分别是二维SCX-RPLC系统鉴定到数目的1.8倍和1.6倍。Delmotte等则通过第一维采用硅胶-聚合物杂化色谱柱，第二维采用聚苯乙烯/二乙烯基苯聚合物（PS-DVB）毛细管整体柱，构建了离线二维RPLC-RPLC系统，并分别将高、低pH的流动相作为第一维RPLC和第二维RPLC的流动相，对谷氨酸棒状杆菌中提取的蛋白质酶解产物进行了分离。结果表明，与离线二维SCX-RPLC系统相比，采用离线二维RPLC-RPLC系统可将鉴定的肽段和蛋白质数目分别提高13%和7%，且分析时间也缩短了30%。Nakamura等将聚合物基质的RPLC色谱柱（polyRP柱）和硅胶基质的RPLC色谱柱（ODS柱）离线联用，分别采用高、低pH的流动相，对C57BL鼠前脑中提取的蛋白质进行了分离分析，并采用离线二维RPLC-RPLC、二维SCX-RPLC和二维SAX-RPLC系统，分别鉴定出4 035种、1 579种和3 469种蛋白质。Dowell等分别采用不同方式的二维HPLC对大肠杆菌（*Escherichia coli*）中的蛋白质进行了分离分析，其中二维RPLC-RPLC系统的分离效果最佳，可鉴定到266种蛋白质；而采用在线和离线二维SCX-RPLC系统，分别鉴定到178种和81种蛋白质。二维RPLC-RPLC系统由于分离模式具有良好的正交性，可以获得更窄的色谱峰，且各馏分的重叠率较小，故日益受到研究者的广泛关注。

三、亲水作用色谱–反相液相色谱技术（HILIC–RPLC）

HILIC是一种基于极性键合相的分离方法，其极性固定相与水有很强的作用力，但对蛋白质和多肽的非特异性吸附小，其保留能力会随着分析物极性的增大而增强，适用于分离蛋白质和多肽等。Chen等利用二维亲水作用色谱–反相液相色谱（2D–HILIC–RPLC）与质谱联用技术，对肝癌病人和健康对照组的尿代谢物进行分离鉴定比较。结果发现在肝癌病人和健康对照组的尿代谢物中，经过2D–HILIC–RPLC分离的几种极性物质（如精氨酸和脯氨酸代谢物、丙氨酸和天冬氨酸代谢物等）的浓度发生了显著的改变。Boersema等构建了二维离线两性离子亲水作用色谱–反相液相色谱（2D–ZIC–HILIC–RPLC）系统，在低pH（pH 3）的缓冲体系中运行第一维HILIC，二维系统最终鉴定到4 973个肽段，对应1 040种蛋白质；在高pH（pH 6.8和pH 8）的缓冲体系中运行第一维HILIC，二维系统最终鉴定到6 625个肽段，对应1 230种蛋白质。Horie等制备了聚丙烯酸硅胶整体柱，用HILIC色谱柱和C_{18}硅胶整体柱构建了2D–HILIC–RPLC分离系统，且采用梯度洗脱模式，洗脱时间仅为10 min。

四、多维、多模式、阵列式的新型蛋白质高效分离技术

研究者还将离子交换色谱作为第一维分离模式，以18支RPLC作为第二维分离模式，建立了多维阵列式的色谱分离体系，可以实现对馏分的富集、除盐、转移，结合蛋白质馏分质谱靶上快速酶解新技术，可在5 min内对分离出的数千个蛋白质馏分同时进行酶解，并进行质谱鉴定分析。研究者还利用循环分离体积排阻色谱（csrSEC）和RPLC的联用构建了多维的色谱分离系统，csrSEC可以提高蛋白质的分辨率和分离度，与RPLC的联用相当于三维液相的分离效果，系统峰容量可达到3 600，同时克服了二维聚丙烯酰胺凝胶电泳（polyacrylamide gel electrophoresis，2D–PAGE）的歧视效应。弱阴弱阳离子混合色谱–固定化酶反应器–RPLC电喷雾质谱（WAX/WCX–IMER–RPLC–ESI/MS/MS）系统可以实现蛋白质分离与多肽分离的在线联用，不仅解决了传统离线方法分析时间长、样品易丢失和污染、重现性差等问题，还克服了传统"鸟枪法"技术分辨率不足的缺点，分辨率为传统"鸟枪法"的1.3倍，同时分析时间也大大缩短，为蛋白质组分析提供了一种高效、高通量的技术平台。宋春侠等利用将C_{18}反相填充柱和磷酸基强阳

离子交换整体柱集成于一体的RP-SCX两相预柱，成功用于RPLC-MS/MS系统的自动进样和SCX分级，完成了磷酸化肽段在线多维分离平台的构建。该平台可以减少样品的损失，极大地提高了系统的集成化水平和检测灵敏度。应用该平台对人肝组织酶解液中富集的磷酸化肽段进行规模化鉴定，在FDR<1%的情况下，共鉴定到3 082条非重复的磷酸化肽段、3 056个磷酸化位点和1 332个磷酸化蛋白质。研究者还将具有高度正交性和高分辨率的二维液相色谱（RP-RP）与Ti^{4+}-IMAC富集磷酸化肽段的方法相结合，利用高精度轨道阱（Orbitrap）质谱鉴定对正常人肝组织中的磷酸化位点进行规模化鉴定，在严格控制FDR<1%的情况下，从40 mg人肝组织蛋白质中鉴定到10 681个非冗余磷酸化肽段、9 995个非冗余磷酸化位点和3 149个非冗余磷酸化蛋白质，为该策略应用于磷酸化蛋白质组学的规模化定量分析奠定了基础。

高温色谱也可以实现快速分离鉴定。由于温度的升高可导致流动相黏度的下降，因此在压力允许的范围内可以使用小颗粒、细内径的色谱柱，以提高分辨率和分离速度。Stoll等采用高温色谱构建了二维SCX-RPLC分离系统，分别在35℃和100℃下运行SCX和RPLC，在3 ml/min的流速下进行牛血清白蛋白（BSA）酶解产物的分离分析，结果显示第二维的分离时间可缩短至30 s，整个二维色谱分离可在20 min内完成，且峰容量达到1 350。Francois等将高温色谱和阵列色谱同时用于二维RPLC-RPLC分离系统中，第一维采用低pH流动相，而第二维则在高pH下进行，采用4根并行的RPLC柱，并将温度升高至45℃，每隔30 s进行1次样品转移。结果显示，第一维分离后共将700个馏分转移至第二维进行分离，且第二维分离耗时仅为1 min，对BSA酶解产物的分离获得的峰容量高达4 677，平均每分钟产生13.4个色谱峰。

将填装小颗粒填料的色谱柱作为第二维的RPLC分离模式也可有效提高分离速度，尤其是近年来超高压液相色谱技术的发展很好地解决了采用填装小颗粒填料分离介质易受到压力负荷制约的问题。Jorgenson等在30 μm内径的毛细管中填充了粒径为1 μm的硅胶颗粒，在130 kpsi（约896 kPa）的压力下于30 min内梯度分离卵清蛋白酶解产物，峰容量可达到300。Shen等将填充了3 μm粒径填料、长2 m的毛细管柱用于蛋白质组学分析中，在20 kpsi（约138 kPa）的压力下获得的峰容量超过1 000；同时，构建了超高压多维液质联用技术，并将之用于人血浆蛋白的分离与分析，在未去除高丰度蛋白质的情况下，可从365 μg人血浆样品中鉴定出800多种蛋白质，鉴定蛋白质的动态范围高达8个数量级。由此可见，将超高压液相色谱柱作为第二维的RPLC分离模式，可显著提高系统的分离能力，在多肽的分离与分析方面具有强大的优势。

此外，针对一些特定的蛋白质，研究者也在不断研究对于其深度覆盖分析与定量的新技术。例如，针对外泌体的磷脂双分子层，研制可一步富集外泌体的亲和材料，进而实现外泌体蛋白质组的深度覆盖定量分析；针对细胞表面糖蛋白的糖链，基于酰肼反应等原理，研制可一步富集质膜的亲和材料，进而实现质膜蛋白质组的深度覆盖定量分析；基于活性可控的表面修饰和尺寸均一的孔径调节技术，研制蛋白质和多肽高效分离材料；发展具有正交性和兼容性的分离技术，构建高峰容量的多维、多模式色谱分离平台等。

综上所述，目前已发展出众多MD-HPLC分离技术，使得蛋白质组的鉴定效率大为提高，但为了满足高通量深度覆盖率蛋白质组鉴定研究的需要，还需要进一步优化，在提高蛋白质组鉴定覆盖率的同时，缩短分析时间，提高分析通量。

参考文献

［1］高明霞，张祥民. 多维液相色谱技术的进展［J］. 中国科学（B辑：化学），2009，39（8）：670–677.

［2］王智聪，张庆合，李彤，等. 二维液相色谱（SCX/RP）系统的构建及对珠蛋白水解产物的研究［J］. 中国科学（B辑：化学），2006，36（1）：64–70.

［3］袁辉明，张丽华，张维冰，等. 新型全二维微柱液相色谱分离平台的构建［J］. 分析测试学报，2008，27（3）：227–230.

［4］宋春侠，王方军，程凯，等. 基于两相预柱的在线二维分离系统用于人肝组织中磷酸肽的规模化鉴定［J］. 分析测试学报，2012，31（9）：1070–1074.

［5］张丽华，单亦初，张弓，等. 深度覆盖的蛋白质组精准鉴定与定量新技术［J］. 中国基础科学，2018，20（1）：49–52.

［6］朱贵杰，梁振，张丽华，等. 多维液相色谱分离技术及其在蛋白质组研究中的应用［J］. 色谱，2009，27（5）：518–525.

［7］TYERS M，MANN M. From genomics to proteomics［J］. Nature，2003，422（6928）：193–197.

［8］LIU H B，SADYGOV R G，YATES J R. A model for random sampling and estimation of relative protein abundance in shotgun proteomics ［J］. Anal Chem, 2004, 76（14）: 4193-4201.

［9］AEBERSOLD R, MANN M. Mass spectrometry-based proteomics ［J］. Nature, 2003, 422 （6928）: 198-207.

［10］KÖCHER T, SWART R, MECHTLER K. Ultra-high-pressure RPLC hyphenated to an LTQ-Orbitrap Velos reveals a linear relation between peak capacity and number of identified peptides ［J］. Anal Chem, 2011, 83（7）: 2699-2704.

［11］KÖCHER T, PICHLER P, SWART R, et al. Analysis of protein mixtures from whole-cell extracts by single-run nano LC-MS/MS using ultralong gradients ［J］. Nat Protoc, 2012, 7（5）: 882-890.

［12］THAKUR S S, GEIGER T, CHATTERJEE B, et al. Deep and highly sensitive proteome coverage by LC-MS/MS without prefractionation ［J］. Mol Cell Proteomics, 2011, 10（8）.

［13］IWASAKI M, SUGIYAMA N, TANAKA N, et al. Human proteome analysis by using reversed phase monolithic silica capillary columns with enhanced sensitivity ［J］. J Chromatogr A, 2012（1228）: 292-297.

［14］BECK M, SCHMIDT A, MALMSTROEM J, et al. The quantitative proteome of a human cell line ［J］. Mol Syst Biol, 2011（7）: 549.

［15］NAGARAJ N, WISNIEWSKI J R, Geiger T, et al. Deep proteome and transcriptome mapping of a human cancer cell line ［J］. Mol Syst Biol, 2011（7）: 548.

［16］WANG Z, WANG M, TONG W. Analysis of mouse liver membrane proteins using multidimensional separations and tandem mass spectrometry ［J］. J Chromatogr B Analyt Technol Biomed Life Sci, 2010, 878（31）: 3259-3266.

［17］DONATO P, CACCIONLA F, SOMMELLA E, et al. Online comprehensive RPLC × RPLC with mass spectrometry detection for the analysis of proteome samples ［J］. Anal Chem, 2011, 83（7）: 2485-2491.

［18］GILAR M, OLIVOVA P, DALY A E, et al. Orthogonality of separation in two-dimensional liquid chromatography ［J］. Anal Chem, 2005, 77（19）: 6426-6434.

［19］GILAR M, OLIVOVA P, CHAKRABORTY A B, et al. Comparison of 1-D and 2-D LC MS/MS methods for proteomic analysis of human serum ［J］. Electrophresis, 2009, 30（7）: 1157-1167.

［20］WANG Y, YANG F, GRITSENKO M A, et al. Reversed-phase chromatography with multiple fraction

concatenation strategy for proteome profiling of human MCF10A cells［J］. Proteomics, 2011, 11
（8）: 1-23.

［21］ ALPERT A J. Hydrophilic-interaction chromatography for the separation of peptides, nucleic acids and
other polar compounds［J］. J Chromatogr A, 1990（499）: 177-196.

［22］ CHEN J, WANG W Z, LV S, et al. Metabonomics study of liver cancer based on ultra performance
liquid chromatography coupled to mass spectrometry with HILIC and RPLC separations［J］. Anal Chim
Acta, 2009, 650（1）: 3-9.

［23］ BOERSEMA P J, DIVECHA N, HECK A J R, et al. Evaluation and optimization of ZIC-HILIC-RP
as an alternative MudPIT strategy［J］. J Proteome Res, 2007, 6（3）: 937-946.

［24］ GU X, DENG C, YAN G, et al. Capillary array reversed-phase liquid chromatography-based
multidimensional separation system coupled with MALDI-TOF-TOF-MS detection for high-throughput
proteome analysis［J］. J Proteome Res, 2006, 5（11）: 3186-3196.

［25］ YUAN H, ZHANG L, ZHANG W, et al. Columns switch recycling size exclusion chromatography for
high resolution protein separation［J］. J Chromatogr A, 2009, 1216（42）: 7024-7032.

［26］ HOU C Y, YUAN H M, QIAO X Q, et al. Weak anion and cation exchange mixed-bed microcolumn
for protein separation［J］. J Sep Sci, 2010, 33（21）: 3299-3303.

［27］ SONG C X, YE M L, HAN G H, et al. Reversed-phase-reversed-phase liquid chromatography
approach with high orthogonality for multidimensional separation of phosphopeptides［J］. Anal Chem,
2010, 82（1）: 53-56.

［28］ WANG F J, SONG C X, CHENG K, et al. Perspectives of comprehensive phosphoproteome analysis
using shotgun strategy［J］. Anal Chem, 2011, 83（21）: 8078-8085.

［29］ MACNAIR J E, PATEK K D, JORGENSON J W. Ultrahigh-pressure reversed-phase capillary liquid
chromatography: isocratic and gradient elution using columns packed with 1.0-micron particles［J］. Anal
Chem, 1999, 71（3）: 700-708.

［30］ SHEN Y, JACOBS J M, CAMP D G, et al. Ultra-high-efficiency strong cation exchange LC/RPLC/
MS/MS for high dynamic range characterization of the human plasma proteome［J］. Anal Chem,
2004, 76（4）: 1134-1144.

［31］ STOLL D R, CARR P W. Fast, comprehensive two-dimensional HPLC separation of tryptic peptides based on high–temperature HPLC［J］．J Am Chem Soc，2005，127（14）：5034–5035.

［32］DELMOTTE N，LASAOSA M，THOLEY A，et al．Two–dimensional reversed–phase x ion–pair reversed–phase HPLC: an alternative approach to high–resolution peptide separation for shotgun proteome analysis［J］．J Proteome Res，2007，6（11）：4363–4373.

［33］NAKAMURA T，KUROMITSU J，ODA Y．Evaluation of comprehensive multidimensional separations using reversed–phase，reversed–phase liquid chromatography/mass spectrometry for shotgun proteomics ［J］．J Proteome Res，2008，7（3）：1007–1011.

［34］DOWELL J A，FROST D C，ZHANG J，et al．Comparison of two–dimensional fractionation techniques for shotgun proteomics［J］．Anal Chem，2008，80（17）：6715–6723.

［35］FRANCOIS I，CABOOTER D，SANDRA K，et al．Tryptic digest analysis by comprehensive reversed phasextwo reversed phase liquid chromatography (RP–LC × 2RP–LC) at different pH's［J］．J Sep Sci，2009，32（8）：1137–1144.

［36］MOTOYAMA A，XU T，RUSE C I，et al．Anion and cation mixed–bed ion exchange for enhanced multidimensional separations of peptides and phosphopeptides［J］．Anal Chem，2007，79（10）：3623–3634.

［37］TAOUATAS N，ALTELAAR A F M，Drugan M M，et al．Strong cation exchange–based fractionation of Lys–N–generated peptides facilitates the targeted analysis of post–translational modifications［J］．Mol Cell Proteomics，2009，8（1）：190–200.

［38］HILGER M，BONALDI T，GNAD F，et al．Systems–wide analysis of a phosphatase knock–down by quantitative proteomics and phosphoproteomics［J］．Mol Cell Proteomics，2009，8（8）：1908–1920.

· 第三章 ·

蛋白生物标志物与精准医学研究

蛋白生物标志物研究是当前蛋白质组学研究的一个重要方向。生物标志物是机体在疾病状态下的分子信号，既可以是体液中的循环物质，也可以是定位于细胞内部的分子，是诊断疾病、监测疾病、评估治疗和判断预后的重要标志。当前，已有众多的蛋白生物标志物被应用于临床。同时，基于差异蛋白质组学的技术策略，研究者不断地在组织或体液中进行定性、定量研究，以期高通量筛查出新的特异蛋白质分子。因此，基于蛋白生物标志物的精准医学研究正在如火如荼地开展，已有一些利用蛋白质组学技术策略发现的重要蛋白生物标志物被报道。目前蛋白生物标志物不仅可以应用于心脑血管系统疾病、神经系统疾病、肿瘤等的诊断、监测及治疗，还可以应用于药物毒性及中药复方作用等的监测。

一、心脑血管系统蛋白生物标志物研究

冠心病是严重威胁人类生命健康的一种心脑血管疾病。近年来，如何提高冠心病特别是急性冠脉综合征（ACS）的早期诊断能力是心血管疾病研究的一个重要方向。一些新的涉及冠心病发生发展不同环节的生物标志物也在不断地被提出，这为冠心病的诊断及未来不良心血管事件发生的预测提供了新的依据。代表性的蛋白生物标志物有心型脂肪酸结合蛋白（heart-type fatty acid-binding protein，H-FABP，又称FABP3）、巨噬细胞移动抑制因子（macrophage migration inhibition factor，MIF）、肌球蛋白结合蛋白C等。H-FABP是新型低分子量胞质蛋白，是脂肪酸结合蛋白家族的1个亚型，在机体内参与运输线粒体氧化反应脂肪酸，可在心肌中表达，具有很高的特异性。H-FABP在心肌细胞损伤的早期诊断、心肌梗死范围判断及临床预后评估中具有重要价值，因而被广泛应用于冠心病的诊疗。据报道，相对于传统的心肌损伤标志物肌红蛋白而言，H-FABP的分子量更小，而且在正常人体外周循环中的水平也更低，ACS发生时其含量增幅更高，因此其在ACS早期诊断中的价值可能优于某些传统蛋白生物标志物。MIF由人类动脉粥样硬化（atherosclerosis）病变中不同种类的细胞产生，且可能对早期斑块的发展及病理进展有促进作用，从而造成更高级、更复杂的病变。血浆MIF水平的升高可用来反映复杂冠状动脉病变的存在及其严重程度。肌球蛋白结合蛋白C在急性心肌梗死发生后体循环中的上升速度比高敏肌钙蛋白T更快，较适用于急性心肌梗死的诊断。

心力衰竭（heart failure，HF，简称心衰）是所有心血管疾病发生发展的终末阶段，及时诊断、规范治疗及长期预防均有助于延缓心力衰竭的发展，而这些都离不开能够对心力衰竭进行早期诊断、疗效评估及预后判断的蛋白质生物标志物。目前，按照作用机制可将心力衰竭相关蛋白生物标志物分为如下几类：①表征心脏压力增加的，如脑钠肽（BNP）、N端脑钠肽前体（NT-pro BNP）、肾上腺髓质素（ADM）、人肾上腺髓质中段肽（MR-pro ADM）、心房利钠肽等；②反映炎症及纤维化机制的，如生长刺激表达因子2（ST2）、半乳糖凝集素-3（GAL-3）、肿瘤坏死因子α、白细胞介素1、白细胞介素6、生长分化因子-15（GDF-15）、C反应蛋白（CRP）、可溶性尿激酶纤维蛋白溶酶原激活物受体、穿透素3、多配体蛋白聚糖-4、人附睾蛋白4（human epididymis protein 4，HE4）等；③与细胞外基质（ECM）合成增多致心室重构相关的，如人Ⅲ型前胶原氨基端肽（PⅢNP）、人Ⅰ型前胶原氨基端肽等；④与心肌损伤相关的，如肌钙蛋白T（TnT）、肌钙蛋白I（TnI）、H-FABP等；⑤与神经内分泌系统激活相关的，如精氨酸加压素（AVP）、内皮素-1（ET-1）等。

脑梗死与脑出血更是严重威胁人类健康的脑血管疾病。目前已报道了多种可用于判断脑梗死与脑出血的血清标志物，它们主要与脑卒中后胶质细胞及神经元的损伤、血脑屏障损伤及炎症反应等有关。代表性的有胶质纤维酸性蛋白（glial fibrillary acidic protein，GFAP）、S100钙结合蛋白B（S100 calcium-binding protein B，S100B）、N-甲基-D-天冬氨酸（N-methyl-D-aspartate receptor，NMDA）、泛素C末端水解酶L1（ubiquitin C-terminal hydrolase-L1，UCH-L1）、脂蛋白相关磷脂酶A2（lipoprotein-associated phospholipase 2，Lp-PLA2）等。GFAP是一种具有大脑高度特异性的单体中间丝蛋白，其单体可以聚合形成聚合体。正常情况下，GFAP可在细胞内或细胞外自发地降解，血中GFAP水平较稳定；而在病理情况下，病人中枢神经系统发生损伤，星形胶质细胞受损或死亡，GFAP聚合物便会断裂分解，从损伤的胶质细胞中溢出，进入细胞周围间隙，通过血脑屏障进入血液中，使血中GFAP水平上升。S100B的血清浓度与血脑屏障的破坏直接相关，被认为是评价血脑屏障功能的生物学指标，血脑屏障的损伤会引发S100B进入血液中从而导致其血清浓度的升高。脑卒中发生时，凝血酶激活的丝氨酸蛋白酶可以导致突触NMDA受体的裂解，裂解形成的片段肽通过破坏的血脑屏障进入血液，导致S100B在血液中的浓度升高，这些片段肽离开脑组织进入外周血后，作为抗原可引起免疫反应，产生相应的抗体。UCH-L1常被作为神经元的组织学标志，它可通过被破坏的血脑屏障释放入血，可作为血脑屏障功能的一种评价指标。Lp-PLA2是一种炎症反应标志物，它主要由动脉粥样硬化斑块中的巨噬细胞产生，促进巨噬细胞转化成泡沫细胞，形成动脉粥样硬化斑块，增加血小板源生长因子和表皮生长因子的表达，诱导细胞凋亡或坏死。

随着全球老龄化的日益加剧，阿尔茨海默病（AD）也是一个重要的医疗和社会问题。早发现、早诊断、早治疗对于AD的防治具有重要的临床意义，而筛选合适的早期生物标志物是AD早期诊断的必要手段。目前关于AD的体液（如脑脊液、血液等）蛋白生物标志物主要有脑脊液Aβ42、脑脊液磷酸化TAU蛋白（P-TAU）、脑脊液总TAU蛋白（T-TAU）等。

二、神经系统生物标志物研究

在中枢神经系统肿瘤检测方面，研究者已经利用蛋白质组学技术寻找到一些非侵入性的血浆诊断标志物。Miyauchi等利用SWATH质谱技术分析比较了胶质瘤病人与正常人群的血浆差异蛋白质，发现亮氨酸丰富α2-糖蛋白1（LRG1）、C9蛋白、CRP、凝溶胶蛋白（GSN）、免疫球蛋白A1（IGHA1）、载脂蛋白A4（APOA4）具有较好的诊断价值，并且发现LRG1、C9蛋白、CRP的表达水平与肿瘤大小呈明显正相关。Petushkova等利用蛋白质组学技术研究发现，胶质母细胞瘤病人血浆乙酰化和泛素化修饰存在异常。Polisetty等应用高分辨质谱技术分析了弥漫性星形细胞瘤的差异膜蛋白组，与转录组数据相比，190种差异蛋白质在2种数据中表达趋势一致。Gu等比较了来源于Ⅳ期髓母细胞瘤患儿的原发肿瘤细胞系和转移肿瘤细胞系的蛋白质差异，发现了1 400种显著变化的蛋白质。Spreafico等对脑脊液的蛋白质组进行了鉴定分析，发现了儿童脑肿瘤扩散转移的生物标志物，并验证了其中的6种蛋白，包括Ⅰ型胶原蛋白、胰岛素样生长因子结合蛋白4、前胶原C-内肽酶增强子1、神经胶质瘤细胞系衍生神经营养因子受体α2、胰蛋白酶α抑制剂重链4、神经细胞增殖和分化调控蛋白1。

Abdi等利用iTRAQ标记技术分析了脑脊液的蛋白质组学，研究了神经退行性疾病AD、帕金森病和路易体痴呆病人脑脊液中蛋白质的表达差异，检测出大量的差异蛋白质，验证结果显示多种标志蛋白质联合应用可以提高诊断的特异性和敏感性。Sathe等利用TMT标记定量蛋白质组学技术发现了AD病人脑脊液中的139种差异蛋白质，其中神经元正五聚蛋白Ⅱ（NPTX2）联合丙酮酸激酶（PKM）或14-3-3蛋白γ（YWHAG）具有较好的诊断敏感性和特异性，这些差异蛋白质有可能成为AD病情进展及治疗的反应性监测指标。An等用iTRAQ标记技术比较了神经管畸形（NTD）及正常妊娠孕鼠血清中的差异蛋白质，分别在致畸早期2个时间点鉴定得到40种和26种差异蛋白质，并且在孕妇血清中扩大样本验证了前蛋白转化酶枯草溶菌素/Kexin 9型蛋白（PCSK9）作为NTD产前诊断标志物具有较好的敏感性和特异性。

三、肿瘤相关生物标志物研究

在当今生物标志物研究领域，对于肿瘤标志物的研究最为火热，尤其在一些多发肿瘤及新型疗法（如免疫治疗）等方面，取得了更为显著的进展。如肝癌，其常用的临床筛查标志物主要是血清甲胎蛋白（α-fetoprotein，AFP），而且越来越多具有高敏感性和特异性的肝癌生物标志物正在被发现并常规应用于临床检测，如甲胎蛋白异质体3（α-fetoprotein isoforms 3，AFP-L3）、热激蛋白90α（heat shock protein 90α，HSP90α）及高尔基体蛋白73（golgi protein 73，GP73）等。与肝癌预后相关的生物标志物有维生素K缺乏或拮抗剂Ⅱ诱导蛋白（protein induced by vitamin K，absence or antagonist-Ⅱ，PIVKA-Ⅱ）、磷脂酰肌醇蛋白聚糖3（glypican-3，GPC-3）、骨桥蛋白（osteopontin，OPN）与血管内皮生长因子（vascular endothelial growth factor，VEGF）、β-连环蛋白（β-catenin）、细胞周期蛋白（cyclins）、成纤维细胞生长因子19（fibroblast growth factor 19，FGF19），以及潜在的FGF4、含WW结构域的E3泛素蛋白连接酶1（WW domain-containing E3 ubiquitin protein ligase 1，WWP1）、帕金森病蛋白7（parkinson disease protein 7，PARK7）、混合连锁白血病因子4（mixed lineage leukemia 4，MLL4）、磷酸化肿瘤坏死因子受体相关因子-2与NCK相互作用激酶（phosphorylated TNF receptor-associated factor 2 and NCK-interacting kinase，p-TNIK）、紧密连接蛋白3（claudin 3，CLDN3）和丝氨酸蛋白酶抑制剂E-2亚型（serpin peptidase inhibitor clade E member 2，SERPINE2）等。

结直肠癌（colorectal cancer，CRC）也是一种发病率和死亡率居前的肿瘤，早期CRC不易被发现，直接影响其诊断和预后。相对于临床检查，生物标志物的检验更为方便，也更有利于CRC的早期诊断与发现。常规的CRC检验标志物包括血清癌胚抗原（CEA）、糖蛋白抗原CA19-9等，其中，CEA是在CRC治疗和后期进行监测中具有公认功效的肿瘤标志物，也是目前《中国恶性肿瘤整合诊治指南-结肠癌部分》中推荐用于CRC监测和预后的唯一血液生物标志物。此外，在CRC中，还有多个蛋白与CRC的淋巴结转移呈正相关，这些蛋白标志物可以用于表征体内是否存在侵袭性的原发肿瘤，也可以用于评价肿瘤的预后。其中，受体-酪氨酸激酶样孤儿受体1（ROR1）的过度表达就与某些肿瘤的不良预后相关，丝氨酸/苏氨酸蛋白激酶31（STK31）为CRC转移潜在的生物标志物。CRC组织中醛脱氢酶1A1（ALDH1A1）的表达也可能是CRC病人的潜在预后标志物，还有转铁蛋白受体蛋白1、中性粒细胞明胶酶相关载脂蛋白和血管生成素1，这3种蛋白质的组合也可以提高CRC早期诊断的准确性。

前列腺癌也是多发于老年男性的一种恶性肿瘤，其发病率在男性恶性肿瘤中居第2位。目前，临床上用于筛查前列腺癌的最主要生物标志物是血清前列腺特异性抗原（prostate specific antigen，PSA），该抗原灵敏度较高，但特异性较低。贝克曼库尔特公司和美国国家癌症研究所还合作开发了数学公式PHI，结合了总PSA（tPSA）、游离PSA（fPSA）和前列腺特异性抗原前体（prostate specific antigen precursor，p2PSA），以更好地识别PSA轻度升高的病人及减少过度诊断。研究者还开发了4种激肽释放酶标志物的商业化试剂盒4k评分（4k score），将tPSA、fPSA、iPSA（intact PSA，是fPSA的亚型之一）及已糖激酶2（HK2）组合在一起，生成4k评分，可以用于区分浸润性和非浸润性前列腺癌，并减少不必要的穿刺活检。此外，钙结合蛋白AnnexinA3（ANXA3）也被发现与前列腺癌细胞的生长有关，其与PSA联合应用可具有更高的诊断敏感性和特异性。

乳腺癌在女性中的患病率较高，且由于该病早期不具备明显症状，病人就医时通常已发展为晚期，因此，早期检测与诊断对该病的诊疗具有重大意义。目前，多种形式的新型肿瘤标志物已陆续出现，其中CA15-3是乳腺癌诊断的主要肿瘤标志物。它是由大多数腺上皮细胞表达的跨膜糖蛋白，可以通过检测血清中治疗性抗体的含量和观察血清CA15-3的糖基化水平变化来诊断乳腺癌。乳腺恶性肿瘤中CA15-3的糖基化水平更高，还表现为具有异常O-连接寡糖的CA15-3片段从上皮细胞表面分泌至血清，这在乳腺癌诊断中具有特异性。此外，卵巢癌的CA12-5血清生物标志物也在多达84%的转移性乳腺癌病人中升高。因此，在开展早期诊断时，可以将血液中的CA15-3、CA12-5和CEA三者结合起来，作为联合诊断标志物，这样在临床应用中的检测效果将远远超过单一指标的检测效果。

此外，在肿瘤细胞和免疫细胞中，程序性死亡受体配体1（programmed cell death 1 ligand 1，PDCD1LG1，也称PD-L1）是目前最常用的肿瘤免疫治疗的疗效预测性生物标志物。PD-L1和程序性死亡受体1（programmed cell death 1，PDCD1，也称PD-1）是重要的免疫检查点抑制剂，在肿瘤免疫逃逸中起重要的作用。激活PD-1/PD-L1信号通路能够抑制T淋巴细胞和肿瘤浸润淋巴细胞（tumor infiltrating lymphocyte，TIL）的功能，而针对这一信号通路的抑制剂能够阻断PD-1与PD-L1的结合，恢复T淋巴细胞的功能，从而增强机体的免疫应答能力。

四、药物不良反应生物标志物研究

在一些药物不良反应的早期监测中，生物标志物也发挥着重要的作用。一个典型的代表就是在对乙酰氨基酚过量使用所致肝功能损伤的监测中，越来越多的生物标志物被开发出来，一些新型标志物如免疫原性组合物高迁移率族蛋白1或细胞角蛋白18（K18）异构体等，要优于传统的转氨酶。随着各种蛋白质组学检测方法的不断深入，研究者发现除了传统的肝功能指标谷丙转氨酶（ALT）、谷草转氨酶（AST）、碱性磷酸酶、总胆红素等外，谷氨酸脱氢酶、苹果酸脱氢酶、对氧磷酶-1和嘌呤核苷磷酸化酶都是能够反映早期肝损伤的最有潜力的新型生物标志物，而且还可通过检测血液中的一些细胞因子来间接反映肝损伤的情况。目前研究最多的细胞因子生物标志物主要有细胞角蛋白18、穿透素-3、高迁移率族蛋白1等。我们也利用最新的蛋白质组学技术方法，对茜草科植物栀子的主要活性成分京尼平苷过量使用造成的肝脏毒性进行了分析研究。在确认过量使用京尼平苷会造成严重肝脏毒性的基础之上，通过对大鼠肝脏的蛋白质组分析，发现了一批发生明显变化的蛋白质。本着服务于临床早期监测的目标，研究者从这些发生明显变化的蛋白质中发现了一些潜在的生物标志物，可用于京尼平苷过量使用所致肝脏毒性的早期监测。结果表明，相对于目前广泛采用的ALT、AST等监测指标，甘氨酸-N-甲基转移酶（GNMT）和糖原磷酸化酶（PYGL）这两个蛋白质能够更早期地监测京尼平苷过量使用所致的肝脏毒性，为该药物的临床合理应用提供了有力保障。

五、基于蛋白生物标志物的精准医学研究

虽然目前应用的蛋白生物标志物数量众多，但真正基于蛋白质组学技术策略被发现并得到临床认可及应用的蛋白生物标志物还为数不多，因此，研究者也在不断努力，试图利用最新的蛋白质组学技术策略，发现新型的蛋白生物标志物或其组合。近年来，随着精准医学概念的不断深化，以蛋白质组等多组学整合为基础的生命组学，为基因组提供了更接近表型的验证和解释，为癌症的早期发现、良恶性诊断、分型和个性化用药、疗效监测和预后判断等提供了更精确、更可靠的信息，使得精准医学更加精准，因此，基于蛋白生物标志物的精准医学研究也正如火如荼地开展起来，并报道了一些利用蛋白质组学技术策略发现的重要生物标志物。一个典型的代表就是对肝细胞癌精准治疗潜在新靶点的研究。肝细胞癌是人们公认的较难治愈的恶性肿瘤。临床试验显示，即便是根治性手术，仍有相当比例的病人面临复发和转移的风险。如何针对高恶度的肝细胞癌病人实行精准识别和有效治疗，是当前的世界性难题。研究者通过对101例早期肝细胞癌病人的癌细胞及配对癌旁组织样本的蛋白质组进行分析，发现可以将早期肝细胞癌病人分成3类：第一类病人仅需手术治疗，但要防止过度治疗；第二类病人需手术治疗并结合其他辅助治疗；第三类病人则是属于一线手术治疗不良预后风险最高、具有最低的整体生存期的，占比为30%，术后复发或死亡的风险系数最大。研究者还进一步通过数据分析发现，在第三类病人的蛋白质组数据里，胆固醇代谢通路发生了改变，且胆固醇酯化酶浓度越高，术后复发或死亡的风险系数越大。抑制胆固醇酯化酶SOAT1，可降低细胞膜上的胆固醇水平，有效抑制肿瘤细胞的增殖和迁移。同时，胆固醇酯化酶SOAT1的抑制剂阿伐麦布在肝细胞癌病人的肿瘤异种移植模型上表现出良好的抗肿瘤效果，有望成为治疗预后较差的肝细胞癌病人的潜在靶向治疗药物。以上研究表明，蛋白质组学驱动的精准医学正在逐渐变为现实。

笔者团队也开展了蛋白生物标志物的精准医学研究，尤其是在中药复方作用的精准应用研究方面做了一些工作。首先基于多个生物标志物的特征组合，对以经典名方"生脉散"为基础的益心舒胶囊的临床适应证及精准应用指征开展了深入研究。通过利用人源化诱导的多能干细胞分化的心肌细胞（human iPS cell-derived cardiomyocytes, hiPS-CMs），并经ET-1诱导的心力衰竭体外细胞模型，以及体内冠状动脉结扎致心力衰竭大鼠模型，对益心舒胶囊的抗心力衰竭作用展开了研究。研究发现益心舒胶囊在体内和体外均具有良好的干预心力衰竭作用。在此基础之上，又对益心舒胶囊抗心力衰竭作用精准应用生物标志物开展了验证研究，发现与阳性药缬沙坦相比，益心舒胶囊对于伴有H-FABP和细胞骨架相关蛋白-5（cytoskeleton-associated protein 5，CKAP5）升高的心力衰竭具有显著的疗效，可以作为益心舒胶囊应用于精准抗心力衰竭的生物标志物指征。其次对另一中药复方制剂——小儿扶脾颗粒干预功能性消化不良（functional dyspepsia，FD）的精准应用开展了研究。发现与阳性药多潘立酮相比，小儿扶脾颗粒在干预促胃液素（gastrin）、乳酸（lactate）、降钙素基因相关肽（CGRP）、白细胞介素4个方面具有明显的优势，可以作为小儿扶脾颗粒干预FD精准应用时的候选生物标志物指标。这些工作均为我们开展基于蛋白生物标志物的精准医学研究奠定了基础。

六、生物标志物研究技术方法新进展

当前，基于MRM-MS技术的SID-MRM-MS定量方法，正被广泛地应用于生物标志物候选蛋白质的验证和确证阶段，充分体现了MRM-MS技术在生物标志物研究领域的价值。例如，Eric Kuhn等人采用商品化定制的^{13}C同位素标记内标，对来自类风湿性关节炎病人血浆样本中的生物标志物CRP进行绝对定量，并对方法的回收率和线性等进行了考察，结果显示该方法能达到66%的回收率和3个数量级以上的线性范围，与抗体和免疫分析等经典验证方法的结果具有可比性。在Jeffrey R. Whiteaker等人的研究中，以小鼠为模型进行了乳腺癌的生物标志物研究。用LC-MS/MS对肿瘤和正常乳房组织的蛋白质进行检测，筛查出700个以上的差异蛋白质。再联合抗体和MRM-MS技术最后鉴定了纤连蛋白2（fibulin-2）作为血浆中的生物标志物。实验结果验证了这种基于"鸟枪法"的差异分析、以MRM-MS技术验证生物标志物的方法在发现新型生物标志物研究中的可行性。Sumit J. Shah等采用SID-MRM-MS定量方法检测了5例对照组和5例自发性早产病例的宫颈液中15个生物标志物的相对变化水平，发现了桥粒斑蛋白异构体1（desmoplakin isoform 1）、单氧酶激活蛋白（stratifin）和血小板反应素1前体（thrombospondin 1 precursor）3个蛋白质水平在自发性早产病例宫颈液中呈显著性上调，由此成功地运用MRM-MS技术在临床样本中进行了生物标志物的确证。Leroi V. de Souza等通过用mTRAQ标记制备内标、SID-MRM-MS定量方法，在20例临床子宫内膜组织匀浆液中对潜在的子宫内膜癌生物标志物丙酮酸激酶PK1、PK2和多聚免疫球蛋白受体PIGR进行了绝对定量确证。在Kyunggon Kim等人的研究中，MRM-MS技术被用于确证3个分组（黄斑裂孔、非增殖性糖尿病视网膜病变、增殖性糖尿病视网膜病变）共计49例临床病人玻璃体液和血浆中的12个目标蛋白质表达水平变化，其中7个目标蛋白质的变化具有显著性差异。以上研究显示，MRM-MS技术在生物标志物验证中的应用正逐步走向成熟，从探索性地评价到整合整个研究流程的实际验证，从较小规模、较少数量生物标志物候选蛋白质的确证发展到更大规模、更多数量的临床样本确证，MRM-MS技术在不同基质的临床样本中得到的定量确证结果已经逐渐得到生物标志物研究领域的认可，成为生物标志物确证研究环节中的新技术选择。

参考文献

[1] 徐鸣悦，李忠艳. 心力衰竭生物标志物研究进展 [J]. 大连医科大学学报，2019，41（1）：64-68.

[2] 王雪松，孔立红，余超超，等. 阿尔茨海默病外周血早期生物标志物的研究进展 [J]. 中国全科医学，2020，2：136-140.

[3] 安东，袁正伟. 差异蛋白质组学在神经系统疾病生物标志物筛选中的研究进展 [J]. 山东医药，2019，59（22）：89-91.

[4] 杨毅宁. 冠心病新型生物标志物的研究进展 [J]. 新疆医科大学学报，2019，42（6）：725-727.

[5] 张熙，苏俊辉，靳令经，等. 脑梗死与脑出血早期鉴别的血清标志物概述 [J]. 中国卒中杂志，2019，14（4）：389-394.

[6] 孙佳琦，黄俊星. PD-1/PD-L1抑制剂及其生物标志物在食管鳞状细胞癌治疗中的研究进展 [J]. 癌症进展，2019，17（16）：1871-1874.

[7] 唐雯华，刘顺芳，陈富平，等. 肝癌预后相关生物标志物 [J]. 肿瘤，2019，39（6）：500-507.

[8] 梁靖晨，刘军杰. 新型肝癌生物标志物的研究进展 [J]. 肿瘤医学，2019，25（11）：2143-2148.

[9] 陈晓菲，高媛，尤洪兰，等. 结直肠癌检测的生物标志物研究进展 [J]. 标记免疫分析与临床，2019，26（7）：1248-1252.

［10］罗苑方，吴婷婷．前列腺癌相关生物标志物的研究进展［J］．中国医刊，2019，54（6）：607-610．

［11］程瑶，牟文博，辛华．乳腺癌新型肿瘤标志物研究与应用进展［J］．广东化工，2019，46（12）：97-99．

［12］袁苏榆，丁洋．生物标志物在对乙酰氨基酚致肝损伤治疗中的应用［J］．肝脏，2019，24（2）：124-125．

［13］严婉妮，程虹．生物标志物在药物性肝损伤中应用的研究进展［J］．药物流行病学杂志，2019，28（6）：413-417．

［14］PETUSHKOVA N A, ZGODA V G, PYATNITSKIY M A, et al. Post-translational modifications of FDA-approved plasma biomarkers in glioblastoma samples［J］. PLoS One, 2017, 12（5）.

［15］GU S, CHEN K, YIN M, et al. Proteomic profiling of isogenic primary and metastatic medulloblastoma cell lines reveals differential expression of key metastatic factors［J］. J Proteomics, 2017, 160: 55-63.

［16］POLISETTY R V, GAUTAM P, GUPTA M K, et al. Microsomal membrane proteome of low grade diffuse astrocytomas: differentially expressed proteins and candidate surveillance biomarkers［J］. Sci Rep, 2016, 6: 26882.

［17］SPREAFICO F, BONGARZONE I, PIZZAMIGLIO S, et al. Proteomic analysis of cerebrospinal fluid from children with central nervous system tumors identifies candidate proteins relating to tumor metastatic spread［J］. Oncotarget, 2017, 8（28）: 46177-46190.

［18］MIYAUCHI E, FURUTA T, OOHTSUKI S, et al. Identification of blood biomarkers in glioblastoma by SWATH mass spectrometry and quantitative targeted absolute proteomics［J］. PLoS One, 2018, 13（3）.

［19］ABDI F, QUINN J F, JANKOVIC J, et al. Detection of biomarkers with a multiplex quantitative proteomic platform in cerebrospinal fluid of patients with neurodegenerative disorders［J］. J Alzheimers Dis, 2006, 9（3）: 293-348.

［20］SATHE G, NA C H, RRNUSE S, et al. Quantitative proteomic profiling of cerebrospinal fluid to identify candidate biomarkers for alzheimer's disease［J］. Proteomics Clin Appl, 2019, 13（4）.

［21］AN D, WEI X, Li H, et al. Identification of PCSK9 as a novel serum biomarker for the prenatal diagnosis of neural tube defects using iTRAQ quantitative proteomics ［J］. Sci Rep, 2015, 5: 17559.

［22］ ENG L F, GHIRNIKAR R S, LEE Y L. Glial fibrillary acidic protein: GFAP–thirty–one years（1969—2000）［J］. Neurochem Res, 2000, 25（9–10）: 1439–1451.

［23］ KANNER A A, MARCHI N, FAZIO V, et al. Serum S100beta: a noninvasive marker of blood–brain barrier function and brain lesions ［J］. Cancer, 2003, 97（11）: 2806–2813.

［24］ GINGRICH M B, TRAYNELIS S F. Serine proteases and brain damage – is there a link? ［J］. Trends Neurosci, 2000, 23（9）: 399–407.

［25］ WILKINSON K D. Regulation of ubiquitin–dependent processes by deubiquitinating enzymes ［J］. FASEB J, 1997, 11（14）: 1245–1256.

［26］ KORFIAS S, STRANJALIS G, PAPADIMITRIOU A, et al. Serum S–100B protein as a biochemical marker of brain injury: a review of current concepts ［J］. Curr Med Chem, 2006, 13（30）: 3719–3731.

［27］ PRIMOROSE J N, PERERA R, GRAY A, et al. Effect of 3 to 5 years of scheduled CEA and CT follow–up to detect recurrence of colorectal cancer: the FACS randomized clinical trial ［J］. JAMA, 2014, 311（3）: 263–270.

［28］ ZHOU J K, ZHENG Y Z, LIU X S, et al. ROR1 expression as a biomarker for predicting prognosis in patients with colorectal cancer ［J］. Oncotarget, 2017, 8（20）: 32864–32872.

［29］ ZHONG L, LIU J, HU Y D, et al. STK31 as novel biomarker of metastatic potential and tumorigenicity of colorectal cancer ［J］. Oncotarget, 2017, 8（15）: 24354–24361.

［30］ JEDINAK A, LOUGHLIM K R, MOSES M A. Approaches to the discovery of non–invasive urinary biomarkers of prostate cancer ［J］. Oncotarget, 2018, 9（65）: 32534–32550.

［31］ FANG C, CAO Y, LIU X P, et al. Serum CA125 is a predictive marker for breast cancer outcomes and correlates with molecular subtypes ［J］. Oncotarget, 2017, 8（38）: 63963–63970.

［32］ JIANG Y, SUN A H, ZHAO Y, et al. Proteomics identifies new therapeutic targets of early–stage hepatocellular carcinoma ［J］. Nature, 2019, 567（7747）: 257–261.

·第四章·

蛋白质组学研究数据库

在数据大整合的系统生物学时代，蛋白质组学是对生命全貌研究的关键组成部分。蛋白质组学方法，尤其是基于质谱的蛋白质鉴定和定量方法，因为样品制备方法、仪器、计算分析方法的改进以及大量可用的蛋白质序列数据库的建立，已经取得了巨大的进步。随着功能更强大、灵敏度更高的分析方法和仪器的发展，其对于蛋白质的鉴定数量越来越多、定量水平越来越高，蛋白质组学实验获得的数据量也增加了多个数量级。同时，可变剪切、PTM及蛋白质降解等使得蛋白质组学数据更加复杂，且蛋白质之间的相互作用又构成了复杂的蛋白质复合体及信号网络，而蛋白质组学数据受时间和空间的影响可能会高度变异，进一步放大了蛋白质组学数据的复杂性。针对蛋白质组学数据的复杂性，实验分析和生物信息学分析中的新方法层出不穷，导致蛋白质组学数据的标准化及数据的收录累积变得更加困难。

综上可知，蛋白质组学的数据共享需要投入大量的基础设施。而笔者作为蛋白质组学方法的研究者，熟悉蛋白质组学的公共数据存储资源，不仅可以帮助其他研究者了解如何将用于文章发表的蛋白质组学上传到数据库中，还可以引导研究者利用现有数据库中的数据进行蛋白质组学的深入研究。本章的第一节将重点介绍几个公共数据库。

此外，将蛋白质组学方法应用于中药作用解析等的研究中，离不开专业数据库对蛋白质组学数据的深入解析。在本章的第二节会介绍一些常用的数据库，有助于系统理解疾病和复方药物的相互作用关系。这些专业数据库可提供更多可靠的数据信息，为药物研发、机制阐释、药效评价、精准用药等提供关键技术支撑。

第一节　蛋白质组学数据库

由于蛋白质组学数据的复杂性，蛋白质组学的数据共享是一个庞大的工程。目前有几个公共的数据库已开发完成，且用途各不相同。其中，开发的比较好的有GPMDB（Global Proteome Machine Database）、PeptideAtlas及PRIDE。此外，还有一些其他类型的资源，如ProteomicsDB、MassIVE（Mass Spectrometry Interactive Virtual Environment）、Chorus、MaxQB、PASSEL（PeptideAtlas SRM Experiment Library）、MOPED（Model Organism Protein Expression Database）、PaxDb、Human Proteinpedia、HPM（Human Proteome Map）等。与此同时，PX（ProteomeXchange）联盟的成立也促

进了公共数据资源的整合。PX致力于蛋白质组信息的标准化提交，极大程度地提高了蛋白质组学数据对于科学界的贡献，PRIDE、PeptideAtlas、PASSEL、MassIVE均为该联盟的活跃成员。

本节的主要内容为蛋白质组学数据库的概述，以期为想要提交蛋白质组学数据或者对数据库进行挖掘的研究者提供参考。蛋白质组学实验中生成的数据可被分为3个不同级别：①原始数据；②处理的结果，包括肽/蛋白质的鉴定和定量值；③由此产生的生物学结论。数据库可以为每个级别独立提供技术和生物学元数据。笔者认为，应该在公共数据库和存储库中捕获以上3个级别的信息并对其进行适当注释，而不同的数据库则可分别侧重于收录不同级别的蛋白质组学信息。因此根据存储的数据类型，可将蛋白质组学数据存储库和数据库根据现有MS蛋白质组学存储库的专业化程度分为3类：①存储原始数据的蛋白质组学存储库；②包括蛋白质/肽段鉴定结果的蛋白质组学鉴定数据库；③对于鉴定及定量数据在处理并得出结论的蛋白质组学知识库。有些资源可以包含多种类别的蛋白质组学数据，因此存在不同级别上的重复（表4-1）。此外，还有与蛋白质特有的PTM相关的数据库。

表4-1　国际常用蛋白质组学数据库列表

数据库名称	运营机构	网址	存储数据类型
PRIDE	欧洲生物信息研究所（EMBL-EBI）	https://www.ebi.ac.uk/pride/	1
PeptideAtlas	系统生物研究所（Institute for Systems Biology）	http://www.peptideatlas.org/	1
iProX	北京蛋白质组研究中心（Beijing Proteome Research Center）	https://www.iprox.org/	1
MassIVE	加利福尼亚大学圣迭戈分校（University of California, San Diego）	https://massive.ucsd.edu/	1
JPOST	日本科学技术振兴机构（Japan Science and Technology Agency）	https://globe.jpostdb.org/	1
Panorama	华盛顿大学（University of Washington）	https://panoramaweb.org/	1

数据库名称	运营机构	网址	存储数据类型
ProteomicsDB	慕尼黑工业大学（Technical University of Munich）	https://www.proteomicsdb.org/	2
Human Proteinpedia	霍普金斯大学医学院（Johns Hopkins University School of Medicine）	http://www.humanproteinpedia.org/	2
GPMDB	比维斯信息技术有限公司（Beavis Informatics Ltd.）	http://gpmdb.thegpm.org/	1，2
PaxDb	瑞士生物信息研究所（Swiss Institute of Bioinformatics）	http://pax-db.org/	2
HPM	霍普金斯大学医学院（Johns Hopkins University School of Medicine）	http://humanproteomemap.org/index.php	2
UniProt	欧洲生物信息研究所（EMBL-EBI）	https://www.uniprot.org/	3
NeXtProt	瑞士生物信息研究所（Swiss Institute of Bioinformatics）	https://www.nextprot.org/	3

注：1为存储原始数据的蛋白质组学存储库；2为包括蛋白质/肽段鉴定结果的蛋白质组学鉴定数据库；3为对于鉴定及定量数据在处理并得出结论的蛋白质组学知识库。

一、存储原始数据的蛋白质组学存储库

由于技术方法和数据类型的多样性，蛋白质组数据也具有多样性的特点。制定统一的数据标准，对于蛋白质组数据共享显得尤为重要，PX联盟（http://www.proteomexchange.org/）就是这样一个基于质谱蛋白质组学资料库而制定了统一标准的团体。目前PX成员数据库包括PRIDE（英国）、iProX（中国）、PeptideAtlas（美国）、PASSEL（美国）、MassIVE（美国）和JPOST（日本），该联盟为全球范围内公共蛋白质组学数据的提交和分发制定了统一的数据标准，联盟内部成员数据库均执行通用数据提交标准并要求成员统一执行元数据要求。此外，联盟内部成员使用统一的标识符（ID），每个数据集仅有唯一的登录号（PXD），相关文章在相关的科技出版物发表

後，数据集便可以公开。

以PX联盟为代表的蛋白质组学存储库的工作重点在于存储蛋白质组学实验的原始数据，为具有再分析需求的用户提供经分析的最原始的数据。下文将重点介绍2个PX联盟的主要成员数据库——PRIDE及iProX。其中，PRIDE是目前使用最为广泛的蛋白质组学存储库之一，而iProX则是由我国学者开发的蛋白质组学存储库。

1. PRIDE

PRIDE（https://www.ebi.ac.uk/pride/）由EBI于2005年创建，作为基于质谱鉴定的蛋白质组学数据库，PRIDE收录了利用不同质谱方法和质谱仪器产出的实验数据，并将其转化为便于存储和传播的通用格式。PRIDE存储了3类不同的信息，包括MS谱图、MS/MS谱图、肽段和蛋白质分子的鉴定结果及任何与之相关联的元数据。PRIDE作为蛋白质组学数据的存储库，研究者可以向其提交未公开发表的数据，期刊编辑或审稿人还可以通过审稿账户进行匿名使用和检索已提交的数据，PRIDE保证了提交者数据的独有性和私密性，保护了数据提交者的信息和数据安全，保障了数据提交者的利益。相关文章一经发表，该数据集就会在PRIDE上进行公开。

用户可以通过4种不同方式搜索和访问PRIDE存档中的数据集：① Web界面，提供每个数据集的一般概述；② PRIDE检索工具，可用于下载提交的数据文件并以开放格式（包括几种蛋白质组学标准倡议标准）展示相应数据的可视化谱图、肽段和蛋白质信息；③Restful Web服务（https://www.ebi.ac.uk/pride/ws/archive/）；④文件存储库，可以使用FTP和Aspera（https://asperasoft.com/）文件传输协议访问文件。此外，可通过OmicsDI（https://www.omicsdi.org/）获得PRIDE存档中的所有公共数据集，OmicsDI集成了来自不同组学技术的公共数据集。PRIDE生态系统包括与蛋白质组学最相关的工具、软件库及将数据分发到外部的其他资源（图4-1）。

2. iProX

iProX（https://www.iprox.org/）是源于我国的蛋白质组学数据与知识中心，由国家蛋白质科学中心（北京）开发完成，旨在促进蛋白质组学资源在全球范围内共享。iProX目前由1个蛋白质组数据提交系统和1个蛋白质组数据库组成，前者建立时遵照了PX联盟的数据共享政策。2017年11月24日，经国际蛋白质组数据联盟全体成员投票一致

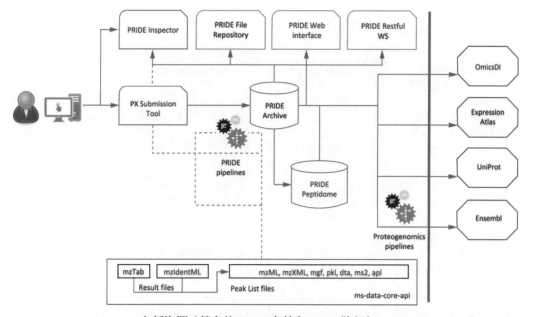

包括资源（橙色的PRIDE存档和PRIDE肽组）、
工具（红色的PRIDE Inspector和PX Submission Tool）、软件库（黑色）、
Web界面和API（绿色）及将PRIDE数据传播到外部的资源（紫色）。

图4-1　PRIDE生态系统概述

通过，iProX正式加入PX联盟，成为联盟内我国首位也是目前唯一一位正式成员。iProX
上线以来为国内外多个蛋白质组学科研项目提供了数据分析、管理和共享的服务。因服
务器在国内，数据上传的速度相对较快，不需要下载和安装软件，国内研究者可以优
先选择该平台进行数据提交。iProX的数据流程图如图4-2所示。iProX实施由PX联盟制
定的数据共享准则，用户注册后可以选择以公共或私有模式将蛋白质组学数据集提交
给iProX。在私有模式下，数据所有者可以与特定用户共享数据集，通常是出于协作或
对未发布数据进行同行审查的目的。在数据所有者指定的时间点或最晚在发布相关手
稿时，数据集将完全公开访问。根据PX联盟的建议，iProX支持2种不同的提交工作
流程，即"完全提交"和"部分提交"。其中，完全提交包含社区标准文件格式的
所有已处理数据，并且可以通过Web界面浏览到肽和肽匹配图谱（peptide spectrum
match，PSM）级别；而部分提交以Web界面尚未完全支持的格式提供处理后的数
据，只能下载以进行本地分析。

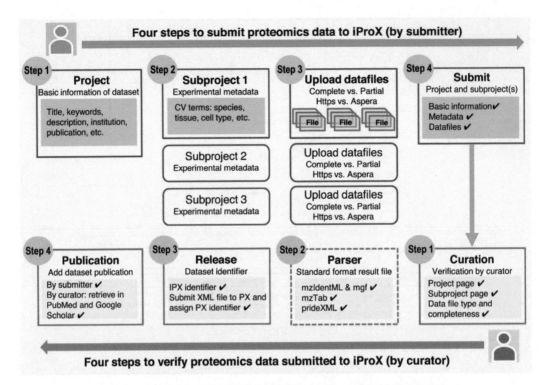

上层（蓝色矩形）说明了用户的数据提交过程，而下层（橙色矩形）表示了iProX策展人的数据整理过程。

图4-2　iProX中蛋白质组学数据提交和管理的工作流程

二、蛋白质组学鉴定数据库

1. ProteomicsDB

ProteomicsDB（https://www.proteomicsdb.org/）是一个人类蛋白质表达数据库，用于存储蛋白质和多肽的鉴定及定量值。该数据库由慕尼黑工业大学、SAP公司（德国瓦尔多夫）和SAP创新中心共同开发，包含62个项目和超过300个实验的信息，由该数据库鉴定出的蛋白质可映射到超过18 000个人类基因，约占人类蛋白质组的90%。ProteomicsDB目前包含来自人类癌细胞系、组织和体液的约7 000万个质谱数据，支持SAP HANA平台（http://www.saphana.com/）上的实时分析，可用于数据的快速挖掘和可视化。

ProteomicsDB Web界面允许用户浏览人类蛋白质组，包括蛋白质水平的信息（如蛋白质功能和表达水平），还提供了蛋白质表达在人体不同组织与器官之间的分布，并利用"人体图"展示了给定蛋白质在30多种组织、器官和体液中的表达。"染色体视图"展示了在每个染色体区域中识别出的蛋白质，包括蛋白质的描述、长度、特有的肽段、特有的PSM、共享的PSM和序列覆盖率。

ProteomicsDB相较PX联盟的数据库，更关注蛋白质组数据在人类不同组织、器官之间的分布，它通过对原始数据的再分析得到新的结果。该数据库通过整合分析大量的蛋白质组学原始数据，为用户认识蛋白质在人类组织、器官之间的分布与表达提供了可靠的数据。

2. GPMDB

GPMDB（http://gpmdb.thegpm.org/）目前包含超过270 000个蛋白质组学数据集和18亿个多肽段鉴定结果。该系统结合了数据分析服务器、XML文件存储库和一组MySQL数据库服务器来生成并记录蛋白质组学的实验结果，被蛋白质组学研究者广泛使用。该系统的原始设计允许研究者使用常规的Web浏览器/HTML系统选择浏览感兴趣单个肽或蛋白质的有关信息，以及使用表格和URL链接浏览有关特定数据集的信息。尽管这种界面风格对于个人浏览信息非常方便，但在自动信息检索系统中，HTML界面会被解析以生成用于计算的摘要信息，此时这种界面会带来一定的麻烦。REST接口作为为解决上述问题设计的网络服务，可以简化数据访问并使生物信息学和计算生物学研究中的一些常见任务自动化。因此，用户可以利用REST接口快速和批量下载GPMDB中的蛋白质/肽段的鉴定和定量信息。

三、蛋白质组学知识库

实验技术的改进为深入了解单个蛋白质的结构和功能提供了机会，而大规模测序工作正在推动覆盖生命树的整个生物体完整蛋白质组覆盖范围的扩大。基于这样的前提，UniProt及NeXtProt等蛋白质知识库、数据库利用蛋白质组数据的同时借鉴基因组测序的数据，针对于不同的物种提供了全面的蛋白质注释信息，包括序列、功能、表达及蛋白质鉴定。IPI数据库则是通过整合多个蛋白质数据库（包括Swiss-Prot数据库、TrEMBL数据库、Ensembl数据库和Ref Seq数据库等）而建成，该数据库序列信息丰富、完整性高，是蛋白质组学研究中最常用的数据库之一。

研究者通常认为，使用记录数更多、完整性更高的数据库可鉴定到更多的蛋白质。孙伟等以人类蛋白质组为例，采用不同质谱仪及不同样品产生的蛋白质组数据，对研究者最常用的IPI数据库、UniProt数据库和Swiss-Prot数据库的检索结果进行比较。结果显示，3个数据库在不同的蛋白质组数据中表现各有优劣，但总体差异很小；每个数据库可鉴定到的特有的多肽数均不超过总数的5%，蛋白质数的差异为1%~5%。上述实验说明这3个数据库都覆盖了常见的人类蛋白质序列，完整性很高。笔者推荐采用通过人工注释、在不断更新中的Swiss-Prot数据库作为检索对象。当研究目的为鉴定或定量未收录在Swiss-Prot数据库中的蛋白质序列时，可将目的序列加入该数据库进行检索，或考虑使用其他完整性更高的数据库。

下文将重点介绍蛋白质组学知识库中的代表——UniProt及NeXtProt。

1. UniProt

UniProt数据库（https://www.uniprot.org/）提供了超过8.4万种（已完全测序的基因组）物种的蛋白质组学数据，集合了超过1.2亿种蛋白质的序列和注释。该数据库收集了专家从文献中提取的约100万条蛋白质注释信息，这些信息构成了UniProtKB/Swiss-Prot数据库，而基于大规模测序数据得到的未经审查的蛋白质注释信息则构成了UniProtKB/TrEMBL数据库，基于规则的自动化系统提供的注释及从其他资源导入的注释对其进行了补充。Swiss-Prot子数据库中的50多万条序列均经过专家的人工审阅和注释，是目前最为准确、冗余性最低的蛋白质数据库。其他数据如仅通过计算机注释的EMBL-Bank/GenBank/DDBJ核酸数据库中的编码序列，以及少量的由用户提交但未经人工验证的序列，则收录于TrEMBL子数据库中。UniProt数据库包括3个主要部分，即蛋白质知识库（UniProt Knowledgebase，UniProtKB）、蛋白质序列归档库（UniProt Sequence Archive，UniParc）和蛋白质序列参考集（UniProt Reference Clusters，UniRef）。为满足蛋白质组学研究的需要，UniProt数据库还新增了蛋白质组和参考蛋白质组（Reference Proteome数据。其中的蛋白质组数据，主要是指由已经完成物种全基因组测序的核酸序列翻译所得的蛋白质序列。此外，UniProt数据库还包括文献引用（Literature Citations）、物种分类学来源（Taxonomy）、亚细胞定位（Subcellular Locations）、数据库交叉链接（Crossreference Databases）、相关疾病（Diseases）和关键词（Keywords）等辅助数据。TrEMBL子数据库由欧洲生物信息学研究所团队负责，所有序列条目由计算机程序根据一定规则进行自动注释，内容包括蛋白质名、基因名、物种名、分类学地位等基本信息，功能、表达、定位、家族和结构域等注释信息，以及与其他数据库的交叉链接。

2. NeXtProt

NeXtProt数据库（https://www.nextprot.org/）是专门针对人类蛋白质的知识库，它利用在专家资源和内部进行的专家手册注释来提供单个蛋白质的注释，从许多资源中整合有关人类蛋白质功能、细胞定位、组织表达、相互作用、变异及其表型效应、PTM及质谱实验中鉴定的肽和抗体识别的表位的信息。由此，NeXtProt数据库扩展了UniProtKB/Swiss-Prot数据库的内容，以提供更全面的数据集。

但是，仅凭数据仍不足以使研究者迅速理解复杂的信息，NeXtProt数据库还通过交互式查看器在几个视图中组织有关条目的信息，允许用户选择显示的数据，同时提供分析和探索数据的工具。

NeXtProt数据库于2011年4月发布的第一个版本包含UniProtKB、EBI基因组注释平台和数据库（Ensembl）、人类蛋白图谱数据库（HPA）、瑞士生物信息研究所基因表达数据库（a database for Gene Expression Evolution，Bgee）和基因本体注释（gene ontology annotation，GOA）的数据。从那时起，NeXtProt数据库一直在稳步整合来自其他资源的新数据，尤其侧重于表达数据、蛋白质组学数据和变异数据。自2016年以来，NeXtProt数据库整合了3个主要数据集，首先，添加了通过RNA-seq获得的来自HPA的高质量组织表达数据；其次，结合了文献中有关人类蛋白激酶的功能、细胞定位、相互作用和磷酸化的信息；最后，来自基因组聚合数据库（gnomAD）的变异频率数据扩展了NeXtProt数据库中蛋白质水平序列变异的信息，还更新和改进了肽段特有性检查器及新蛋白质消化工具。UniProt数据库为NeXtProt数据库的构建提供了良好的基础，此外，NeXtProt数据库还通过合并来自其他来源的数据以大大提高覆盖范围。目前，NeXtProt数据库中超过78%的条目具有功能、细胞定位、相互作用、表达、PTM和变体的信息。

四、PTM数据库

PTM是指在蛋白质氨基酸侧链上的酶催化共价添加，细胞内PTM的高度动态过程形成了对自主信号和外源信号做出响应的复杂且不断变化的蛋白质修饰关系。PTM的动态网络调节着生命的基本过程，包括转录、代谢和细胞分裂，PTM在细胞信号转导中也具有核心作用。因此，为研究者提供有关PTM的准确而全面的信息资源是十分必要的。蛋白质组学方法（基于MS和抗体）提供了检测和定位PTM的唯一方法，在许多已知的PTM中，磷酸化是迄今为止研究最深入的，因此，公共领域的磷酸蛋白质组学数据集数量庞大且不断增长。下文将介绍2个非常有价值的PTM数据库。

1. PhosphoSitePlus

PhosphoSitePlus数据库（PSP，https://www.phosphosite.org/）可为研究哺乳动物PTM提供全面的信息和工具。该数据库目前已收录超过22 000篇文章和数千个MS数据集，其中该数据库独特的PTM数量已超过45万。PhosphoSitePlus数据库关注于生物医学研究中最常研究的3种生物——人类、小鼠和大鼠，所收录的PTM数据为经由专家手动修正完成的相关实验数据，包括受上游药物、配体和酶的调控的PTM、PTM调控的下游分子及分子参与的细胞和生物学过程。

PhosphoSitePlus数据库是提供PTM相关信息的可视化工具，使研究者能够识别潜在的功能位点及与病理环节密切相关的PTM位点。该数据库提供了功能位点多方面的证据，包括修饰位点的进化保守性、在无偏串联质谱（MS2）实验中观察到的PTM频率（该频率与该位置的保守性相关）以及PTM与疾病相关的错义突变之间的交集。

2. Phosphopedia

Phosphopedia数据库（https://phosphopedia.gs.washington.edu/）提供了一个应用程序用来查询，以获得无标记的靶向磷酸化蛋白质组学（PRM）实验中最佳的肽选择和保留时间。该应用程序提供了多种用于优化PRM实验的工具，包括磷酸化位点清单、用于序列和电荷状态选择的信息、MS/MS光谱查看器、保留时间校准、用于位置异构体的自动可变窗口分配及动态时间表可视化和优化。这些工具的使用可使靶向磷酸化蛋白质组学测定法易于配置，灵敏度足以检测低丰度分析物而无需样品分级分离，且相较于依赖数据采集的方法具有更高的重现性。将无标记的靶向定量与数据驱动的肽选择性结合使用，可以快速部署化验，以测量人类标本中几乎所有已知的磷酸化事件。Phosphopedia数据库可以帮助用户快速开发用于筛选数百种磷酸化肽段靶标记的高精度和灵敏测定法。此外，通过Phosphopedia数据库还可以访问广泛且不断增长的人类磷酸化位点（＞100 000个）和相应的磷酸化肽段数据库，这些磷酸化位点已在数百个基于质谱的磷酸化蛋白质组学发现实验中被检测到。

参考文献

［1］CRAIG R, CORTENS J P, BEAVIS R C. Open source system for analyzing, validating, and storing protein identification data［J］. J Proteome Res, 2004, 3（6）: 1234–1242.

［2］SCHWENK J M, OMENN G S, SUN Z, et al. The human plasma proteome draft of 2017: building on the human plasma PeptideAtlas from mass spectrometry and complementary assays［J］. J Proteome Res, 2017, 16: 4299–4310.

［3］PEREZ-RIVEROL Y, CSORDAS A, BAI J, et al. The PRIDE database and related tools and resources in 2019: improving support for quantification data［J］. Nucleic Acids Res, 2019, 47: D442–D450.

［4］SCHAAB C, GEIGER T, Stoehr G, et al. Analysis of high accuracy, quantitative proteomics data in the MaxQB database［J］. Mol Cell Proteomics, 2012, 11（3）.

［5］FARRAH T, DEULSCH E W, KREISBERG R, et al. PASSEL: the PeptideAtlas SRM experiment library［J］. Proteomics, 2012, 12（8）: 1170–1175.

［6］WANG M, WEISS M, SIMONOVIC M, et al. PaxDb, a database of protein abundance averages across all three domains of life［J］. Mol Cell Proteomics, 2012, 11（8）: 492–500.

［7］KANDASAMY K, KEERTHIKUMAR S, GOEL R, et al. Human Proteinpedia: a unified discovery resource for proteomics research［J］. Nucleic Acids Res, 2009, 37: D773–D781.

［8］SLOTTA D J, BARRETT T, EDGAR R. NCBI Peptidome: a new public repository for mass spectrometry peptide identifications［J］. Nat Biotechnol, 2009, 27（7）: 600–601.

［9］DEUTSCH E W, BANDEIRA N, SHARMA V, et al. The ProteomeXchange consortium in 2020: enabling 'big data' approaches in proteomics［J］. Nucleic Acids Res, 2020, 48: D1145–D1152.

［10］REISINGER F, DEL-TORO N, TERNENT T, et al. Introducing the PRIDE Archive RESTful web services［J］. Nucleic Acids Res, 2015, 43: W599–W604.

［11］PEREZ-RIVEROL Y, BAI M, LEPREVOST F V, et al. Discovering and linking public omics data sets using the Omics Discovery Index［J］. Nat Biotechnol, 2017, 35: 406–409.

［12］MA J, CHEN T, WW S F, et al. iProX: an integrated proteome resource［J］. Nucleic Acids Res,

2019，47：D1211–D1217.

［13］FENYÖD，BEAVIS R C. The GPMDB REST interface［J］．Bioinformatics，2015，31：2056–2058.

［14］BOUTET E，LIEBERHERR D，TOGNOLLI M，et al. UniProtKB/Swiss–Prot, the manually annotated section of the UniProt KnowledgeBase: how to use the entry view［J］．Methods Mol Biol，2016，1374：23–54.

［15］ZAHN–ZABAL M，MICHEL P–A，GATEAU A，et al. The NeXtProt knowledgebase in 2020: data, tools and usability improvements［J］．Nucleic Acids Res，2020，48：D328–D334.

［16］HORNBECK P V，ZHANG B，MURRAY B，et al. PhosphoSitePlus, 2014: mutations, PTMs and recalibrations［J］．Nucleic Acids Res，2015，43：D512–D520.

［17］HORNBECK P V，KORNHAUSER J M，LATHAM V，et al. 15 years of PhosphoSitePlus®: integrating post–translationally modified sites, disease variants and isoforms［J］．Nucleic Acids Res，2019，47：D433–D441.

［18］LAWRENCE R T，SEARLE B C，LLOVET A，et al. Plug–and–play analysis of the human phosphoproteome by targeted high–resolution mass spectrometry［J］．Nat Methods，2016，13：431–434.

第二节　蛋白质组数据分析常用数据库

一、蛋白质功能分析相关数据库

在蛋白质组研究中，需要解决的一个重要问题就是如何通量化注释分析蛋白质的功能。一般蛋白质的功能既可以根据生物化学的机制来定义，也可以根据所处的代谢通路或在细胞中的总体作用来定义，还可以根据生物体的表型来定义。常用基因组注释数据库（Genome Annotation Databases）包括Ensembl、美国加州大学圣克鲁兹分校的基因组浏览器（UCSC）、NCBI 基因数据库（GeneID）和日本京都大学的京都基因和基因组百科全书（Kyoto Encyclopedia of Genes and Genomes，KEGG）等。基因本体（Gene Ontology，GO）可以被用来通量化解释真核生物的基因或蛋白质在细胞内扮演的角色及相关的主要功能。目前为止，GO分析主要包括生物过程、分子功能以及细胞组成3个方面。

KEGG（https://www.kegg.jp/）是一个可以用计算机计算或者预测出复杂的细胞通路的工具，由日本京都大学生物信息学中心的Kanehisa实验室于1995年建立，即KEGG数据库。KEGG是一个集成的数据库资源，大致可以分为系统信息、基因组信息、化学信息和健康信息等。KEGG将基因、基因组信息与更高层次的功能信息结合起来，通过对细胞内已知生物学过程的计算机化和将现有的基因功能信息解释标准化，实现了基因功能的系统化分析，且具有描述代谢途径、预测基因功能、获取基因组信息、同源性识别以及解析蛋白质和其他大分子相互作用等诸多功能。迄今，KEGG共有18个子数据库，其中4个主要数据库为PATHWAY、GENES、LIGAND、BRITE，其他子数据库是在上述4个数据库的基础上衍生而来的。PATHWAY可提供发生在细胞内各种反应的人工绘制途径图，以网络的形式呈现。GENES储存KEGG中注册的已测序的基因组信息。LIGAND可用于查询化合物、多糖及酶促反应等信息。BRITE是将生物信息按等级层次分类归纳的数据库，其中所包含的KEGG ORTHOLOGY（KO）是用于基因同源性识别的系统。其在生物信息学中的应用包括以下几点。①代谢网络的分析，KEGG通路图、BRITE分层条目和KEGG modules构成了KEGG参考信息。用KEGG Mapping来标记通路，就可以对代谢通路中需要的化合物或酶进行着色显示，有利于代谢途径的分析。另外，还可以对基因芯片数据进行分析，例如，在KEGG Expression数据库中分析基因芯片数据时，可以使用KegArray以不同颜色表示通路中各基因表达的变化，红色表示上调，绿色表示下调。②疾病及药物代谢网络分析应用，KEGG Mapping可以整合疾病和药物信息，广泛用于相关研究。收集在KEGG DIEASE的所有已知疾病基因及收集在KEGG DRUG的所有药物靶点都合并在KEGG PATHWAY和BRITE数据库中，可以使用KEGG Mapping在代谢图中用不同颜色标出对应基因。在疾病的代谢路径图里的疾病/药物图中，粉色框表示与疾病有关的基因，亮蓝色框表示药物靶点。③基因组比较及合并，在KEGG GENOME页面不仅可以用Mapping比较不同物种的代谢能力，还可以用来检查人类–病原体及人类–微生物代谢关系的互补性，检查物种之间的共同特征。④重构代谢网络以及目标物种酶数据库的构建，从LIGAND数据库中能够获取重建目标物种的代谢网络中的所有基因–酶以及酶反应列表，其中，酶在连接基因和相应代谢反应中起到关键作用，由于酶的EC号是唯一的，可以据此建立包含所有参与细胞新陈代谢的代谢组分及其代谢反应的列表，再通过其他数据库的信息辅助参考优化，即可构建出该目标物种的全部酶及反应数据库。得到高质量数据库后，即可用相关软件对代谢网络进行重构，KEGG可被广泛运用于代谢网络的构建。

二、蛋白质相互作用分析相关数据库

常用的蛋白质相互作用分析相关数据库包括EBI生物大分子相互作用数据库（Molecular Interaction Database，IntAct）、手工注释的生物大分子复合物数据库（Complex Portal）、国际模式生物基因和蛋白质相互作用数据库（Biological General Repository for Interaction Datasets，BioGRID）、欧洲分子生物学实验室与瑞士生物信息学研究所等合作维护的蛋白质相互作用数据库（Search Tool for Recurring Instances of Neighbouring Genes，STRING）、德国哺乳动物蛋白质复合物综合资源库（Comprehensive Resource of Mammalian Protein Complex，CORUM）、美国加州大学洛杉矶分校具有实验证据的蛋白质相互作用数据库（Database of Interacting Proteins，DIP）等。其中，STRING是一个免费、开源的PPI检索与预测信息数据库，它整合了来源于高通量实验、文本挖掘、生物信息预测和相互作用数据库（如BioGRID和IntAct等）的PPI，可以进行高通量的蛋白质相互作用分析（表4-2），同时利用打分系统对不同方法得到的相互作用分配不同权重，提供每对PPI的可靠性评分。目前STRING的最新版本为2019年1月19日发布的11.0版，涵盖了5 090种有机体的约2 460万个蛋白和超过20亿个相互作用。

表4-2 STRING数据库的数据集类型和描述

数据集类型	数据集（文件）名称	描述
相互作用数据	protein.links.v11.0.txt.gz	蛋白质网络数据（蛋白质间互作得分）
	protein.links.detailed.v11.0.txt.gz	蛋白质网络数据（包括每个通路的得分）
	protein.links.full.v11.0.txt.gz	蛋白质网络数据（包括差异：直接vs互作）
	protein.actions.v11.0.txt.gz	蛋白质间相互作用类型
	COG.links.v11.0.txt.gz	同源组间关联分数
	COG.links.detailed.v11.0.txt.gz	关联分数（包括每个通路的得分）

数据集类型	数据集（文件）名称	描述
附件数据	protein.info.v11.0.txt.gz	STRING蛋白列表（包括名称和描述）
	protein.sequences.v11.0.fa.gz	STRING蛋白序列（可用于比对分析）
	COG.mappings.v11.0.txt.gz	直系同源蛋白（COGs、NOGs、KOGs……）
	species.mappings.v11.0.txt.gz	物种中是否存在直系同源
	species.v11.0.txt	STRING生物
	species.tree.v11.0.txt	STRING蛋白物种别名
	protein.aliases.v11.0.txt.gz	核心名称、编号、描述
	protein.homology.v11.0.txt.gz	STRING蛋白SW得分
	protein.homology_best.v11.0.txt.gz	不同物种蛋白SW比对分数
	mapping_files	独立鉴定匹配文件
完全数据库转储	database.schema.v11.0.pdf	STRING数据库架构
	items_schema.v11.0.sql.gz	完全数据库，第一部分：研究对象（蛋白、物种、COGs）
	network_schema.v11.0.sql.gz	完全数据库，第二部分：网络（节点、边、得分）
	evidence_schema.v11.0.sql.gz	完全数据库，第三部分：相互作用（但不包括未经许可的数据）
	homology_schema.v11.0.sql.gz	完全数据库，第四部分：同源性数据（SIMAP相似性检索）

　　用户可根据蛋白质名称（可同时输入多个）、序列名称（可同时输入多个）、生物体或蛋白质家族进行查询，结果以由节点（node）和边（edge）组成、可点击的互动网络图的形式进行展示，节点表示蛋白，节点之间的连线表示两个蛋白质之间的相互作用，也可根据需要选取特定来源的数据或扩展的网络图进行重新绘图。结果的导航选项包括Viewers、Legend、Settings、Analysis、Exports、Clusters和用于调整互动网络图中显示节点数量的More/Less，选中一个节点处的蛋白质，可在弹出窗口中显示其结晶蛋白（来自PDB）的图像及蛋白质模型（来自SwissModel）的图像等，并允许进行以下操作：①查找STRING中与窗口蛋白质相互作用的所有蛋白质；②向网络添加与窗口

蛋白质相互作用的蛋白质；③显示蛋白质序列；④ STRING中的同系物；⑤重定向到GeneCards数据库中的相应条目（仅适用于人类蛋白质）；⑥重定向到SMART数据库中的相应条目。在Viewers页面中，用户可获得Network、Neighborhood、Co-occurrence、Co-expression、Fusion、Experiments、Databases和Textmining等相关信息。在Legend页面中，可显示每个蛋白质的颜色和对应的查询PPI的score值。在Settings页面中，用户可对结果中的PPI类型和呈现方式进行设置。在Analysis页面中，对于PPI网络中的基因，提供了GO和KEGG富集分析的结果。在Clusters页面中，用户可对基因进行聚类分析，支持kmeans和MCL聚类，聚类的结果为TSV格式。查询结果示例见图4-3。

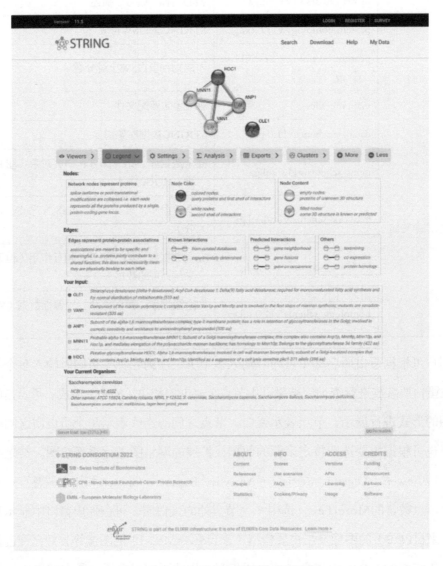

图4-3 STRING数据库查询结果示例

STRING的主要目的是构建PPI网络，它可以过滤和评估功能性基因组学的数据，并为注释蛋白质的结构、功能和进化性提供一个比较直观的平台。STRING还可用于探索预测PPI网络，为实验研究提供新方向，并且能够为相互作用的映射提供跨物种预测。STRING中所有的PPI数据均被加权、整合，并且都有一个计算得到的可靠值。STRING是一项探索性的资源，比基本的PPI数据库拥有更多的关联数据，笔者推荐使用STRING以快速、初步地获取要查询的蛋白的PPI信息，尤其是对于未有良好表征的蛋白。

三、网络药理学分析相关数据库

在当前的中药复杂作用解析研究中，蛋白质组学研究往往也需要结合一些专业数据库如网络药理学数据库的支持，以便获得更多可靠的数据信息，为机制阐释、药效评价、精准用药等提供更多的数据支持。研究中常用的一些网络药理学数据库如下。

1. BATMAN-TCM

BATMAN-TCM（Bioinformatics Analysis Tool for Molecular mechANism of Traditional Chinese Medicine，http://bionet.ncpsb.org/batman-tcm/）是一个用于中药复方化学成分作用靶点预测的在线分析工具。其主要功能包括4个。①中药成分的靶标预测，可以针对用户输入的中药组成化合物，进行相应的靶标预测，会得到打分大于Score_cutoff的靶标列表，这些靶标被认为是符合筛选条件的潜在靶标，后续所有的分析均针对潜在靶标进行分析。Score_cutoff可以由用户在提交分析时设定，也可以在结果页面进行调整。②靶标的功能分析，可以针对潜在靶标进行KEGG通路、GO功能条目以及人类孟德尔遗传数据库（Online Mendelian Inheritance in Man，OMIM）/治疗靶标数据库（Therapeutic Target Database，TTD）的疾病表型的富集分析。判断条目是否富集主要基于用户设置的adjusted P-value参数，在功能富集分析的结果表格中，富集条目对应的adjusted P-value、条目包含的潜在靶标数量和列表均被详细列出。针对KEGG通路富集的结果，该数据库还额外提供了潜在靶标在该通路的覆盖图。③成分–靶标–通路/疾病的相互作用网络可视化，在成分–靶标–通路/疾病的相互作用网络视图中，可呈现3种类型的关联，即用户输入的中药成分与其潜在靶标的关联、潜在靶标与生物学通路的关联、潜在靶标与富集的疾病条目的关联，还可以通过修改潜在靶标的关联化合物数量来调整可视化网络，以便聚焦重要的靶标及其相关功能之间的关联。④多个中药的比较分析，该数据库可同时提交多个任务进行分析，从靶标、功能、网络等多方面提供比较分析。在BATMAN-TCM中，每提交的1个任务即被定义为1个cluster，在靶标预测结果页面会提供不同cluster之间的靶标比较维恩图，而在功能富集分析结果页面会提供不同cluster在同一功能条目上的富集与覆盖情况。

2. ETCM

ETCM（http://www.tcmip.cn/ETCM/index.php/Home/Index/）即中医药百科全书数据库。其主要功能包括：①提供关于常用中草药、中药复方及其所含成分的全面且标准化的信息，为用户全面获取中药及方剂信息提供便利资源；②根据中药成分和已知药物之间的化学指纹相似性，进行中药成分的靶标预测；③系统分析功能，用户能够在网站内构建关联网络以探索中药、复方、成分、基因靶点和相关作用途径或疾病之间的关系。ETCM基于网络药理学策略，可以阐明中药与靶标和现代疾病之间的潜在联系，揭示中药复方的作用机制。

3. TCM-ID

TCM-ID即中医药信息数据库。作为一个信息平台，TCM-ID可以提供有关中医药各方面的信息，包括处方、处方组成、中药成分、活性化合物的分子结构和功能属性、每个处方的临床适应证和应用、中药成分的疗效和毒性效应及相关文献。目前，TCM-ID中包含了1 588个处方、1 313种中药、5 669种中药成分以及3 725种药物成分的3D结构。该数据库可在一定程度上解决诸如中药机制研究等问题。

4. TCMSP

TCMSP（https://tcmsp-e.com/tcmsp.php/）即中医药系统药理学数据库及分析平台。TCMSP是以中药系统药理学为框架建立的数据库与分析平台，包含了每种活性化合物的药物靶点和作用疾病，可自动建立化合物靶点和作用疾病之间的网络，让用户查看和分析药物作用机制。其显著优势在于包含了大量的中药成分，以及具有识别药物靶点网络和药物疾病网络的能力，有助于揭示中药的作用机制。其主要功能包括药物发现和药物组合、探讨中药作用机制及中药配方、揭示中医理论本质等。

5. SymMap

SymMap是一个注重证候关联的中医药整合数据库，访问地址为http://www.symmap.org/。该数据库收录了1 717个中医证候及与其相关的499个草药和961个西医症状以及5 235个与证候关联的疾病、19 595个草药成分和4 302个药物靶点。上述6种数据类型的实体之间的关联也构成了一个巨大的异质网络，SymMap通过这种方式将我国传统医学与现代医学从表型和分子层面加以关联。在SymMap中，6种数据类型实体之间的关联关系都基于统计检验加以评价和打分，从而使用户能够根据重要程度来进行筛选，进而指导药物发现。

参考文献

［1］邵晨，孙伟. 蛋白质数据库对蛋白质组鉴定的影响［J］. 中国生物医学工程学报，2013，32（2）：129-134.

［2］罗静初. UniProt蛋白质数据库简介［J］. 生物信息学，2019，17（3）：131-144.

［3］王建. 蛋白质相互作用数据库［J］. 中国生物化学与分子生物学报，2017，33（8）：760-767.

［4］李向真，刘子朋，李娟，等. KEGG数据库的进展及其在生物信息学中的应用［J］. 药物生物技术，2012，19（6）：535-539.

［5］UniProt Consortium. UniProt: a worldwide hub of protein knowledge［J］. Nucleic Acids Res, 2019, 47（D1）：D506-D515.

［6］SNEL B, LEHMANN G, BORK P, et al. STRING: a web-server to retrieve and display the repeatedly occurring neighbourhood of a gene［J］. Nucleic Acids Res, 2000, 28（18）：3442-3444.

［7］SZKLARCZYK D, MORRIS J H, COOK H, et al. The STRING database in 2017: quality-controlled protein-protein association networks, made broadly accessible［J］. Nucleic Acids Res, 2017, 45（D1）：D362-D368.

［8］KANEHISA M, SATO Y, FURUMICHI M, et al. New approach for understanding genome variations in KEGG［J］. Nucleic Acids Res, 2019, 47（D1）：D590-D595.

［9］LIU Z, GUO F, WANG Y, et al. BATMAN-TCM: a bioinformatics analysis tool for molecular mechANism of traditional Chinese medicine［J］. Sci Rep, 2016, 6：21146.

［10］XU H Y, ZHANG Y Q, LIU Z M, et al. ETCM: an encyclopaedia of traditional Chinese medicine［J］.

Nucleic Acids Res, 2019, 47（D1）: D976–D982.

［11］HUANG L, XIE D, YU Y, et al. TCMID 2.0: a comprehensive resource for TCM［J］. Nucleic Acids Res, 2018, 46（D1）: D1117–D1120.

［12］RU J, LI P, WANG J, et al. TCMSP: a database of systems pharmacology for drug discovery from herbal medicines［J］. J Cheminform, 2014, 6（1）: 13.

［13］WU Y, ZHANG F, YANG K, et al. SymMap: an integrative database of traditional Chinese medicine enhanced by symptom mapping［J］. Nucleic Acids Res, 2019, 47（D1）: D1110–D1117.

第五章

蛋白质组学在栀子活性成分毒效作用研究中的应用

第一节 蛋白质组学在栀子肝毒性预警标志物研究中的应用

中药及其主要活性成分的安全性评价对于中药的广泛应用至关重要，研究者也在努力寻找对中药及其主要活性成分进行早期毒性监测的方法。京尼平苷属于环烯醚萜苷类化合物，是栀子的主要活性成分，许多国家常用其治疗肝病。京尼平苷口服后由肠道菌转化为活性代谢物京尼平，京尼平苷和京尼平均具有显著的利胆、抗炎、抗凋亡、抗纤维化和神经保护作用。此外，京尼平是一种天然交联剂，具有较高的生物相容性，广泛应用于多种医学领域，如神经再生和肌腱修复等。京尼平苷和京尼平的应用日益广泛，亟待对二者进行毒性评估，筛选出可以进行早期毒性监测的方法。

为了研究京尼平苷和京尼平的毒性作用，研究者对用乙醇从栀子果实中提取的栀子黄进行遗传毒性评价，结果表明，栀子黄中的京尼平具有遗传毒性。另一项研究表明，京尼平可诱导FAO大鼠肝癌细胞和人肝癌细胞Hep3B的凋亡，且肝癌细胞凋亡是通过NADPH氧化酶依赖性活性氧（reactive oxygen species，ROS）生成介导，从而导致c–Jun NH$_2$末端激酶（JNK）的改变。为了探讨京尼平苷摄入量与毒性的关系，研究者应用含京尼平苷的栀子黄进行了13周的大鼠口服亚急性毒性研究，确定了京尼平苷的安全剂量。通过对京尼平苷及其代谢物京尼平细胞毒性的进一步研究，研究者确定了京尼平苷和京尼平在细胞毒性中的作用。结果表明，京尼平可增加细胞毒性，而京尼平苷不增加细胞毒性。虽然已经进行了诸多研究，但研究者对京尼平苷和京尼平毒性的认识仍不全面，且对京尼平苷摄入量与肝毒性关系的研究相对较少。肝脏是药物代谢的中心，可能参与了京尼平苷的生物转化，但目前尚缺乏对京尼平苷诱导的肝毒性的研究，也没有对其进行早期检测的方法。

近年来，基于质谱的蛋白质组学被广泛应用于确定药物诱导的毒性作用机制和特点的研究。基于蛋白质组学的分析深度及其强大的定量方法，毒性蛋白质组学为研究早期肝毒性的特征和发现生物标志物提供了一个良好的策略。但关于京尼平苷致肝毒性的前期研究有限，使对其毒性早期监测相关生物标志物的发现、分析和验证具有一定的挑战性。首先，必须选择合适的测试模型。其次，在生物标志物发现阶段，测试的动物数量必须达到能够进行统计分析的水平，对此笔者选择对单个动物进行蛋白质组学分析，并采用非标定量方法，对单个样品的蛋白质组学结果进行统计分析，以便准确快速地发现候选生物标志物。最后，所获得的京尼平苷致肝毒性的生物标志物还应当具有潜在的临床应用前景，例如应能在血液中以适当的浓度被检测到、具有肝脏特异性等，并能够比当前使用的生物标志物更早地报告敏感的损伤。

在本研究中，笔者应用非标定量蛋白质组学方法对京尼平苷的肝毒性进行了研究，采用iBAQ定量方法，发现了一些候选生物标志物，并最终选择5个候选生物标志物，通过酶联免疫吸附试验（ELISA）进行了确认。本研究揭示了大鼠模型中京尼平苷所致的肝毒性，并开发了一种可以进行早期检测的方法。

一、实验材料与方法

1. 实验试剂

京尼平苷购自广西山云生化科技有限公司［今广西山云生化科技股份有限公司，纯度98%以上，高效液相色谱法（HPLC）］。测序级猪胰蛋白酶和二硫苏糖醇（DTT）购自美国普洛麦格公司。碘乙酰胺（IAA）和甲酸（FA）购自美国Acros公司。蛋白酶抑制剂购自德国Roche公司。HPLC乙腈购自美国贝柯公司。其他所有化学品均为分析纯。实验用去离子水（R＞18.2 MΩ）由美国密理博净化系统净化。

2. 动物实验

雄性SD大鼠（9周龄）禁食24 h后，分别口服高剂量（每日300 mg/kg）、中剂量（每日100 mg/kg）、低剂量（每日30 mg/kg）的京尼平苷或生理盐水（对照），连续给药3天。分别于给药后1天、2天和3天，处死模型动物和对照动物，采集血浆样本，用生理盐水冲洗肝脏后，采集肝组织。肝组织样品在−80℃冷冻以进行蛋白质组学分析。在试管中收集血浆样品，并在−20℃冷冻待进行分析。采用酶法测定血清ALT和AST水平。所有动物实验均获中国中医科学院中药研究所动物福利伦理委员会批准。

3. HE染色

肝组织标本用苏木精–伊红（HE）染色。固定后，将肝组织嵌入石蜡中，每隔5 μm切片1次。在染色前，用浓度逐渐降低的乙醇反复清洗肝组织切片。染色后检查肝组织切片形态并进行显微镜（德国Leica DMI6000 B显微镜）成像。

4. 蛋白质样本制备

大鼠肝脏在含有cocktail的PBS缓冲液（KCl：0.2 g；KH$_2$PO$_4$：0.2 g；NaCl：8.0 g；Na$_2$HPO$_4$·12H$_2$O：3.9054 g；pH 7.4，1 000 ml）中用高通量组织匀浆器（宁波新芝生物科技股份有限公司）匀浆。然后用8 mol/L尿素提取大鼠肝脏蛋白，取300 μg（44.79 μl）蛋白在37℃下加入4.98 μl 0.1 mol/L DTT 还原4 h，室温下加入5.53 μl 0.5 mol/L IAA烷基化60 min。在37℃下，以1∶50酶/蛋白质的质量比，用溶于50 mmol/L碳酸氢铵（pH 8.0）的胰蛋白酶对蛋白质样品进行酶切24 h。

5. 液质联用分析

将酶切肽段用0.1%的FA溶解，然后在2-D NanoLC（美国Eksigent公司）上，通过自制的C$_{18}$柱（内径75 μm，外径360 μm×10 cm，颗粒直径3 μm）进行分离分析，流速350 ml/min，流动相A为0.1%的FA水溶液，流动相B为0.1%的FA乙腈溶液。液相梯度为：5%～8% B，5 min；8%～18% B，35 min；18%～32% B，22 min；32%～95% B，2 min；95% B，4 min；95%～5% B，4 min。5600 Q-TOF质谱条件为：纳米电喷雾离子源，喷雾电压2 600 V。MS扫描范围为m/z 350～1 250。在MS/MS扫描中，选择每个MS扫描前50个母离子进行MS/MS分析。MS扫描时间为0.25 s，随后每0.04 s进行50个MS/MS扫描。将MS/MS的动态排除设置为12 s。利用Analyst TF 1.5.1自动调整CID能量。

6. 蛋白质定性定量分析

5600 Q-TOF的WIFF文件使用ProteinPilot V 4.2搜索引擎进行数据库检索，数据库为大鼠Ref蛋白质数据库（更新于2014-3-31）。FDR设定为肽水平的1%。ProteinPilot导出了包含MS峰值列表的MGF文件，然后由自编软件进行基于iBAQ的蛋白质定量分析。其原理可以简单理解为，将蛋白质强度除以理论酶切肽段数，其中，氨基酸长度设定为6～30个，忽略漏切位点。

7. ELISA分析

将全血样品在4℃、10 000 r/min条件下离心10 min制得血清，然后使用CUSABIO公司的ELISA试剂盒按照说明书进行分析。试剂盒分别为大鼠甘氨酸-N-甲基转移酶（GNMT）ELISA试剂盒、大鼠糖原磷酸化酶（PYGL）ELISA试剂盒、大鼠α-烯醇化

73

酶（ENO1）ELISA试剂盒、大鼠丙氨酸-乙醛酸氨基转移酶2（AGXT2）ELISA试剂盒和大鼠乙醛脱氢酶1-L1（ALDH1L1）ELISA试剂盒。每个试剂盒含1个96孔板，其中固定了待分析蛋白的特异性抗体，利用抗体识别血清中的待分析蛋白，然后与辣根过氧化物酶标记的二抗孵育进行比色定量，在450 nm的酶标仪（美国分子仪器公司）上进行比色分析。每个样品重复3次，采用单因素方差分析法对结果进行分析，$P<0.05$即认为差异有统计学意义。

二、结果与讨论

1. 过量京尼平苷会导致大鼠肝损伤

通过连续3天口服过量京尼平苷（每日300 mg/kg），观察大鼠肝脏和血液中肝脏特异性蛋白的动态变化。肝组织切片的HE染色结果显示，给药后第1天即出现严重的肝坏死，并在第2天至第3天不断加重，大约20%的大鼠在第2天到第3天之间死亡；此外，在给药后第1天，血液中的ALT和AST水平也显示出明显的肝损伤，而当连续3天给予低剂量的京尼平苷（每日30 mg/kg）时，未观察到明显的肝坏死。低剂量组血液中的ALT和AST水平也与对照组基本相同。这些结果表明，过量的京尼平苷可导致大鼠严重的肝损伤（图5-1）。

2. 过量京尼平苷致大鼠肝损伤过程中蛋白质的动态变化

为了研究肝损伤过程中肝脏蛋白质的动态变化，我们分别在给药后1天（$n=10$）、2天（$n=10$）和3天（$n=12$）处死了过量京尼平苷组和对照组（$n=3$）的大鼠，并采集了它们的肝脏，用于蛋白质组分析。使用基于iBAQ的蛋白质定量分析方法对这些样品进行定量比较分析。为了避免可能的实验误差，将单个蛋白质的iBAQ值除以所有鉴定蛋白质的总iBAQ值。与对照组比较，在给予过量京尼平苷1天后，675种蛋白质的表达水平有显著差异（$P<0.05$），其中，528种蛋白质上调，147种蛋白质下调。与对照组相比，在给予过量京尼平苷2天后，差异表达蛋白质的数量增加到695种（$P<0.05$），其中，507种蛋白质上调，188种蛋白质下调。最后，在给予过量京尼平苷3天后，与对照组相比，698种蛋白质的表达存在差异（$P<0.05$），其中，453种蛋白质上调，245种蛋白质下调。此外，在肝损伤过程中，516种蛋白质与对照组相比没有变化（$P>0.05$）。

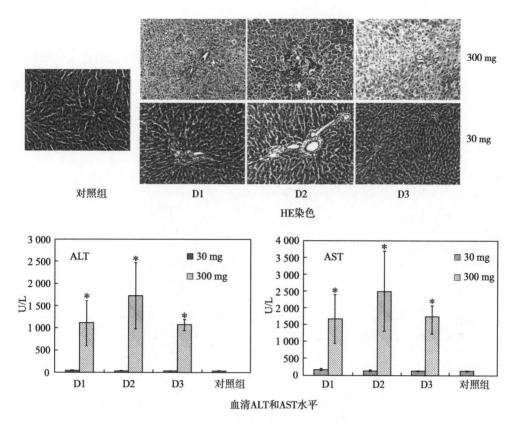

对照组　　　　D1　　　　D2　　　　D3

HE染色

血清ALT和AST水平

结果为平均值±标准差（$n=3$）。连续3天与低剂量京尼平苷组（每日30 mg/kg）进行比较，并进行单因素方差分析。D1、D2、D3分别代表给药后1、2、3天。*$P<0.05$表示差异显著。

图5-1　过量京尼平苷导致的大鼠肝损伤

利用Gofact分析工具，我们分析了上调差异蛋白质的细胞定位。所分析的蛋白质分布于多个细胞空间，如细胞骨架、细胞器膜、胞浆、高尔基体、内质网和线粒体等（图5-2）。实验结果也表明，线粒体蛋白在给予过量京尼平苷2天后达到最大百分比。众所周知，细胞内线粒体通透性的转变会导致线粒体蛋白释放到胞浆中，这些蛋白质可以作为组织坏死的标志物。这一结果与ALT和AST的测定结果一致，均表明在给药2天后肝损伤最为严重。

我们还分析了上调蛋白质的生物学过程。这些蛋白质在许多细胞内的蛋白质转运和定位过程中发挥作用，并参与细胞对外部刺激的反应和防御反应（图5-2）。过量服用京尼平苷2天后，当观察到最严重的损伤时，上调蛋白质参与的生物学过程最为广泛。一些参与细胞凋亡的蛋白质，包括凋亡调节因子BAX、胱天蛋白酶（caspase）6和凋亡诱导因子（AIF）等均明显上调。事实上，凋亡相关蛋白质的抑制剂，如BAX抑制剂

（TMBIM6），在肝损伤刚开始出现时明显上调，这可被认为是一种抵抗性反应。随着坏死的发展，这些抑制剂逐渐被凋亡因子取代，发生了严重的损伤。另一个有趣的现象是与RNA剪接相关的蛋白质明显上调，如半乳糖素-3（galectin-3），它作为细胞核中的一种前体mRNA剪接因子，参与急性炎症反应，如中性粒细胞活化和黏附、单核-巨噬细胞趋化、凋亡中性粒细胞光化和肥大细胞的活化等。这种蛋白质的持续上调也可能是组织损伤的标志。

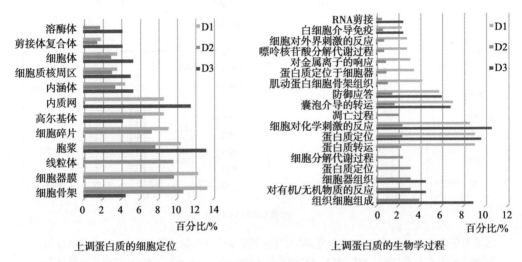

所列为分析的大多数蛋白质及其在所有上调蛋白质中的相应百分比。D1、D2、D3分别代表给药后
1、2、3天。

图5-2　过量京尼平苷致大鼠肝损伤过程中蛋白质的动态变化

3. 过量京尼平苷致肝损伤早期监测标志物的快速发现与验证

研究过量京尼平苷致肝毒性机制最有意义的工作之一是寻找早期监测肝毒性的生物标志物，而通常在发现候选生物标志物后，需要使用一定量的实验样本集来严格验证这些候选的生物标志物，这样才能得出有意义的结论。在本研究中，笔者通过分析对照组（$n=3$）和过量服用京尼平苷后1天（$n=10$）、2天（$n=10$）和3天（$n=12$）的动物肝组织样本，对候选生物标志物进行了快速的发现和验证。笔者发现肝组织中的一些代表性蛋白质在肝损伤过程中持续增加，如延伸因子（elongation factor）、核糖核蛋白（ribonucleoprotein）、热休克蛋白（heat shock protein）、角蛋白（keratin）、微管蛋白（tubulin）和电压依赖性阴离子选择性通道蛋白（voltage-dependent anion-selective channel protein）等（表5-1）。更为重要的是，尽管在一组中测试了10或12只动物，但

基于iBAQ的方法可以获得较低的实验误差和较宽的动态范围（5个数量级）。因此，我们认为，基于iBAQ的非标定量方法可以准确反映肝损伤过程中肝脏蛋白质的动态变化。

表5-1 肝损伤过程中肝脏蛋白质的动态变化

蛋白质	英文名	细胞定位	归一化iBAQ值（*10-3）				P值
			对照组（n=3）	D1（n=10）	D2（n=10）	D3（n=12）	
CPS1	carbamoyl-phosphate synthase1	线粒体	50.14+12.51	28.47+2.63	23.89+5.50	18.01+1.73	5.71E-08
ABAT	4-aminobutyrate aminotransferase	线粒体	0.28+0.10	0.17+0.03	0.10+0.04	0.06+0.04	1.21E-05
ACSL1	long-chain-fatty-acid-CoA ligase 1	线粒体	2.86+0.50	2.25+0.30	1.96+0.20	1.61+0.30	0.000 33
AGXT2*	alanine-glyoxylate aminotransferase 2	过氧化物酶体	0.38+0.09	0.43+0.19	0.15+0.08	0.14+0.08	0.004 60
ALDH1L1*	aldehyde dehydrogenase family 1 member L1	胞浆	1.13+0.11	1.60+0.49	1.02+0.20	0.73+0.25	0.004 60
ALDH2	aldehyde dehydrogenase2	线粒体	9.49+2.56	6.92+0.84	6.37+0.61	5.38+0.81	0.001 80
ALDH6A1	methylmalonate-semialdehyde dehydrogenase	线粒体	4.63+0.73	4.11+0.71	3.25+0.44	2.76+0.43	0.000 88
ALDH7A1	aldehyde dehydrogenase 7 family, member A1	胞浆	1.00+0.38	1.02+0.17	0.70+0.22	0.41+0.13	0.000 13
CES1D	carboxylesterase 3	胞浆	0.76+0.26	0.88+0.36	0.90+0.22	0.35+0.12	0.008 80
EEF1A1	elongation factor 1-alpha 1	核	2.63+0.63	3.82+0.65	4.38+0.86	6.27+1.59	0.004 50
EEF2	elongation factor 2	胞浆	0.51+0.07	0.96+0.20	1.27+0.18	1.80+0.63	0.008 70
ENO1*	alpha-enolase 1	膜	1.94+0.33	2.63+0.68	3.44+0.78	4.55+0.99	0.003 40
EPHX1	epoxide hydrolase 1 isoform 2	膜	2.24+1.07	3.43+1.27	5.65+0.93	7.50+2.50	0.004 70

蛋白质	英文名	细胞定位	归一化iBAQ值（*10-3）				P值
			对照组（n=3）	D1（n=10）	D2（n=10）	D3（n=12）	
FTCD	formimidoyltransferase-cyclodeaminase	高尔基体	1.23+0.33	0.93+0.26	0.78+0.18	0.41+0.15	0.000 30
GK	glycerol kinase	线粒体	0.27+0.08	0.24+0.09	0.15+0.04	0.08+0.04	0.000 77
GNMT*	glycine N-methyltransferase	胞浆	1.02+0.16	1.21+0.25	0.74+0.19	0.58+0.27	0.002 70
GOT1†	aspartate aminotransferase	胞浆	0.47+0.06	0.34+0.12	0.37+0.11	0.46+0.23	1.000 00
GPT1†	alanine aminotransferase	胞浆	0.12+0.04	0.05+0.02	0.06+0.04	0.07+0.07	1.000 00
GSTZ1	maleylacetoacetate isomerase	胞浆	1.16+0.20	1.14+0.17	0.74+0.17	0.66+0.27	0.008 70
HNRNPA2B1	heterogeneous nuclear ribonucleoproteins A2/B1	胞浆	0.39+0.05	0.51+0.15	0.76+0.21	1.08+0.20	4.25E-05
HNRNPAB	heterogeneous nuclear ribonucleoprotein A/B	胞浆	0.18+0.01	0.30+0.04	0.53+0.11	0.52+0.11	3.13E-05
HNRNPK	heterogeneous nuclear ribonucleoprotein K	胞浆	0.30+0.10	0.34+0.07	0.55+0.10	0.64+0.13	0.000 11
HSP90AB1	heat shock protein HSP 90-beta	胞浆	1.23+0.16	2.54+0.41	3.67+0.32	4.03+0.74	7.76E-07
KRT18	keratin, type I cytoskeletal 18	核	2.24+0.58	5.37+1.51	9.19+2.99	13.84+3.06	3.77E-06
KRT8	keratin, type II cytoskeletal 8	核	2.36+0.61	5.42+1.97	9.83+2.42	15.90+4.15	1.64E-06
LMNA	prelamin-A/C isoform C2	核	0.04+0.02	0.12+0.04	0.16+0.06	0.29+0.12	0.005 40
LONP1	lon protease 1	线粒体	0.08+0.01	0.06+0.02	0.03+0.02	0.02+0.01	0.002 20
NCL	nucleolin	胞浆	0.05+0.01	0.09+0.04	0.15+0.04	0.28+0.10	0.000 23

蛋白质	英文名	细胞定位	归一化iBAQ值（*10-3）				P值
			对照组（n=3）	D1（n=10）	D2（n=10）	D3（n=12）	
OTC	ornithine carbamoyltransferase	线粒体	6.19+1.93	4.97+0.21	4.05+0.92	2.75+0.75	9.61E-05
PKLR	pyruvate kinase isozymes R/L	胞浆	0.96+0.10	1.04+0.33	0.70+0.19	0.47+0.16	0.008 30
PYGL*	glycogen phosphorylase, liver form	胞浆	0.52+0.07	0.55+0.09	0.37+0.09	0.16+0.09	1.19E-07
RPLP2	60S acidic ribosomal protein P2	核糖体	0.95+0.13	1.57+0.47	2.52+1.03	3.45+0.95	0.008 00
TUBA1C	tubulin alpha-1C	胞浆	0.54+0.02	0.99+0.27	1.34+0.37	2.00+0.58	0.001 50
UROC1	urocanase 1	胞浆	0.53+0.06	0.49+0.19	0.38+0.07	0.19+0.09	0.006 00
VAT1	synaptic vesicle Membrane protein VAT-1	线粒体	0.08+0.01	0.13+0.05	0.20+0.09	0.40+0.16	0.003 00
VCP	transitional endoplasmic reticulum ATPase	胞浆	0.41+0.04	0.94+0.13	1.06+0.16	0.99+0.18	0.003 60
VDAC2	voltage-dependent anion-selective channel protein 2	线粒体	0.25+0.05	0.26+0.12	0.36+0.11	0.59+0.17	0.007 80

注：*示新的候选生物标志物；†示传统肝损伤标志物。D1、D2、D3分别代表给药后1、2、3天。P＜0.05表示有统计学意义。

然后，笔者从这些差异表达的蛋白质中选择候选生物标志物，用于早期监测过量京尼平苷导致的肝毒性。我们认为，生物标志物的选择应基于一系列的标准和原则，这样才能有临床应用价值。第一，生物标志物应该能够用于无创的临床检测，即能以适当浓度在血液样本中被检测到。基于此可以首选代谢酶，因为这些酶可以通过渗漏或凋亡从肝细胞释放到循环系统中。第二，生物标志物必须是肝脏特有的，这样才能被用来直接反映肝脏损伤，而不是其他器官。第三，生物标志物应该来自包括几种生物标志物的组合。第四，从动物实验中发现的生物标志物应具有人的同源性，并且对药物的刺激足够敏感，以便能够比目前使用的传统肝损伤生物标志物更早地报告肝损伤的发生。根据这些标准，我们选择了GNMT、PYGL、ENO1、AGXT2和ALDH1L1，作为新的候选生物标志物组合（表5-1）。

GNMT利用S-腺苷甲硫氨酸催化甘氨酸甲基化，形成N-甲基甘氨酸（肌氨酸），同时产生S-腺苷同型半胱氨酸；PYGL是碳水化合物代谢中重要的变构酶之一；ENO1是一种多功能酶，在生长控制、耐缺氧和过敏反应等多种过程中发挥作用，此外，ENO1可以作为多种类型细胞（包括白细胞和神经元）表面的纤溶酶原受体和激活剂；AGXT2通过转氨作用将不对称的二甲基精氨酸代谢为α-酮-δ-（N, N-二甲基胍基）戊酸；ALDH1L1能将醛转化为羧酸盐。因此，这些酶更适合作为在血液中检测的候选生物标志物。ALDH1L1和GNMT具有高度的肝脏特异性，AGXT2也富集于肝脏中，PYGL是糖原磷酸化酶的肝脏形式。因此，此标志物组合可以直接反映肝脏的损伤情况。ALDH1L1、PYGL和GNMT位于细胞质中，AGXT2和ENO1分别位于过氧化物酶体和膜内。因此，这些生物标志物组合可以综合反映肝细胞内的损伤情况。

采用快速发现和验证生物标志物的方法对数十只动物的统计结果表明，肝损伤刚开始出现时ALDH1L1、PYGL、AGXT2和GNMT升高，然后逐渐下降（表5-1）。而在肝损伤期间，ENO1持续增加（表5-1）。这些时间及浓度的变化有助于有效检测京尼平苷诱导的肝毒性。同时，这些生物标志物都具有人同源性。此外，GNMT已被证明是前列腺癌恶化和预后不良的标志。据报道，ENO1是一种自身抗原，在肝纤维化中可引起自身免疫反应，是诊断肝纤维化的潜在标志物。ALDH1L1低表达也是肝细胞癌病人总生存率的新的预后指标之一。一个包括ALDH1L1、AGXT2和GNMT的生物标志物组合曾被报道用于评估对乙酰氨基酚诱导的肝毒性。因此，我们发现的生物标志物组合可作为监测过量京尼平苷导致的肝毒性的有效指标之一。

在研究中，我们没有观察到肝组织中传统肝功能生物标志物（ALT和AST）在肝损伤过程中的变化（表5-1）。因此，血清中升高的ALT和AST水平可能与肝细胞通过渗漏或凋亡释放更多的ALT和AST有关。而本研究发现的新候选生物标志物在肝组织中浓度的增加，使得这些生物标志物比传统的肝功能生物标志物更适合监测京尼平苷诱导的肝毒性。

4. 过量京尼平苷致肝损伤早期监测标志物的进一步验证

我们进一步利用对照组和过量服用京尼平苷1、2、3天后动物的血清样本，用ELISA分析来验证这些新的候选生物标志物。这些候选生物标志物在对照组、低剂量京尼平苷组（每日30 mg/kg）和过量京尼平苷组（每日300 mg/kg）大鼠中的表达均具有显著差异（$P<0.05$，图5-3）。而且这些候选生物标志物的表达水平与观察到的肝脏损伤情况密切相关，在2天时最为显著。另外，GNMT和PYGL表达水平的变化与传统肝损伤标志物ALT和AST的变化趋势一致（图5-1）。

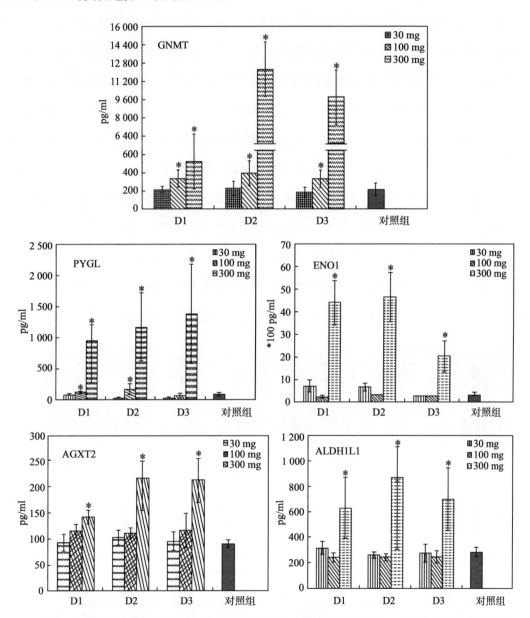

用ELISA测定大鼠血清中候选生物标志物的浓度，以均值±标准差（$n=3$）表示，并进行单因素方差分析。D1、D2、D3分别代表给药后1、2、3天。*$P<0.05$表示差异显著。

图5-3　候选生物标志物组合的动态变化

在5个新的候选生物标志物中，GNMT和PYGL在血清中的剂量关系具有统计学意义（$P<0.05$，图5-3）。与对照组比较，中剂量的京尼平苷（每日100 mg/kg）导致GNMT和PYGL水平升高，而高剂量的京尼平苷（每日300 mg/kg）则导致GNMT和PYGL水平更高。且GNMT和PYGL比目前的肝损伤金标准生物标志物（ALT和AST）能更早地显示肝损伤。肝组织切片的染色结果（图5-4）显示，与对照组相比，摄入100 mg/kg京尼平苷后第1天即出现严重肝损伤，在第2天到第3天之间损伤加重。然而，血清中ALT和AST水平无明显变化（$P>0.05$）。由于京尼平苷在体内需要转化为活性代谢产物京尼平，然后发挥治疗作用，再经代谢转化为无毒代谢产物，故任何代谢障碍都可能引起京尼平苷的积蓄，从而导致严重的肝损伤。事实上，由于京尼平苷主要用于肝病的临床治疗，而肝病病人常出现代谢障碍，因此迫切需要对此类药物进行毒性评估以及研究早期毒性监测的方法。此外，肝病病人血清中ALT和AST水平通常也会升高，因此这些传统的肝损伤生物标志物不适合用于药物致肝毒性的评价。然而，GNMT在有肝硬化风险的病人中下调，在肝细胞癌（HCC）样本中不存在。ALDH1L1蛋白在肝癌病人生存期的肝癌组织中的表达显著降低。因此，这些新的生物标志物组合可以有效地早期预警药物诱导的肝损伤，从而替代当前的传统肝损伤生物标志物，而且其最低检测浓度可低至皮克/毫升血清的水平（图5-3）。

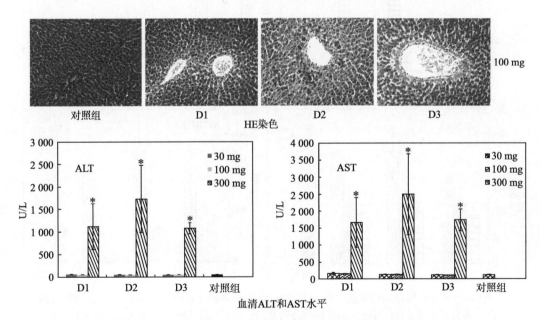

结果为均值±标准差（$n=3$）。连续3天与低剂量京尼平苷组（每日30 mg/kg）进行比较，并进行单因素方差分析。D1、D2、D3分别代表给药后1、2、3天。$^{*}P<0.05$表示差异显著。

图5-4 中剂量京尼平苷（每日100 mg/kg）导致的肝损伤

最后，在本研究中还发现，这些候选生物标志物在组织和血清中的时间及浓度分布存在差异。例如，在肝损伤期间，肝脏组织中的ENO1含量持续增加（表5-1），而在肝损伤后期，血清中的ENO1表达逐渐下降（图5-3）。肝组织中PYGL的表达水平持续下降（表5-1），但血清中PYGL的表达水平却逐渐增加（图5-3）。这表明，应结合组织和血液生物标志物的研究方法，对候选生物标志物进行综合评价。

三、小结

在本研究中，笔者应用蛋白质组学技术方法，分析了过量京尼平苷致肝毒性的机制，并利用非标定量蛋白质组学方法确定了早期监测过量京尼平苷致肝毒性的生物标志物。利用基于iBAQ的快速发现和验证方法，可以从样本中筛选出候选生物标志物组合。最终选择了5个候选生物标志物并进行了确认，发现GNMT和PYGL这2个生物标志物可以明显早于目前的传统肝损伤生物标志物而进行监测。这项研究揭示了在大鼠模型中过量京尼平苷导致的肝毒性，并为早期监测其肝毒性提供了一种有效的方法。

参考文献

［1］YAMAMOTO M，OGAWA K，MORITA M，et al. The herbal medicine Inchin-ko-to inhibits liver cell apoptosis induced by transforming growth factor beta 1［J］. Hepatology，1996（23）：552-559.

［2］YAMAMOTO M，MIURA N，OHTAKE N，et al. Genipin, a metabolite derived from the herbal medicine Inchin-ko-to, and suppression of Fas-induced lethal liver apoptosis in mice［J］. Gastroenterology，2000，118（2）：380-389.

［3］SHODA J，MIURA T，UTSUNOMIYA H，et al. Genipin enhances Mrp2 (Abcc2) -mediated bile formation and organic anion transport in rat liver［J］. Hepatology，2004，39（1）：167-178.

［4］YOKOYAMA Y，NAGINO M. Current scenario for the hepatoprotective effects of Inchinkoto, a traditional herbal medicine, and its clinical application in liver surgery: a review［J］. Hepatol Res，2014，44（4）：384-394.

［5］AKAO T，KOBASHI K，ABURADA M. Enzymic studies on the animal and intestinal bacterial metabolism of geniposide［J］. Biol Pharm Bull，1994，17（12）：1573-1576.

［6］HUANG W D, ZHANG J, MOORE D D. A traditional herbal medicine enhances bilirubin clearance by activating the nuclear receptor CAR［J］J Clin Invest, 2004, 113（1）: 137-143.

［7］YAMASHIKI M, MASE A, ARAI I, et al. Effects of the Japanese herbal medicine 'Inchinko-to' (TJ-135) on concanavalin A-induced hepatitis in mice［J］. Clin Sci（Lond）, 2000, 99（5）: 421-431.

［8］KOO H J, SONG Y S, KIM H J, et al. Antiinflammatory effects of genipin, an active principle of gardenia［J］. Eur J Pharmacol, 2004, 495（2-3）: 201-208.

［9］TAKEUCHI S, GOTO T, MIKAMI K, et al. Genipin prevents fulminant hepatic failure resulting in reduction of lethality through the suppression of TNF-alpha production［J］. Hepatol Res, 2005, 33（4）: 298-305.

［10］JEON W K, HONG H Y, KIM B C. Genipin up-regulates heme oxygenase-1 via PI3-kinase-JNK1/2-Nrf2 signaling pathway to enhance the anti-inflammatory capacity in RAW264.7 macrophages［J］. Arch Biochem Biophys, 2011, 512（2）: 119-125.

［11］LI C C, HSIANG C Y, LO H Y, et al. Genipin inhibits lipopolysaccharide-induced acute systemic inflammation in mice as evidenced by nuclear factor-κB bioluminescent imaging-guided transcriptomic analysis［J］. Food Chem Toxicol, 2012, 50（9）: 2978-2986.

［12］KIM S J, KIM J K, LEE D U, et al. Genipin protects lipopolysaccharide-induced apoptotic liver damage in D-galactosamine-sensitized mice［J］. Eur J Pharmacol, 2010, 635（1-3）: 188-193.

［13］SAKAIDA I, TSUCHIYA M, KAWAGUCHI K, et al. Herbal medicine Inchin-ko-to (TJ-135) prevents liver fibrosis and enzyme-altered lesions in rat liver cirrhosis induced by a choline-deficient L-amino acid-defined diet［J］. J Hepatol, 2003, 38（6）: 762-769.

［14］IMANISHI Y, MAEDA N, OTOGAWA K, et al. Herb medicine Inchin-ko-to (TJ-135) regulates PDGF-BB-dependent signaling pathways of hepatic stellate cells in primary culture and attenuates development of liver fibrosis induced by thioacetamide administration in rats［J］. J Hepatol, 2004, 41（2）: 242-250.

［15］INAO M, MOCHIDA S, MATSUI A, et al. Japanese herbal medicine Inchin-ko-to as a therapeutic drug for liver fibrosis［J］. J Hepatol, 2004, 41（4）: 584-591.

［16］HUGHES R H, SILVA V A, AHMED I, et al. Neuroprotection by genipin against reactive oxygen and reactive nitrogen species–mediated injury in organotypic hippocampal slice cultures ［J］. Brain Res, 2014（1543）: 308–314.

［17］SUNG H W, HUANG R N, HUANG L, et al. Feasibility study of a natural crosslinking reagent for biological tissue fixation ［J］. J Biomed Mater Res, 1998, 42（4）: 560–567.

［18］CHEN Y S, CHANG J Y, CHENG C Y, et al. An in vivo evaluation of a biodegradable genipin–cross–linked gelatin peripheral nerve guide conduit material ［J］. Biomaterials, 2005, 26（18）: 3911–3918.

［19］FESSEL G, CADBY J, WUNDERLI S, et al. Dose– and time–dependent effects of genipin crosslinking on cell viability and tissue mechanics–Toward clinical application for tendon repair ［J］. Acta Biomater, 2014, 10（5）: 1897–1906.

［20］OZAKI A, KITANO M, FURUSAWA N, et al. Genotoxicity of gardenia yellow and its components ［J］. Food Chem Toxicol, 2002, 40（11）: 1603–1610.

［21］KIM B C, KIM H G, LEE S A, et al. Genipin–induced apoptosis in hepatoma cells is mediated by reactive oxygen species/c–Jun NH$_2$–terminal kinase–dependent activation of mitochondrial pathway ［J］. Biochem Pharmacol, 2005, 70（9）: 1398–1407.

［22］SATO S, KITAMURA H, CHINO M, et al. A 13–week oral dose subchronic toxicity study of gardenia yellow containing geniposide in rats ［J］. Food Chem Toxicol, 2007, 45（8）: 1537–1544.

［23］KHANAL T, KIM H G, CHOI J H, et al. Biotransformation of geniposide by human intestinal microflora on cytotoxicity against HepG2 cells ［J］. Toxicol Lett, 2012, 209（3）: 246–254.

［24］AMACHER D E, ADLER R, HERATH A, et al. Use of proteomic methods to identify serum biomarkers associated with rat liver toxicity or hypertrophy ［J］. Clin Chem, 2005, 51（10）: 1796–1803.

［25］GROEBE K, HAYESS K, KLEMM–MANNS M, et al. Protein biomarkers for in vitro testing of embryotoxicity ［J］. J Proteome Res, 2010, 9（11）: 5727–5738.

［26］PAN T L, WANG P W, CHEN C C, et al. Functional proteomics reveals hepatotoxicity and the molecular mechanisms of different forms of chromium delivered by skin administration ［J］. Proteomics, 2012, 12（3）: 477–489.

［27］CHO Y E, KIM S H, BAEK M C. Proteome profiling of tolbutamide–treated rat primary hepatocytes using nano LC–MS/MS and label–free protein quantitation ［J］. Electrophoresis, 2012, 33（18）: 2806–2817.

［28］VERMA N, Pink M, RETTENMEIER A W, et al. Review on proteomic analyses of benzo [a] pyrene toxicity ［J］. Proteomics, 2012, 12（11）: 1731–1755.

［29］LEE Y H, GOH W W, NG C K, et al. Integrative toxicoproteomics implicates impaired mitochondrial glutathione import as an off–target effect of troglitazone ［J］. J Proteome Res, 2013, 12（6）: 2933–2945.

［30］TAN F, JIN Y, LIU W, et al. Global liver proteome analysis using iTRAQ labeling quantitative proteomic technology to reveal biomarkers in mice exposed to perfluorooctane sulfonate (PFOS) ［J］. Environ Sci Technol, 2012, 46（21）: 12170–12177.

［31］VERMA N, PINK M, RETTENMEIER A W, et al. Benzo [a] pyrene–mediated toxicity in primary pig bladder epithelial cells: a proteomic approach ［J］. J Proteomics, 2013, 24（85）: 53–64.

［32］VAN SUMMEREN A, RENES J, VAN DELFT J H, et al. Proteomics in the search for mechanisms and biomarkers of drug–induced hepatotoxicity ［J］. Toxicol In Vitro, 2012, 26（3）: 373–385.

［33］CHO Y E, SINGH T S, LEE H C, et al. In–depth identification of pathways related to cisplatin–induced hepatotoxicity through an integrative method based on an informatics–assisted label–free protein quantitation and microarray gene expression approach ［J］. Mol Cell Proteomics, 2012, 11（1）.

［34］CHO Y E, MOON P G, LEE J E, et al. Integrative analysis of proteomic and transcriptomic data for identification of pathways related to simvastatin–induced hepatotoxicity ［J］. Proteomics, 2013, 13（8）: 1257–1275.

［35］AITMAN T J, CRITSER J K, CUPPEN E, et al. Progress and prospects in rat genetics: a community view ［J］. Nat Genet, 2008, 40（5）: 516–522.

［36］SUN B, UTLEG A G, HU Z, et al. Glycocapture–assisted global quantitative proteomics (gagQP) reveals multiorgan responses in serum toxicoproteome ［J］. J Proteome Res, 2013, 12（5）: 2034–2044.

［37］HU Z, LAUSTED C, YOO H, et al. Quantitative liver–specific protein fingerprint in blood: a signature for hepatotoxicity ［J］. Theranostics, 2014, 4（2）: 215–228.

［38］YIN H R, ZHANG L, XIE L Q, et al. Hyperplex–MRM: a hybrid multiple reaction monitoring method using mTRAQ/iTRAQ labeling for multiplex absolute quantification of human colorectal cancer biomarker ［J］. J Proteome Res, 2013, 12（9）: 3912-3919.

［39］MCALISTER G C, HUTTLIN E L, HAAS W, et al. Increasing the multiplexing capacity of TMTs using reporter ion isotopologues with isobaric masses ［J］. Anal Chem, 2012, 84（17）: 7469-7478.

［40］SCHWANHÄUSSER B, Busse D, Li N, et al. Global quantification of mammalian gene expression control ［J］. Nature, 2011, 473（7347）: 337-342.

［41］SONG Y, HAO Y, SUN A, et al. Sample preparation project for the subcellular proteome of mouse liver ［J］. Proteomics, 2006, 6（19）: 5269-5277.

［42］DING C, JIANG J Y, WEI J Y, et al. A fast workflow for identification and quantification of proteomes ［J］. Mol Cell Proteomics, 2013, 12（8）: 2370-2380.

［43］WEI J Y, DING C, ZHANG J, et al. High-throughput absolute quantification of proteins using an improved two-dimensional reversed-phaseseparation and quantification concatemer (QconCAT) approach ［J］. Anal Bioanal Chem, 2014, 406（17）: 4183-4193.

［44］ZHU W, SMITH J W, HUANG C M. Mass spectrometry-based label-free quantitative proteomics ［J］. J Biomed Biotechnol, 2010: 840518.

［45］ASHBURNER M, BALL C A, BLAKE J A, et al. Gene ontology: tool for the unification of biology. The Gene Ontology Consortium ［J］. Nat Genet, 2000, 25（1）: 25-29.

［46］HSIEH W C, MACKINNON A C, LU W Y, et al. Galectin-3 regulates hepatic progenitor cell expansion during liver injury ［J］. Gut, 2015, 64（2）: 312-321.

［47］RIFAI N, GILLETTE M A, CARR S A. Protein biomarker discovery and validation: the long and uncertain path to clinical utility ［J］. Nat Biotechnol, 2006, 24（8）: 971-983.

［48］SONG Y H, SHIOTA M, KUROIWA K, et al. The important role of glycine N-methyltransferase in the carcinogenesis and progression of prostate cancer ［J］. Mod Pathol, 2011, 24（9）: 1272-1280.

［49］PENG B, HUANG X, NAKAYASU E S, et al. Using Immunoproteomics to Identify Alpha-enolase as an Autoantigen in Liver Fibrosis ［J］. J Proteome Res, 2013, 12（4）: 1789-1796.

［50］CHEN X Q, HE J R, WANG H Y. Decreased expression of ALDH1L1 is associated with a poor prognosis in hepatocellular carcinoma ［J］. Med Oncol, 2012, 29（3）: 1843-1849.

［51］DIXIT R，BOELSTERLI U A. Healthy animals and animal models of human disease (s) in safety assessment of human pharmaceuticals, including therapeutic antibodies［J］. Drug Discov Today, 2007，12（7-8）：336-342.

［52］GOMEZ-SANTOS L，LUKA Z，WAGNER C，et al. Inhibition of natural killer cells protects the liver against acute injury in the absence of glycine N-methyltransferase［J］. Hepatology，2012，56（2）：747-759.

［53］Martínez-Chantar M L，Vázquez-Chantada M，Ariz U，et al. Loss of the glycine N-methyltransferase gene leads to steatosis and hepatocellular carcinoma in mice［J］. Hepatology，2008，47（4）：1191-1199.

第二节 京尼平苷肝毒性与肝保护的关键靶标转录因子研究

在前述研究中，我们揭示了栀子的主要活性成分京尼平苷在大鼠模型中所致的肝毒性，并开发了一种可以早期监测其肝毒性的方法。在本部分研究中，我们将进一步利用蛋白质组学技术策略，研究与京尼平苷毒效作用相关的关键靶标转录因子，揭示其低剂量保肝、过量致肝毒性的分子机制。

酒精性脂肪变性（脂肪肝）是最常见的一种肝脏疾病，脂质的积累可能进一步导致肝纤维化和肝硬化，并增加肝细胞癌的风险。在过去的几十年里，研究者在揭示酒精性脂肪肝发生和发展的病理过程方面取得了重大进展，也研究出了许多针对性的治疗方法。例如，研究者发现缺锌与肝脏疾病相关，因此开发了一些以补锌为基础的治疗方法，以减轻酒精性肝损伤、改善肝功能。在此过程中，研究者发现锌制剂可以通过激活一些转录因子，如肝细胞核因子-4α（HNF-4α）和过氧化物酶体增殖物激活受体α（PPAR-α），从而逆转小鼠酒精性脂肪变性。事实上，转录因子在酒精性肝病中一直发挥着重要作用，其作为潜在的治疗靶点，值得深入研究。

除了针对性的治疗，在酒精性脂肪肝的治疗中必须考虑的另一个重要问题是干预药物的正确应用。肝病病人常常会出现代谢功能障碍，继而导致药物的积蓄毒性。因此，对于那些存在体内代谢的药物，更需要对其作用机制展开深入的研究。而栀子的主要活性成分京尼平苷就属于这一类型的药物。京尼平苷在许多地方常被用作治疗肝病的药物。其口服后，在体内须转化为活性代谢产物京尼平。京尼平苷和京尼平均具有显著的利胆、抗炎、抗凋亡和抗纤维化的作用。但其对于酒精性脂肪肝的作用及机制尚不完全清楚，特别是对其在不同剂量、不同作用下的作用靶标转录因子，需要开展进一步的深入研究。因此，在本研究中，我们利用catTFRE的技术方法，综合分析京尼平苷在不同剂量作用时的关键靶标转录因子。

一、实验材料与方法

1. 实验试剂

京尼平苷购自广西山云生化科技有限公司（今广西山云生化科技股份有限公司，纯度98%以上，HPLC法）。含乙醇或等热量对照的Tipoe-Nanji酒精液体饲料购自北京博泰宏达生物技术有限公司。catTFRE DNA由美国金斯瑞公司合成。生物素化catTFRE引物由美国西格玛公司合成。免疫磁珠（Dynabeads，M-280链霉亲和素）购自美国英杰公司。测序级猪胰蛋白酶和DTT购自美国普洛麦格公司。IAA和FA购自美国Acros公司。蛋白酶抑制剂购自德国Roche公司。HPLC乙腈购自美国贝柯公司。其他所有化学品均为分析纯。实验用去离子水（R＞18.2 MΩ）由美国密理博净化系统净化。

2. 动物实验

对雄性SD大鼠（9周龄）分别给予Tipoe-Nanji酒精液体饲料［乙醇（EtOH）］或对照饮食7周，制备肝损伤模型。将实验大鼠分为6组，每组10只，①对照组；②模型组（EtOH）；③模型加京尼平苷组（每日60 mg/kg，相当于临床剂量，口服）；④对照加京尼平苷组（每日60 mg/kg，口服）；⑤模型加锌组（75 mg元素锌/L，液态饮食）；⑥模型加京尼平苷组（每日60 mg/kg，口服，补充锌，液态饮食中75 mg元素锌/L），连续喂养7周。在实验的最后1天，禁食24 h后，从眼眶静脉采集血浆样本，并在-20℃下冷冻以供分析。然后处死大鼠，取肝组织，置于-80℃冷冻供分析。采用酶法测定血清中ALT、AST、总胆固醇（TCHO）和甘油三酯（TG）的含量。

在另一个动物实验中，对9周龄雄性SD大鼠连续给予高剂量京尼平苷（每日300 mg/kg，$n=10$）、中剂量京尼平苷（每日60 mg/kg，$n=10$）、低剂量京尼平苷（每日30 mg/kg，$n=10$）或生理盐水（对照，$n=10$）3天。给予京尼平苷的动物和对照动物在给药后1、

2、3天分别处死。采集血浆样本，在-20℃下冷冻以供分析，采集肝组织，在-80℃下冷冻以供分析。测定血清中ALT和AST水平。所有动物实验均获中国中医科学院中药研究所动物福利伦理委员会批准。

3. 油红O及HE染色

肝组织用油红O或HE染色。油红O染色时，将冷冻肝组织切片（厚9 μm）在1%油红O溶液中浸泡10 min，用苏木精复染，然后用水冲洗30 min。使用显微镜（日本Olympus公司）拍摄显微照片。HE染色时，固定后，将肝脏用石蜡包埋，每隔5 μm进行切片。在伊红染色前，用浓度逐渐降低的乙醇反复冲洗组织切片。然后对肝组织进行形态检查，并通过德国Leica DMI6000 B显微镜进行成像。

4. 蛋白质样本制备

根据试剂盒使用说明，采用核提取试剂盒（美国赛默飞公司）提取大鼠肝组织细胞核。生物素化的DNA被预固定在免疫磁珠上，然后与核蛋白提取物混合。混合物用乙二胺四乙酸/乙二醇又2-氨基乙醚四乙酸（EDTA/EGTA）调节至终浓度1 mmol/L，用氯化钠调节盐浓度至200～250 mmol/L。混合溶液在4℃下孵育2 h。去除上清液，免疫磁珠用NETN［100 mmol/L NaCl、20 mmol/L三羟甲基氨基甲烷盐酸盐（Tris-HCl）、0.5 mmol/L EDTA和0.5%（v/v）P-40］清洗2次，用磷酸缓冲盐溶液（PBS）清洗2次。免疫磁珠用胰蛋白酶浸泡过夜。

5. 液质联用分析与蛋白质定量

胰蛋白酶水解肽段液质联用分析条件如下，液相条件：色谱柱为C_{18}柱（内径75 μm，外径360 μm，颗粒直径3 μm，流速350 nl/min）。质谱条件：质谱仪为LTQ-Orbitrap Velos（美国赛默飞公司），离子源为纳米电喷雾离子源，喷雾电压为1 800 V，无鞘气，离子传输管温度为350℃，扫描范围为m/z 375～1 600（m/z 400时，分辨率为60 000），碰撞能量为35%，激活时间为5 ms，扫描阈值为500。蛋白质鉴定软件为Proteome Discovery V 1.3，搜索工具为Mascot，搜索数据库为RefSeq protein database（更新于2017-8-19），质谱误差设置为20 ppm，母离子为0.5 Da，选择氧化和乙酰化可变修饰、氨基甲酰化固定修饰。蛋白质鉴定FDR控制在1%。转录因子类别根据TFClass判定。

iBAQ采用自编软件运行。简单来说，首先汇总蛋白质鉴定总强度，然后除以肽段数。蛋白质理论酶切时，氨基酸长度选择6~30个，无漏切位点。

6. qPCR分析

qPCR分析用仪器为ABI 7900 PCR仪。采用荧光定量PCR试剂盒（SYBR FAST qPCR Master Mix，美国应用生物系统公司）。每个mRNA的表达值以GAPDH的mRNA为准进行归一化处理。Ct的变化（ΔCt）采用公式计算，比率由$2^{-\Delta Ct}$计算。各组间基因表达的差异取相对值，以假手术组为1。实验平行进行了3组，结果采用单因素方差分析（$P<0.05$）。

$$\Delta Ct =（靶标基因的Ct）-（GAPDH的Ct）$$

7. ELISA分析

根据试剂盒使用说明，采用核提取试剂盒（美国赛默飞公司）提取大鼠肝组织细胞核。然后使用ELISA试剂盒并根据其说明书进行分析。试剂盒分别为大鼠肝细胞HNF-4α ELISA试剂盒、大鼠PPAR-α ELISA试剂盒和大鼠HNF-1α ELISA试剂盒。每个试剂盒含1个96孔板，其中固定了待分析蛋白质的特异性抗体。利用抗体识别血清中的待分析蛋白质，然后与辣根过氧化物酶标记的二抗孵育进行比色定量。在450 nm的酶标仪（美国分子仪器公司）上进行比色分析。每个样品重复3次，采用单因素方差分析法对结果进行分析，$P<0.05$认为差异有统计学意义。同时，用上述蛋白质的ELISA试剂盒测定各大鼠肝脏相应胞浆提取物中对应蛋白质的含量，并计算各样品的核、胞浆目标蛋白质的比值。

8. DNA结合力分析

同时对鼠肝核蛋白提取物中HNF-4α、PPAR-α和HNF-1α的DNA结合力进行了分析。采用的试剂盒分别为大鼠Trans-AM™ HNF家族转录因子ELISA试剂盒（美国艾跃公司，测试HNF-4α）、大鼠PPAR-α转录因子ELISA试剂盒（美国开曼化学公司）和大鼠Trans-AM™ HNF-1α转录因子ELISA试剂盒（美国艾跃公司）。不同于上述普通ELISA试剂盒，这些转录因子ELISA试剂盒中固定的是它们对应的寡核苷酸序列，在核蛋白提取物中的转录因子与这些寡核苷酸序列结合之后，再利用抗体识别待分析蛋白质，并与辣根过氧化物酶标记的二抗孵育进行比色定量。在450 nm的酶标仪

（美国分子仪器公司）上进行比色分析。每个样品重复3次，采用单因素方差分析法对结果进行分析，$P<0.05$认为差异有统计学意义。

9. 转录因子与下游基因功能分析

最后，利用关键靶标转录因子、下游靶基因、与肝脏保护相关的通路、CellNet报道的转录因子与靶标的调控关系（相关系数大于0.5）和基因本体数据库的靶标通路关系构建了相互作用网络以进行功能分析，并使用Cytoscape V 3.4.0对网络进行可视化。

二、结果

1. 京尼平苷减轻大鼠酒精性脂肪变性及肝损伤

对SD大鼠连续灌服Tipoe-Nanji酒精液体饲料7周后，肝内脂质油红O染色显示过量的酒精（模型组）可以导致明显的脂质积聚，而京尼平苷可减少肝内脂质滴的数量和体积；同时，肝组织切片的组织学染色显示，在摄入过量酒精（模型组）后肝组织出现坏死，而京尼平苷可以减轻模型大鼠的肝损伤；血清中ALT和AST水平也表明摄入过量酒精后出现肝脏功能的紊乱，而给予京尼平苷后，与模型组大鼠相比，有明显的缓解作用；摄入过量酒精后，血清中TG、TCHO水平升高，而京尼平苷可以降低其水平。这些结果均提示京尼平苷能减轻大鼠酒精性脂肪变性和肝损伤（图5-5）。

2. 京尼平苷干预酒精性脂肪变性关键转录因子蛋白质组学研究

我们采用高通量catTFRE和iBAQ的定量方法，分析了大鼠酒精性脂肪变性和给予京尼平苷干预后肝组织中转录因子活性的变化，以发现其中的关键转录因子。在实验中，将每组的3个样本进行合并分析。为了避免可能的实验误差，单个转录因子的iBAQ值由所有鉴定蛋白质的总iBAQ值进行均一化。共鉴定出201个转录因子。据文献报道，在每个组织中有200~300个转录因子表达。因此，用catTFRE法检测转录因子的覆盖度，使得研究结果更为可信。

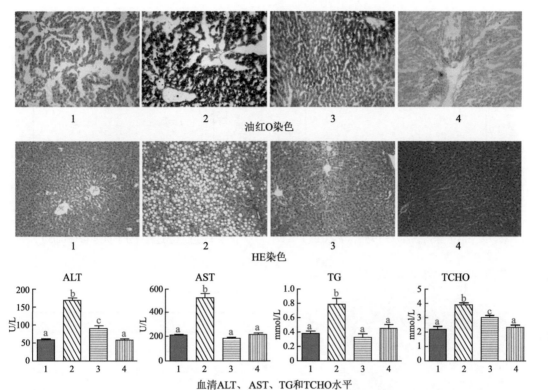

油红O染色

HE染色

血清ALT、AST、TG和TCHO水平

1. 对照组；2. 模型组；3. 模型加京尼平苷组；4. 对照加京尼平苷组。
结果为均值±标准差（$n=4\sim10$）。a、b、c表示差异显著（$P<0.05$）。

图5-5　京尼平苷对酒精性脂肪变性的干预作用

在发生酒精性脂肪变性的SD大鼠中，一些转录因子具有显著不同的活化水平（$P<0.05$）。利用Gofact分析软件，研究了它们的生物学过程或分子功能，发现它们在各种细胞蛋白质过程中发挥作用，如脂质代谢、肝细胞增殖、肝脏发育，以及酰基甘油和三酰甘油的代谢。在摄入酒精后，与这些功能相关的转录因子的活性明显降低，而与细胞凋亡和肝坏死等相关的转录因子的活性增加。给予京尼平苷后，与脂质代谢、肝细胞增殖和肝脏发育功能相关的转录因子的活性显著增加（图5-6）。然后，通过聚类分析筛选了这些转录因子基于iBAQ的定量信息，其中16个转录因子被认为与京尼平苷干预酒精性脂肪变性作用相关（图5-6），在这些转录因子中，选择HNF-1α、HNF-4α和PPAR-α进行进一步验证。

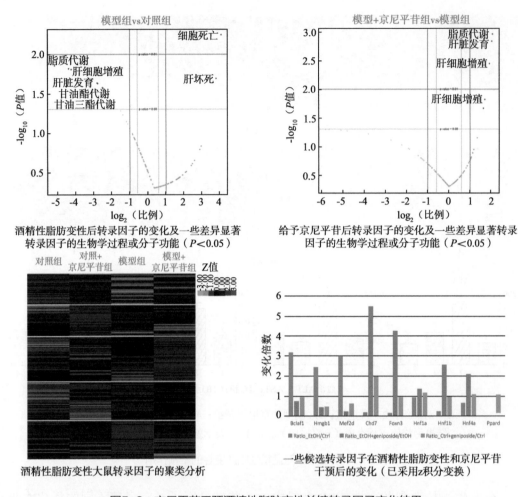

图5-6 京尼平苷干预酒精性脂肪变性关键转录因子变化结果

3. 京尼平苷干预酒精性脂肪变性关键转录因子验证分析

通过分析HNF-1α、HNF-4α和PPAR-α的mRNA、蛋白质和DNA的结合活性，我们对这些转录因子进行了验证分析。脂肪变性后HNF-1α的mRNA水平不受影响，但脂肪变性后HNF-4α和PPAR-α的mRNA水平降低。单独使用京尼平苷或补充锌不能改变HNF-4α和PPAR-α的mRNA水平，但二者联用可以解决这一问题。脂肪变性后细胞核内HNF-1α、HNF-4α及PPAR-α蛋白质无变化，核内表达无明显差异。但京尼平苷、锌或二者联用可以提高细胞核与胞浆中HNF-1α蛋白质的比例，京尼平苷或锌可以部分提高细胞核与胞浆中HNF-4α蛋白质的比例。脂肪变性后HNF-1α和HNF-4α的DNA结合活性降低，京尼平苷或锌可使之完全恢复。PPAR-α的DNA结合活性变化不显著，但京尼平苷也可使之增强。（图5-7）

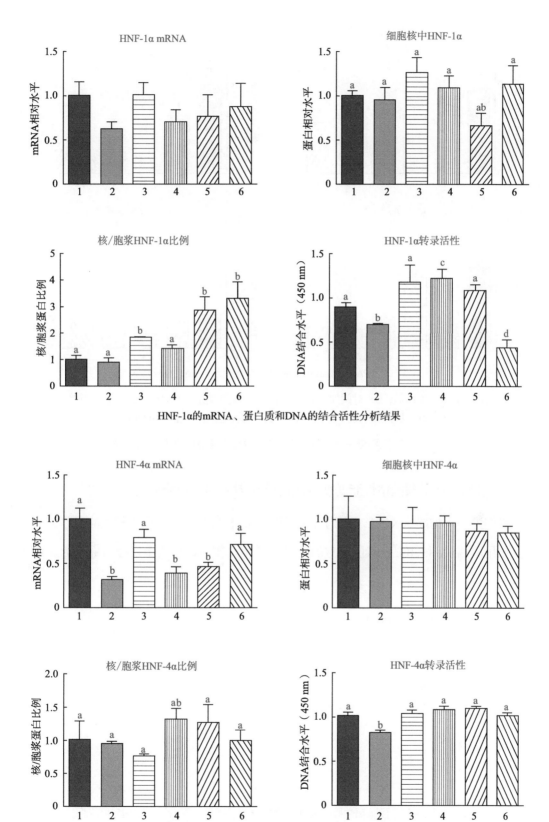

HNF-1α的mRNA、蛋白质和DNA的结合活性分析结果

HNF-4α的mRNA、蛋白质和DNA的结合活性分析结果

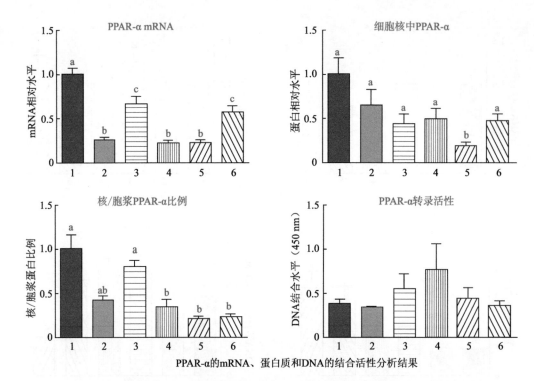

图5-7 京尼平苷干预酒精性脂肪变性关键转录因子验证分析结果

1. 对照组；2. 模型组；3. 对照加京尼平苷组；4. 模型加京尼平苷组；5. 模型加锌组；6. 模型加锌加京尼平苷组。a、b、c表示差异显著（$P<0.05$）。

4. 京尼平苷干预酒精性脂肪变性关键转录因子相关功能分析

我们进一步构建了关键转录因子、下游靶基因和与肝脏保护作用相关的通路之间的相互作用网络（图5-8）。从已鉴定的转录因子相互作用蛋白质中选择目标基因。这些

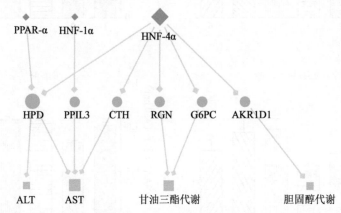

图5-8 京尼平苷干预酒精性脂肪变性作用关键转录因子、下游靶基因和与肝脏保护作用相关的通路之间的相互作用网络

关键靶标转录因子 HNF-1α、HNF-4α和PPAR-α与下游靶标HPD、PPIL3、CTH、RGN、G6PC和AKR1D1有直接的交互作用，从而对ALT和AST的表达水平、TG和胆固醇的代谢过程产生影响，发挥肝脏保护作用。

5. 京尼平苷致肝毒性靶标转录因子分析

京尼平苷可以减轻模型大鼠的酒精性脂肪变性和肝损伤，但是如前所述，过量使用京尼平苷（每日300 mg/kg）1天后，血清ALT和AST水平即显示肝功能障碍，而使用低剂量京尼平苷（每日30 mg/kg）时，则没有观察到明显的变化；此外，肝组织切片的组织学染色显示，在过量使用京尼平苷1天后肝组织即出现坏死，且在第2天到第3天之间坏死加剧。因此，滥用或累积使用过量的京尼平苷也可引起肝毒性。（图5-9）

采用上述catTFRE和iBAQ定量方法研究了与过量肝毒性相关的关键转录因子，对每组3个样品进行了分析。共鉴定出242个转录因子。通过聚类分析筛选出了一些具有代表性的转录因子，如转录激活因子（activating transcription factor，ATF）、转录因子JUN、高迁移率族蛋白（high mobility group protein，HMGA）、干扰素调节因子（interferon regulatory factor，IRF）和转录因子ETV，它们均与细胞凋亡和肝损伤密切相关，而事实上也发现了在过量使用京尼平苷引起的肝毒性大鼠和对照组大鼠间，上述转录因子的活化水平具有明显差异。同时，实验结果还表明，京尼平苷干预酒精性脂肪变性作用的关键转录因子的活性也被明显抑制。（图5-9）

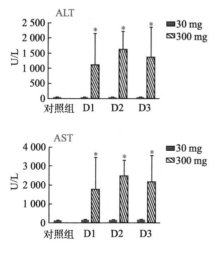

过量使用京尼平苷后血清ALT和AST水平

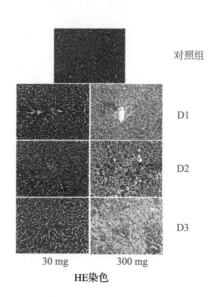

HE染色

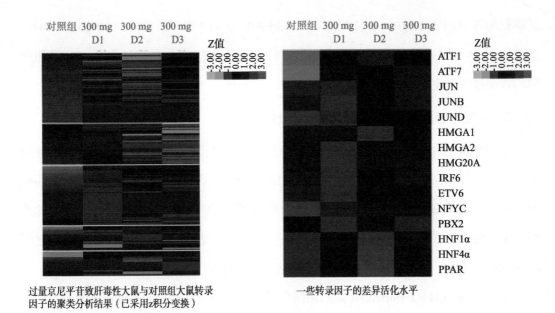

过量京尼平苷致肝毒性大鼠与对照组大鼠转录
因子的聚类分析结果（已采用z积分变换）

一些转录因子的差异活化水平

结果为均值±标准差（n=3），连续3天与低剂量京尼平苷组（每日30 mg/kg）进行比较，并进行单因素方差分析，*P＜0.05表示差异显著。D1、D2、D3分别代表给药后1、2、3天。

图5-9　京尼平苷致肝毒性靶标转录因子分析结果

6. 治疗量和过量京尼平苷不同作用下的靶标转录因子差别分析

最后，我们进一步分析了过量（每日300 mg/kg）、治疗量（每日60 mg/kg）和低剂量（每日30 mg/kg）的京尼平苷给药后靶标转录因子的差别情况。每组也是分析3个合并的样本。共鉴定出270个转录因子。我们发现治疗量和过量的京尼平苷之间存在明显的差别。在给予治疗量或低剂量京尼平苷后，与治疗效果相关的关键转录因子（即HNF-1α、HNF-4α和PPAR-α）的活性随着药物作用时间的延长而增强，但在过量京尼平苷的作用中减弱。而在治疗量下并没有导致与京尼平苷过量作用相关的转录因子活性的增强。因此，我们进一步明确了治疗量和过量的京尼平苷具有不同的靶标转录因子。（图5-10）

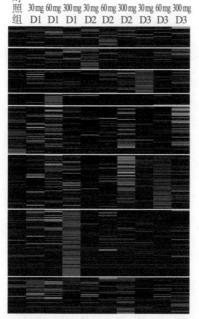

分别给予过量（每日300 mg/kg）、治疗量（每日60 mg/kg）和低剂量（每日30 mg/kg）京尼平苷后1、2、3天及对照组的转录因子聚类分析结果（已采用z积分变换）

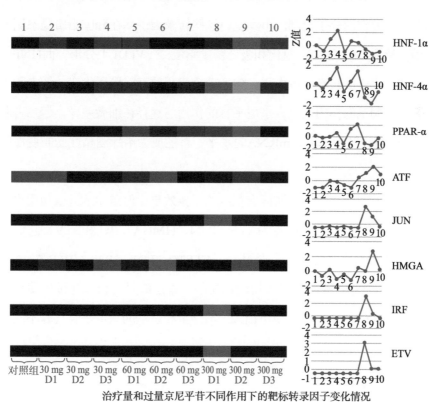

治疗量和过量京尼平苷不同作用下的靶标转录因子变化情况

D1、D2和D3分别代表给药后1、2、3天。

图5-10　治疗量和过量京尼平苷不同作用下的靶标转录因子差别分析

三、讨论

对于酒精性脂肪变性——最常见的肝病之一，需要更有针对性、更合理地进行给药。栀子是目前治疗肝病的常用中药，而其主要成分京尼平苷对酒精性脂肪肝的作用及机制尚有待进一步研究。研究表明，单用京尼平苷能减轻酒精性脂肪变性，同时也可减轻肝损伤程度。因此，京尼平苷可作为治疗酒精性脂肪变性的替代品之一，具有良好的开发前景。

作为有效的药物靶点，转录因子在酒精性肝病的治疗中越来越受到广泛关注。然而，由于其丰度低，对其进行系统研究和定量分析仍然是一个挑战。在本研究中，我们基于catTFRE的技术方法，实现了大规模的转录因子定量分析，较深的分析覆盖深度使得分析结果更为可信，可以将其作为揭示转录因子靶标的高效实验策略。

本研究表明，京尼平苷能增强HNF-1α、HNF-4α和PPAR-α的转录活性，从而对酒精性脂肪变性发挥治疗作用。以往的研究已经表明，激活HNF-4α和PPAR-α是锌制剂保肝的重要作用分子机制。事实上，这些转录因子均在肝脏脂质稳态调节中发挥着重要作用，特别是脂肪酸β-氧化和极低密度脂蛋白（VLDL）分泌。而HNF-1α也在肝细胞功能的许多方面起着关键作用，包括糖合成和储存、脂质代谢、解毒和炎症反应等。此外，与锌制剂的作用相比，京尼平苷的作用与之存在细微差异，但二者联用可以显著升高HNF-4α和PPAR-α mRNA的水平，可能成为治疗酒精性脂肪变性的另一个选择。

尽管京尼平苷对于酒精性脂肪肝有很好的干预效果，但滥用或过量使用也会引起一定的肝毒性。相应的转录因子靶点为ATF、JUN、HMGA、IRF和ETV，它们均在细胞凋亡和肝损伤中起到重要的作用。据报道，ATF2/c-JUN、IRF-3/IRF-7、NF-κB和HMGI（Y）通常是结合在一起发挥协同作用的。幸运的是，只有在过量使用京尼平苷时，这些转录因子的活化才与肝损伤相关。治疗量和过量的京尼平苷具有不同的靶标转录因子。

参考文献

［1］ALTAMIRANO J，BATALLER R. Alcoholic liver disease: pathogenesis and new targets for therapy［J］.

Nat Rev Gastroenterol Hepatol, 2011, 8（9）: 491-501.

[2] WILLIAMS J A, MANLEY S, DING W X. New advances in molecular mechanisms and emerging therapeutic targets in alcoholic liver diseases [J]. World J Gastroenterol, 2014（20）: 12908-12933.

[3] LOUVET A, MATHURIN P. Alcoholic liver disease: mechanisms of injury and targeted treatment [J]. Nat Rev Gastroenterol Hepatol, 2015, 12（4）: 231-242.

[4] VALLEE B L, WACKER W E, BARTHOLOMAY A F, et al. Zinc metabolism in hepatic dysfunction. Ⅱ. Correlation of metabolic patterns with biochemical findings [J]. N Engl J Med, 1957, 257（22）: 1055-1065.

[5] MCCLAIN C J, SU L C. Zinc deficiency in the alcoholic: a review [J]. Alcohol Clin Exp Res, 1983（7）: 5-10.

[6] ZHOU Z, WANG L, SONG Z, et al. Zinc supplementation prevents alcoholic liver injury in mice through attenuation of oxidative stress [J]. Am J Pathol, 2005, 166（6）: 1681-1690.

[7] KANG X, SONG Z, MCCLAIN C J, et al. Zinc supplementation enhances hepatic regeneration by preserving hepatocyte nuclear factor-4alpha in mice subjected to long-term ethanol administration [J]. Am J Pathol, 2008, 172（4）: 916-925.

[8] ZHOU Z, LIU J, SONG Z, et al. Zinc supplementation inhibits hepatic apoptosis in mice subjected to a long-term ethanol exposure [J]. Exp Biol Med（Maywood）, 2008, 233（5）: 540-548.

[9] KANG X, ZHONG W, LIU J, et al. Zinc supplementation reverses alcohol-induced steatosis in mice through reactivating hepatocyte nuclear factor-4alpha and peroxisome proliferator-activated receptor-alpha [J]. Hepatology, 2009, 50（4）: 1241-1250.

[10] MOHAMMAD M K, ZHOU Z, CAVE M, et al. Zinc and liver disease [J]. Nutr Clin Pract, 2012, 27（1）: 8-20.

[11] KADONAGA J T. Regulation of RNA polymerase Ⅱ transcription by sequence specific DNA binding factors [J]. Cell, 2004（116）: 247-257.

[12] THOMES P G, DONOHUE T M. Role of Early Growth Response-1 in the Development of Alcohol-Induced Steatosis [J]. Curr Mol Pharmacol, 2017（10）: 179-185.

[13] NAN Y M, WANG R Q, FU N. Peroxisome proliferator-activated receptor α, a potential therapeutic target for alcoholic liver disease [J]. World J Gastroenterol, 2014（20）: 8055-8060.

［14］HOWARTH D L, LINDTNER C, VACARU A M, et al. Activating transcription factor 6 is necessary and sufficient for alcoholic fatty liver disease in zebrafish［J］. PLoS Genet, 2014, 10（5）.

［15］YIN H, HU M, LIANG X, et al. Deletion of SIRT1 from hepatocytes in mice disrupts lipin-1 signaling and aggravates alcoholic fatty liver［J］. Gastroenterology, 2014（146）: 801-811.

［16］PETRASEK J, IRACHETA-VELLVE A, CSAK T, et al. STING-IRF3 pathway links endoplasmic reticulum stress with hepatocyte apoptosis in early alcoholic liver disease［J］. Proc Natl Acad Sci USA, 2013（110）: 16544-16549.

［17］NATH B, LEVIN I I, CSAK T, et al. Hepatocyte-specific hypoxia-inducible factor-1α is a determinant of lipid accumulation and liver injury in alcohol-induced steatosis in mice［J］. Hepatology, 2011（53）: 1526-1537.

［18］PASSERI M J, CINAROGLU A, GAO C, et al. Hepatic steatosis in response to acute alcohol exposure in zebrafish requires sterol regulatory element binding protein activation［J］. Hepatology, 2009（49）: 443-452.

［19］DIXIT R, BOELSTERLI U A. Healthy animals and animal models of human disease (s) in safety assessment of human pharmaceuticals, including therapeutic antibodies［J］. Drug Discov Today, 2007（12）: 336-342.

［20］YAMAMOTO M, MIURA N, OHTAKE N, et al. Genipin, a metabolite derived from the herbal medicine Inchin-ko-to, and suppression of Fas-induced lethal liver apoptosis in mice［J］. Gastroenterology, 2000（118）: 380-389.

［21］SHODA J, MIURA T, UTSUNOMIYA H, et al. Genipin enhances Mrp2(Abcc2)-mediated bile formation and organic anion transport in rat liver［J］. Hepatology, 2004（39）: 167-178.

［22］PENG J H, LENG J, TIAN H J, et al. Geniposide and chlorogenic acid combination ameliorates non-alcoholic steatohepatitis involving the protection on the gut barrier function in mouse induced by high-fat diet［J］. Front Pharmacol, 2018（9）: 1399.

［23］YOKOYAMA Y, NAGINO M. Current scenario for the hepatoprotective effects of Inchinkoto, a traditional herbal medicine, and its clinical application in liver surgery: a review［J］. Hepatol Res, 2014（44）: 384-394.

［24］AKAO T, KOBASHI K, ABURADA M. Enzymic studies on the animal and intestinal bacterial metabolism of geniposide [J]. Biol Pharm Bull, 1994（17）: 1573-1576.

[25] HUANG W, ZHANG J, MOORE D D. A traditional herbal medicine enhances bilirubin clearance by activating the nuclear receptor CAR [J]. J Clin Invest, 2004, （113）: 137-143.

[26] YAMASHIKI M, MASE A, ARAI I, et al. Effects of the Japanese herbal medicine 'Inchinko-to' (TJ-135) on concanavalin A-induced hepatitis in mice [J]. Clin Sci（Lond）, 2000（99）: 421-431.

[27] KOO H J, SONG Y S, KIM H J, et al. Antiinflammatory effects of genipin, an active principle of gardenia [J]. Eur J Pharmacol, 2004（495）: 201-208.

[28] TAKEUCHI S, GOTO T, MIKAMI K, et al. Genipin prevents fulminant hepatic failure resulting in reduction of lethality through the suppression of TNF-alpha production [J]. Hepatol Res, 2005, （33）: 298-305.

[29] JEON W K, HONG H Y, KIM B C. Genipin up-regulates heme oxygenase-1 via PI3-kinase-JNK1/2-Nrf2 signaling pathway to enhance the anti-inflammatory capacity in RAW264.7 macrophages [J]. Arch Biochem Biophys, 2011（512）: 119-125.

[30] LI C C, HSIANG C Y, LO H Y, et al. Genipin inhibits lipopolysaccharide-induced acute systemic inflammation in mice as evidenced by nuclear factor- κB bioluminescent imaging-guided transcriptomic analysis [J]. Food Chem Toxicol, 2012（50）: 2978-2986.

[31] KIM S J, KIM J K, LEE D U, et al. Genipin protects lipopolysaccharide-induced apoptotic liver damage in D-galactosamine-sensitized mice [J]. Eur J Pharmacol, 2010（635）: 188-193.

[32] SAKAIDA I, TSUCHIYA M, KAWAGUCHI K, et al. Herbal medicine Inchin-ko-to (TJ-135) prevents liver fibrosis and enzyme-altered lesions in rat liver cirrhosis induced by a choline-deficient L-amino acid-defined diet [J]. J Hepatol, 2003（38）: 762-769.

[33] IMANISHI Y, MAEDA N, OTOGAWA K, et al. Herb medicine Inchin-ko-to (TJ-135) regulates PDGF-BB-dependent signaling pathways of hepatic stellate cells in primary culture and attenuates development of liver fibrosis induced by thioacetamide administration in rats [J]. J Hepatol, 2004（41）: 242-250.

[34] INAO M, MOCHIDA S, MATSUI A, et al. Japanese herbal medicine Inchin-ko-to as a therapeutic drug for liver fibrosis [J]. J Hepatol, 2004（41）: 584-591.

[35] WEI J Y, ZHANG F B, ZHANG Y, et al. Proteomic investigation of signatures for geniposide-induced

hepatotoxicity［J］. J Proteome Res, 2014（13）: 5724–5733.

［36］BOOKOUT A L, JEONG Y, DOWNES M, et al. Anatomical profiling of nuclear receptor expression reveals a hierarchical transcriptional network［J］. Cell, 2006（126）: 789–799.

［37］DING C, CHAN D W, LIU W, et al. Proteome–wide profiling of activated transcription factors with a concatenated tandem array of transcription factor response elements［J］. Proc Natl Acad Sci USA, 2013（110）: 6771–6776.

［38］WEI J, ZHANG Y Q, JIA Q, et al. Systematic investigation of transcription factors critical in the protection against cerebral ischemia by Danhong injection［J］. Sci Rep, 2016（6）: 29823.

［39］NANJI A A, JOKELAINEN K, LAU G K, et al. Arginine reverses ethanol–induced inflammatory and fibrotic changes in liver despite continued ethanol administration［J］. J Pharmacol Exp Ther, 2001（299）: 832–839.

［40］NANJI A A, JOKELAINEN K, TIPOE G L, et al. Dietary saturated fatty acids reverse inflammatory and fibrotic changes in rat liver despite continued ethanol administration［J］. J Pharmacol Exp Ther, 2001（299）: 638–644.

［41］NANJI A A, LIONG E C, XIAO J, et al. Thromboxane inhibitors attenuate inflammatory and fibrotic changes in rat liver despite continued ethanol administrations［J］. Alcohol Clin Exp Res, 2013（37）: 31–39.

［42］WINGENDER E, SCHOEPS T, HAUBROCK M, et al. TFClass: a classification of human transcription factors and their rodent orthologs［J］. Nucleic Acids Res, 2015（43）: D97–D102.

［43］SCHWANHÄSSER, BUSSE D, LI N, et al. Global quantification of mammalian gene expression control［J］. Nature, 2011（473）: 337–342.

［44］CAHAN P, LI H, MORRIS S A, et al. CellNet: network biology applied to stem cell engineering［J］. Cell, 2014（158）: 903–915.

［45］The Gene Ontology Consortium. Expansion of the Gene Ontology knowledgebase and resources［J］. Nucleic Acids Res, 2017（45）: D331–D338.

［46］VAQUERIZAS J M, KUMMERFELD S K, TEICHMANN S A, et al. A census of human transcription factors: function, expression and evolution［J］. Nat Rev Genet, 2009（10）: 252–263.

［47］QIAN H, DENG X, HUANG Z W, et al. An HNF1α–regulated feedback circuit modulates hepatic fibrogenesis via the crosstalk between hepatocytes and hepatic stellate cells ［J］. Cell Res, 2015（25）: 930–945.

［48］HUANG P, ZHANG L, GAO Y, et al. Direct reprogramming of human fibroblasts to functional and expandable hepatocytes ［J］. Cell Stem Cell, 2014（14）: 370–384.

［49］JANKOWSKI A, OBARA P, MATHUR U, et al. Enhanceosome transcription factors preferentially dimerize with high mobility group proteins ［J］. BMC Syst Biol, 2016（10）: 14.

·第六章·

蛋白质组学在中药药效作用
解析中的应用

中药复方是在中医药理论指导下通过不同中药配伍而形成的方药。中药复方由于具有临床疗效好、毒副作用小等特点而得到广泛应用，成为中医临床应用的主要治疗形式和手段。中药复方研究也越来越受到人们的重视和关注。已有研究表明，中药复方通过多维度、多靶标的复杂作用网络发挥生物效应。目前，尚未对中药复方和生物效应相关作用形成有效的研究模式，制约了中药复方的研究及其现代化发展。因此，中药复方与生物效应间的规律成为亟待突破的关键科学问题。

随着组学技术、系统生物学和网络药理学的发展，相关新技术和新概念逐渐被广泛应用到中药复方的研究中。特别是陈竺等人利用系统生物学研究方法，从"整体-器官-细胞-分子-基因"的分子调控网络水平揭示了急性早幼粒细胞白血病的发病机制，这为中药复方研究提供了"系统-网络"的新思路。

本研究以益心舒胶囊为例，提出"中药-网络-效应"的整合策略，利用蛋白质组学技术手段，结合中药复方各化学分子的网络药理学分析，构建中药与生物效应的网络联系，揭示药物与靶标之间的相互作用关系及各个节点的生物学意义，阐明中药复方的复杂作用机制，发掘中药复方精准应用的特点。本策略也将应用到小儿扶脾颗粒及四逆汤的精准应用研究中。

第一节 益心舒胶囊干预心力衰竭的精准应用研究

益心舒胶囊（以下简称"益心舒"）是基于《内外伤辨惑论》名方"生脉散"研制开发的复方制剂。益心舒主要由人参、麦冬、五味子、黄芪、丹参、川芎、山楂7味中药材组成，并收载于《中国药典》，其功效为益气复脉、活血化瘀、养阴生津，主要用于气阴两虚、瘀血阻脉所致的心悸气短、脉结代、胸闷不舒、胸痛等。在临床上，益心舒已被应用于慢性心力衰竭、心脏神经官能症和冠心病心绞痛等心血管疾病的治疗。据临床研究报道，益心舒在治疗冠心病心绞痛方面，对于病人的症状、血瘀证积分、全血黏度、血浆黏度、红细胞比容及血小板聚集率各指标均有所改善。同时，发现益心舒还可以治疗糖尿病引起的冠心病，明显改善临床症状，降低血糖及血脂水平，改善心功能。

心力衰竭是指各种原因导致心室收缩或舒张能力受损而引起一系列病理生理变化的

临床综合征。心力衰竭是大多数心血管疾病的最终结局和致命原因。在世界范围内，超过2 300万人患有心力衰竭，其5年内的死亡率为40%～60%，心力衰竭的死亡率高于许多恶性肿瘤。

虽然对于治疗心力衰竭药物的开发研究很多，但至今尚未发现能够显著降低其发病率的药物。目前，心力衰竭的标准或常规药物治疗包括利尿剂、血管紧张素转换酶抑制剂、血管紧张素Ⅱ受体拮抗剂、β受体阻断剂和醛固酮受体拮抗剂。为了更有效地治疗心力衰竭、逆转心脏重构、提高病人的生存率，新型药物研究在不断地开展，现有疗法也将不断完善。新型心力衰竭治疗药物包括双效神经激素抑制剂、强心剂、血管活性多肽与心肌保护剂等。此外，心衰相关生物标志物能够反映心衰不同病理生理进程的分子，并且能够鉴别亚临床心衰，对心衰的诊断、治疗及预测预后的敏感度和精确度具有重要意义。因此，寻找理想的心衰生物标志物尤为重要。目前研究的心衰相关生物标志物按其不同来源可分为神经激素类生物标志物、炎症因子类生物标志物、内分泌生物标志物等。其中神经激素类生物标志物中的BNP、NT-pro BNP是心衰的传统标志物。但是由于心衰的病理生理机制较为复杂，单一的生物标志物仅能反映部分的病理生理机制，而很多新的心衰生物标志物在临床应用上的局限性较大。因此，应用多个生物标志物共同评价，构成心衰不同病理过程的生物标志物群，对于制定治疗方案和改善预后具有重要的意义。

从中医药理论来看，心衰可归属于中医"胸痹""心悸""喘证""怔忡"和"水肿"等范畴。中医认为，心气亏虚为心衰的主要病因病机。根据《中药新药治疗充血性心力衰竭的临床研究指导原则》，将心衰分为心肺气虚、气阴两亏、气虚血瘀、心肾阳虚、阳虚水泛、痰饮阻肺、阴竭阳脱7种类型。临床研究表明，对于慢性心衰气阴两亏证，加味生脉散可以提高病人的心功能和生活质量，改善病人的临床症状。多中心临床研究表明，对于心衰气虚血瘀证，益气活血治疗能够改善心衰病人的心功能，提高活动耐力，增加射血分数，且没有明显的毒副作用。随着中药干预心衰机制研究的深入，中药作用的新靶点被发现，有望成为新的候选药物靶标。

此外，"心主神明"理论是中医学的重要基础理论。心脏的功能与大脑的精神意识和思维活动密切相关。心衰是发病率较高且危重的疾病之一，作为其他心血管疾病的终末阶段，在其病理进程中，常影响到其他脏器，如大脑。大脑作为重要的脏器之一，对氧和能量的需求较大，常常受到心衰病理过程的影响。目前，研究发现心衰能够导致脑组织异常，包括增加脑卒中风险和认知功能的异常。而海马区作为大脑中负责记忆和情绪等生理功能的区域，对心衰导致的损伤更为敏感。临床研究表明，心衰病人的海马区结构有明显改变，而且经常出现记忆功能丧失、意识障碍和学习能力降低等症状。

心衰导致脑损伤的机制是多因素的，迄今尚未研究清楚。目前，对心衰导致的脑功能异常的病理机制研究主要围绕脑血管血流、神经激素轴和炎症等方面。心脏泵血功能会影响大脑功能。据文献报道，虽然心衰病人在灰质中的血管是丰富的，但仍会出现灰质缺失，因此脑血管血流减少并不能作为心衰导致灰质缺失的关键因素。心衰和缺血性心脏病的病人具有相似的灰质缺失病变，这提示两者间存在相似的致大脑损伤的病理机制。关于神经激素轴，肾上腺素和儿茶酚胺的含量在心衰病人中上升，而且对心脏有害，肾上腺素的持续作用可能降低大脑的认知功能。但有趣的是，肾上腺素并不能总通过血脑屏障，其可能通过调控葡萄糖与记忆的关系而发挥作用。心衰被认为是由于心肌损伤激活了机体的炎症反应和免疫反应。临床研究报道，心衰病人中白细胞介素-6（IL-6）和肿瘤坏死因子-α（TNF-α）的水平比正常人高；而且IL-6受体在大脑皮质和海马区有特异性表达，当IL-6受体被激活，进而激活下游的信号通路，则会导致大脑功能的缺失和损伤。另外，心衰导致脑损伤的机制也有其他受体和信号参与，如Sigma受体，广泛存在于大脑和心脏中。据文献报道，Sigma 1受体缺失可能导致抑郁，但是Sigma 1受体是如何在心衰导致大脑异常的病理过程中发挥作用的尚不清楚。

并发认知损伤的心衰病人对自我护理和治疗方案的顺应性较差。认知损伤会影响心衰病人的生活质量，且可作为其他并发症的风险因子。因此，心衰病人大脑功能损伤的预防和治疗应当受到重视。但是目前心衰导致大脑功能异常的病理机制尚不清楚，急需对其开展深入研究。因此，我们基于蛋白质组学技术策略，对益心舒干预心衰及心衰所致大脑功能异常的作用及机制特点开展了系统研究。

一、基于网络药理学的益心舒作用靶点和疾病网络分析研究

由于传统中药复方成分复杂，其发挥药效的分子机制仍不甚清楚。随着生物信息学和网络药理学的发展，已有很多开发平台致力中药的作用靶点预测和作用机制研究

等。BATMAN-TCM是一种用于中药复方化学成分作用靶点预测的在线分析工具。该分析工具具有传统中药成分靶标预测、靶基因功能分析（包括生物学通路、功能富集）和KEGG通路可视化等功能，能系统预测中药复方的作用机制。本部分将主要使用BATMAN-TCM进行益心舒作用靶点的初步预测，并将作用靶点导入DAVID数据库（https://david.ncifcrf.gov/），分析这些靶点与疾病的关联。

1. **材料与方法**

（1）数据来源。本研究中益心舒中药化学成分与作用靶点的数据来源于BATMAN-TCM数据库。富集靶点与疾病的关系数据来源于DAVID 6.7数据库。

（2）数据分析。将益心舒所含的7味中药分别输入BATMAN-TCM中，提取出cutoff score≥20的所有化学成分及其对应分子靶点数据。将化学成分对应的分子靶点数据导入DAVID 6.7数据库"Functional Annotation"版块中的"Upload Gene List"，选择ID为"OFFICIAL_GENE_SYMBOL"，并选择种属为"human species"，即得。

2. **结果**

本研究从BATMAN-TCM数据库中提取出了与益心舒相关的334个化学成分及相应的1 874个分子靶点。通过DAVID数据库对1 874个分子靶点进行分析，初步得到网络分析的益心舒作用靶点和疾病情况，分析益心舒可能与动脉粥样硬化［调整P值（adjusted P-value）=1.16×10^{-2}］、心衰（adjusted P-value=9.50×10^{-5}）、抑郁症（adjusted P-value=3.51×10^{-5}）和焦虑症（adjusted P-value=3.81×10^{-3}）等疾病相关（图6-1）。

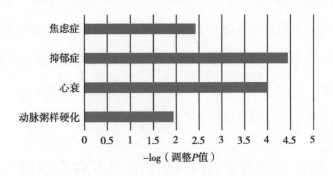

图6-1　益心舒干预疾病的网络药理学分析结果

3. **讨论**

益心舒主要由人参、麦冬、五味子、黄芪、丹参、川芎、山楂7味中药材组成，功效为益气复脉、活血化瘀、养阴生津，主要用于气阴两虚、瘀血阻脉所致的心悸气短、脉结代、胸闷不舒、胸痛等。生物信息学分析结果显示，益心舒可能干预的疾病类型包括动脉粥样硬化、心衰、抑郁症和焦虑症等，这与益心舒临床应用于心血管疾病相关。心衰指一种由心室泵血和（或）充盈功能低下导致的复杂临床综合征。中医药理论一般认为心衰的基本中医证候特征为本虚标实，其中本虚以气虚为主，标实以血瘀为主。而益心舒具有益气复脉、活血化瘀、养阴生津的功效，其临床上有用于治疗心衰的报道。这从生物信息学角度佐证了益心舒干预心血管疾病的可行性。因此，本研究首先重点考察了益心舒干预心衰的药效及机制特点。

二、益心舒干预心衰作用的体内药效研究

基于生物信息学的分析与益心舒的临床应用情况，本研究将益心舒的研究定位在心衰上。虽然近年来对于益心舒的临床研究较多，但是对其干预心衰作用机制的基础性研究尚少。本研究以"中药–网络–效应"为整合策略，深入研究益心舒干预心衰的复杂作用机制，以补充此方面的研究空缺。本研究从体内、体外2个角度来考察益心舒干预心衰的效果，并在此基础上，考察益心舒干预心衰的作用机制及特点。

为了考察体内益心舒干预心衰的效果，我们利用结扎冠状动脉左前降支的方法建立大鼠心衰模型，分别观察术后给药后左室射血分数（LVEF）、短轴缩短率（LVFS）、BNP和NT–pro BNP的情况，以评价益心舒干预心衰的药效作用，为后续研究奠定基础。

1. 实验材料与方法

（1）实验动物。无特定病原体（SPF）级健康雄性SD大鼠，体重230～250 g。由中国医学科学院医学实验动物研究所提供，动物合格证号：SYXK（京）2015-0041。置于室温为（24±2）℃、湿度为（50±10）%的饲养室，动物均自由饮水进食。适应性饲养3天后，进行相关动物实验。整个实验操作过程均依照中国中医科学院中药研究所动物福利伦理委员会的要求执行。

（2）实验仪器。VisualSonics Vevo 770超声仪；ALC-V8S小动物呼吸机（上海奥尔科特生物科技有限公司）；Matrx动物麻醉机；Eppendorf AG 22331低温离心机；98-1-B电子调温电热套（天津市泰斯特仪器有限公司）；ALC-M组织–器官水浴系统（上海奥尔

科特生物科技有限公司）；F-150C光纤冷光源（深圳市瑞沃德生命科技有限公司）；SHZ—DⅢ循环水真空泵（予华仪器有限公司）；海尔DW-86L728超低温冰箱（青岛海尔特种电器有限公司，今青岛海尔生物医疗股份有限公司）；SpectraMax M5多功能酶标仪（美国赛默飞公司）。

无菌手术器械（弯钳、镊子、弯镊、持针器、眼科剪、拉钩、圆针、缝合线）。

（3）实验试剂。益心舒药粉（人参、麦冬、五味子、黄芪、丹参、川芎、山楂），由贵州信邦制药股份有限公司提供；缬沙坦胶囊（海南澳美华制药有限公司）；戊巴比妥钠（德国默克公司）；异氟烷（深圳市瑞沃德生命科技有限公司）；BNP ELISA试剂盒（中国香港Novus公司）；NT-pro BNP ELISA试剂盒（中国香港Novus公司）。

（4）大鼠心衰模型的建立。大鼠称重后，用1%戊巴比妥钠溶液以0.5 ml/100 g的剂量进行腹腔注射麻醉。将大鼠固定于手术台上，并备皮、消毒。将通气管插入大鼠气管后，使之侧躺。于胸骨左缘第4肋间剪开皮肤，钝性分离胸大肌和前锯肌。术者将扩胸器沿胸骨开口处穿入胸腔，迅速分离肋间肌并撑开肋骨，充分暴露心脏。术者于左心耳与肺动脉圆锥交界、平左心耳下缘2 mm、深度为1.5 mm处，用6-0损伤缝合线结扎左冠状动脉前降支近端。结扎后立即放回心脏，先缝合肌肉层并迅速排出胸腔内气体。待动物呼吸平稳后，缝合肌肉和皮肤。术后将大鼠放置于电热毯上保暖，并使其保持左侧卧位和呼吸道通畅。假手术组只挂线不结扎。待大鼠恢复自主呼吸后，拔去通气管，清理口腔物后，放回饲养室。

（5）动物分组与给药。按体重将大鼠随机分为假手术组和造模组。其中，将造模成功后的大鼠随机分为模型组、益心舒高剂量组（每日0.64 g/kg）、益心舒中剂量组（每日0.32 g/kg，临床等效剂量）和阳性药缬沙坦组（8 mg/kg）。在大鼠造模4周后开始灌胃给药，每日1次，连续给药6周。对假手术组和造模组大鼠给予相应体积的饮用水。

（6）大鼠LVEF和LVFS指标检测。分别于大鼠急性心肌梗死后4周、给药6周后，用异氟烷麻醉，通过小动物多功能超声诊断仪进行大鼠心脏超声检查，并观察、记录室壁运动及心室壁厚度情况。同时，测量大鼠LVEF和LVFS等指标的变化。

（7）大鼠血清生化指标检测。在给药6周后，用1%戊巴比妥钠溶液以0.5 ml/100 g

的剂量进行腹腔注射麻醉。用采血管在腹主动脉处采血，不抗凝，室温静置1 h，在4℃下，以3 000 r/min，离心15 min，除去上清液，于−20℃放置备用。血清按BNP和NT-pro BNP ELISA试剂盒的说明书进行操作，用酶标仪在450 nm处读取吸光度值，并计算其血清含量。

（8）数据统计与处理。所有数据均采用Prism 6.0统计软件处理，采用单因素方差分析进行组间比较统计学检验，$P<0.05$认为差异具有统计学意义。

2. 结果

（1）各组大鼠LVEF和LVFS变化情况。大鼠造模4周后，超声心动图检测结果显示，模型组大鼠心室腔扩大，心尖区或心前壁变薄。给药6周后，与模型组比较，益心舒组和阳性药缬沙坦组大鼠的心室腔均显著缩小（图6-2）。

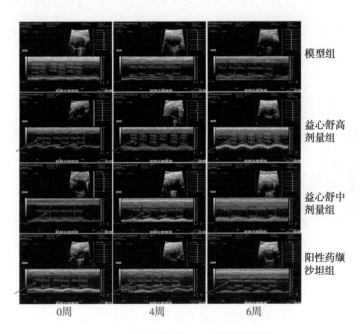

图6-2　各组大鼠超声心动图检测结果

另外，与假手术组比较，模型组大鼠的LVEF和LVFS均显著降低，且差异具有统计学意义（$P<0.05$）；与模型组比较，益心舒组和阳性药缬沙坦组大鼠的LVEF和LVFS均明显升高，且差异具有统计学意义（$P<0.05$，图6-3）。

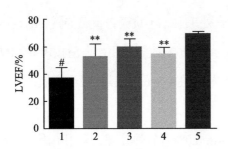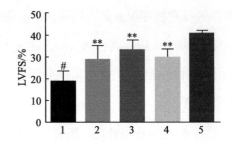

1. 模型组；2. 益心舒中剂量组（每日0.32 g/kg）；3. 益心舒高剂量组（每日0.64 g/kg）；
4. 阳性药缬沙坦组；5. 假手术组。$^{\#}P<0.05$、$^{**}P<0.05$表示差异显著。

图6-3　各组大鼠LVEF和LVFS变化情况

（2）各组大鼠血清BNP和NT-pro BNP变化情况。利用ELISA方法检测各组大鼠血清BNP和NT-pro BNP，结果发现：与假手术组比较，模型组大鼠血清的BNP和NT-pro BNP均明显升高，且差异具有统计学意义（$P<0.01$）；与模型组比较，益心舒组和阳性药缬沙坦组大鼠血清的BNP和NT-pro BNP均显著降低，且差异具有统计学意义（$P<0.01$，图6-4）。

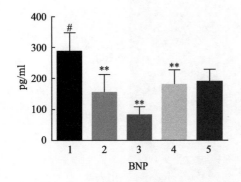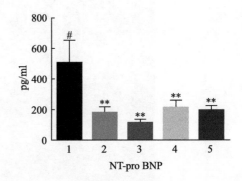

1. 模型组；2. 益心舒中剂量组（每日0.32 g/kg）；3. 益心舒高剂量组（每日0.64 g/kg）；
4. 阳性药缬沙坦组；5. 假手术组。$^{\#}P<0.01$、$^{**}P<0.01$表示差异显著。

图6-4　各组大鼠血清BNP和NT-pro BNP变化情况

3. 讨论

心衰的诱发原因多样，且不同发病阶段的心功能、血流动力学等都有所改变。选择成熟、稳定的心衰动物模型在中药复方药效评价过程中非常关键。目前，心衰的大鼠模型主要有心肌缺血/梗死模型、容量超负荷模型和压力超负荷模型等类型。其中，由冠状动脉结扎建立的模型属于心肌缺血/梗死模型，其病理生理演变进程与人充血性心衰的病理过程接近，主要用于研究长期服用药物对心衰的预防作用，是目前公认的心衰动物模型之一。因此，本研究选择结扎冠状动脉左前降支的方法建立大鼠心衰模型，观察益心舒对该心衰模型的药效作用情况。

超声心动图检测结果显示，心衰大鼠心室腔扩大，LVEF和LVFS均降低，心功能下降；而给予益心舒后，与模型组比较，益心舒组心衰大鼠心室腔扩大程度降低，LVEF和LVFS均升高。这提示益心舒能够改善慢性心衰大鼠的心功能。

BNP和NT-pro BNP是目前公认的慢性心衰发展进程和预后判断的重要评价指标。本研究结果显示，心衰大鼠的BNP和NT-pro BNP均显著上升，而给予益心舒后，心衰大鼠的BNP和NT-pro BNP明显降低。这提示益心舒能够延缓心衰进程，改善心衰预后。

综上所述，本部分研究发现益心舒在体内具有改善心功能的作用，可有效延缓慢性心衰进程，进一步验证了其对心衰的临床药效。

三、益心舒干预心衰作用的体外药效研究

应用人心肌细胞开展药效研究比应用大鼠心肌细胞更接近模拟人类的心血管疾病，所以选择人源化心肌细胞相应的心衰模型对开展药效研究更具有指导意义。但是人心肌细胞的获取和培养具有一定的困难和挑战。为此，研究者将人体细胞诱导成人源诱导型多能干细胞（human induced pluripotent stem cells，hiPSs），再进一步分化成心肌细胞（即hiPS-CMs）、神经元细胞等终末分化细胞。这些细胞可用于建立不同疾病模型，并用于疾病的机制研究、药物筛选等。随着近几年的发展，hiPS-CMs的纯度、成熟度和产量获得了提高，这保障了其疾病模型的质量和可靠性。因此，本研究采用基于ET-1诱导心衰的hiPS-CMs体外细胞模型，进一步考察益心舒干预人源化心肌细胞心衰模型的药效作用。

1. 实验材料与方法

（1）实验细胞与试剂。hiPS-CMs（北京赛贝生物技术有限公司，货号CA2001106），已获得细胞类型的鉴定；ET-1（美国R&D公司）；波生坦（美国西格玛公司）；人工基膜（美国贝顿·迪金森公司）。

（2）实验仪器。ImageXpress XLS 宽场高内涵成像分析系统（美国分子仪器公司）。其他同本节"二"的"1.（2）"项。

（3）益心舒肠吸收液的制备。益心舒肠吸收液由本课题组制备。将100 g益心舒粉末溶于2 000 ml的95%乙醇，回流提取。滤液旋转蒸发至干，每4 g原生药材配以25 ml台氏液，超声混匀溶解，得益心舒溶液，备用。实验前将雄性大鼠禁食12 h（自由饮水），断颈椎处死，迅速取出小肠，用台氏液洗涤。将小肠切取4段：自胃幽门以下10 cm开始向下量取14 cm；间隔10 cm量取14 cm；再间隔10 cm量取14 cm；从回盲瓣以上5 cm开始向上量取14 cm。将4段肠管放入0℃台氏液中去除肠系膜，并冲洗至无肠内容物为止。将肠管用丝线结扎成囊状。向肠管中注入2 ml台氏液，放置并固定于麦氏管中，通入混合气体（95%O_2、5%CO_2）。然后用益心舒溶液代替台氏液，同样条件下，2 h后收集该组肠囊中的肠吸收液。充分混匀后用0.22 µm无菌滤膜滤过除菌，即得益心舒肠吸收液，将样品分装于无菌的EP管中，–20℃保存待用。

（4）hiPS-CMs心衰模型的建立。按说明书要求，将hiPS-CMs培养在经过1%人工基膜包被的96孔板上，接种密度为17 000个/孔，将细胞放置在37℃、5% CO_2细胞培养箱中培养，细胞培养基按说明书要求每2天更换1次。ET-1的浓度为10 nmol/L，持续作用24 h后，分别检测心肌细胞的形态学改变和BNP水平。

（5）细胞分组与给药。将hiPS-CMs分为对照组、模型组、益心舒组、阳性药波生坦组（10 µmol/L）。使用空白肠吸收液处理对照组和模型组，用波生坦（10 µmol/L）处理阳性药组，用益心舒肠吸收液（250 µg/ml）处理益心舒组，然后再用ET-1干预心肌细胞24 h。

（6）数据统计与处理。所有数据均采用Prism 6.0统计软件处理，采用单因素方差分析进行组间比较统计学检验，$P<0.05$认为差异具有统计学意义。

2. 结果

益心舒能明显改善ET-1诱导的心衰模型hiPS-CMs的形态和BNP水平。前期研究发现益心舒对ET-1诱导的心衰心肌细胞的有效浓度为250 µg/ml。因此，本实验采用益心舒浓度250 µg/ml开展后续体外实验研究。结果表明，与对照组比较，模型组hiPS-CMs的BNP表达水平异常升高，而益心舒可以明显调节模型组hiPS-CMs的BNP表达水平（$P<0.05$，图6-5）。

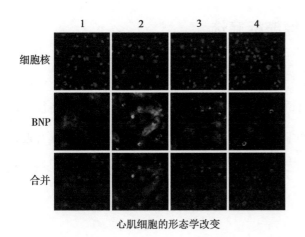

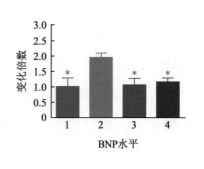

心肌细胞的形态学改变

1. 对照组；2. 模型组；3. 阳性药波生坦组；4. 益心舒组。*$P<0.05$表示差异显著。

图6-5　益心舒对hiPS-CMs BNP蛋白的调节作用

3. 讨论

本研究使用的hiPS-CMs由具备自主电生理活动的心室肌样细胞组成。这些hiPS-CMs能够表达常规的心肌特异性基因，包括多种收缩蛋白和离子通道，同时具备经典心肌细胞的电生理活性，能够对电生理和生物化学刺激做出心肌细胞的常规反应。因此，采用这些人源化心肌细胞制作的心衰模型，比用大鼠心肌细胞制作的心衰模型更接近模拟人的心衰。

ET-1是一种含有21个氨基酸的活性多肽，具有广泛的生物学作用。已有文献报道，外源性ET-1是引起心衰的关键因素。研究者已通过ET-1成功建立了小鼠和人源化心肌细胞的心衰模型。本研究是基于上述研究结果，采用ET-1诱导了hiPS-CMs的心衰模型。

本研究采用的益心舒肠吸收液是用外翻肠囊法这一体外经典研究方法制备的。这种方法能够较好地呈现中药复方的吸收动力学及体内吸收过程，常用于口服中药复方的研究。中药复方经体外小肠吸收后，其肠吸收液能充分模拟体内的肠吸收过程，应用于体外实验也能够客观地反映出中药复方在体内的作用和效应。

综上所述，本部分研究采用ET-1诱导人源化心肌细胞的心衰模型，考察了益心舒对心肌细胞的影响。结果显示，益心舒能明显改善ET-1诱导心衰模型hiPS-CMs的形态和BNP水平，进一步证明了益心舒干预心衰的药效作用，为下一步中药复方作用机制的研究奠定了基础。

四、益心舒干预心衰的关键靶标筛选

为了阐明益心舒干预心衰的复杂作用机制，本研究采用蛋白质组学方法，使用iBAQ定量方法比较了益心舒干预ET-1诱导的人源化心肌细胞模型的蛋白质组特征，深入研究了益心舒干预心衰的复杂作用机制，筛选了益心舒干预心衰的关键靶标，并通过ELISA实验，验证了其中潜在的生物标志物，为进一步明确益心舒的临床定位提供了实验依据。

1. 实验材料与方法

（1）实验细胞与试剂。牛血清白蛋白（美国西格玛公司）；测序级胰蛋白酶（美国普洛麦格公司）；DTT（美国普洛麦格公司）；IAA（美国新泽西公司）；乙腈（美国J.T.贝柯公司）；三氟乙酸（美国Acros公司）；FA（德国Fluka公司）；其他试剂为国产分析纯。

（2）hiPS-CMs心衰模型的建立。用ET-1分别干预hiPS-CMs（10^4/个）12 h、24 h、48 h和72 h，并分别应用益心舒进行干预，然后收集细胞，提取蛋白质，进行蛋白质组检测。

（3）细胞分组与给药。将hiPS-CMs分为对照组、模型组12 h、模型组24 h、模型组48 h、模型组72 h，模型组分别对应给予益心舒干预12 h、24 h、48 h、72 h。

（4）hiPS-CMs蛋白质样本前处理。将裂解液（8 mol/L尿素，pH 8.0，蛋白酶抑制剂cocktail）加入hiPS-CMs中，充分混合。使用组织细胞超声破碎仪处理3 min后，15 000 g 4℃离心10 min，取上清液。用8 mol/L尿素溶解蛋白质，加入10 mmol/L DTT，置于56℃水浴1 h；冷却至室温后加入40 mmol/L IAA，置于暗室使其烷基化，按100∶1的比例加入胰蛋白酶，酶解4 h后，再按100∶1的比例加入胰蛋白酶，过夜酶切，次日加入FA使其终浓度至0.1%，终止酶切。用C_{18}小柱脱盐，冻干保存备用。

（5）蛋白质组学分析。采用配备Easy-nLC 1000 HPLC系统的Orbitrap Fusion质谱仪（美国赛默飞公司）进行LC-MS/MS分析。质谱条件：自动增益控制（AGC）设为$5e^3$，最大填充时间为35 ms，动态排除时间为18 s。使用Proteome Discoverer 1.4.1.14软件，利用NCBI RefSeq蛋白质数据库（下载于2017-4-7），对轨道阱获得的MS/MS图谱进行搜索。参数设置如下：母离子的质量误差设置为10 ppm，子离子的质量误差设置为

0.5 Da；允许2个漏切位点；可变修饰为乙酰化（蛋白质N端）和氧化（M）；肽段和蛋白质水平上的FDR为1%；每次重复进行3次实验。

（6）生物信息学分析。使用DAVID分析，对其细胞组成、生物过程和分子功能进行GO注释。以iBAQ值作为蛋白质表达定量值，取每组3个样本的算术平均值，利用统计学软件对同一蛋白质在不同组中的表达量变化趋势进行k均值聚类分析。将差异蛋白质上传于STRING（http://string-db.org/）分析平台，获得蛋白质相互作用网络结果。

（7）统计学方法。通过使用t检验分析鉴定的蛋白质，将$P<0.05$的蛋白质认为是表达差异蛋白。差异表达蛋白质的多重测试校正采用Benjamini-Hochberg校正方法。

2. 结果

（1）ET-1不同作用时间下hiPS-CMs中蛋白质的动态变化情况。利用高通量蛋白质组学检测方法分别检测了ET-1作用12 h、24 h、48 h和72 h后的蛋白质提取物，其中每一个蛋白质的iBAQ值都以鉴定总蛋白质的iBAQ值进行归一化处理。共检测到4 015个蛋白质，其中，在ET-1处理12 h的hiPS-CMs蛋白质提取物中，362个蛋白质与对照组相比明显上调，并达到2倍以上（$P<0.05$）；在ET-1处理24 h的hiPS-CMs蛋白质提取物中，438个蛋白质与对照组相比明显上调（$P<0.05$）；在ET-1处理48 h的hiPS-CMs蛋白质提取物中，283个蛋白质与对照组相比明显上调（$P<0.05$）；在ET-1处理72 h的hiPS-CMs蛋白质提取物中，354个蛋白质与对照组相比明显上调（$P<0.05$）。（图6-6）

（2）差异蛋白质及其生物功能分析。通过生物功能分析，对ET-1不同处理时间后差异蛋白质的功能进行聚类，发现不同组差异蛋白质的功能不同（图6-7）。ET-1处理12 h的362个差异蛋白质涉及不同的细胞过程，如细胞老化、对钙离子反应、肌动蛋白骨架组织调节、血小板脱颗粒等生物学功能；ET-1处理24 h的438个差异蛋白质涉及巨自噬（macroautophagy）调节、微管运动等；ET-1处理48 h的283个差异蛋白质涉及细胞骨架（cytoskeleton organization）调节、细胞生长负调节等生物学过程；ET-1处理72 h的354个差异蛋白质涉及肌动球蛋白结构调节、细胞死亡的负调节和应激反应等生物学过程。

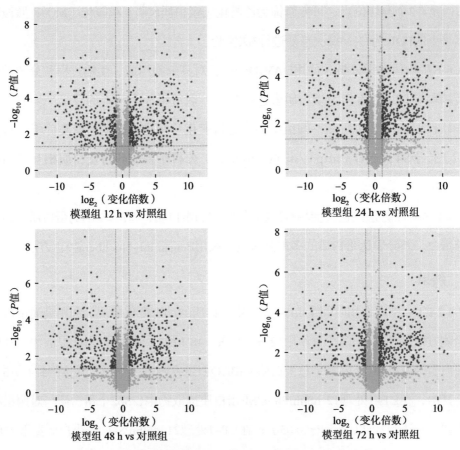

图6-6　ET-1不同作用时间下hiPS-CMs中蛋白质的动态变化

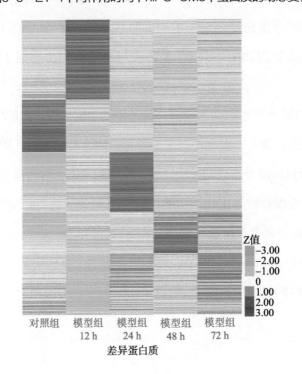

差异蛋白质

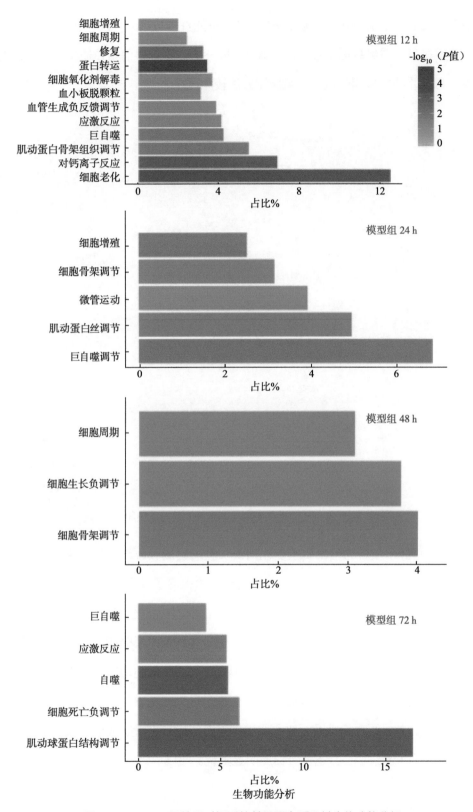

图6-7 ET-1不同处理时间后的差异蛋白质及其生物功能分析

基于STRING V 10数据库分析，ET-1受体可能直接与116个蛋白质相互作用，其中52个蛋白质在蛋白质组数据中被检测出来（图6-8）。鉴于目前蛋白质组检测的细胞数仅为10^4，因此本研究采用的蛋白质组检测方法较为可靠。

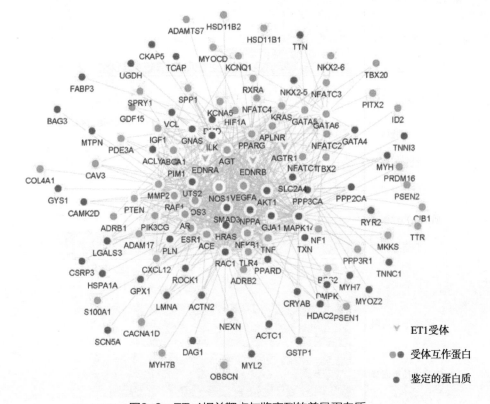

图6-8　ET-1相关靶点与鉴定到的差异蛋白质

（3）益心舒干预后的蛋白质组变化情况。益心舒肠吸收液干预ET-1处理的hiPS-CMs 12 h、24 h、48 h和72 h后，用蛋白质组技术检测了其蛋白质提取物。共检测到4 404个蛋白质。对益心舒不同处理时间后差异蛋白质的功能进行聚类分析，发现益心舒不同处理时间后的差异蛋白质功能有所不同。通过生物信息学分析，益心舒作用12 h后的差异蛋白质涉及正性调节应激反应的心肌肥大、与心肌细胞动作电位相关的门控钙离子通道、与心肌细胞发育相关的细胞生长等生物学过程；随着益心舒作用时间的延长，与模型组相比，差异蛋白质涉及心室心肌组织发育、血管平滑肌收缩、肌动蛋白丝重组和心肌舒张负调节等过程，且这些蛋白质明显上调。（图6-9）

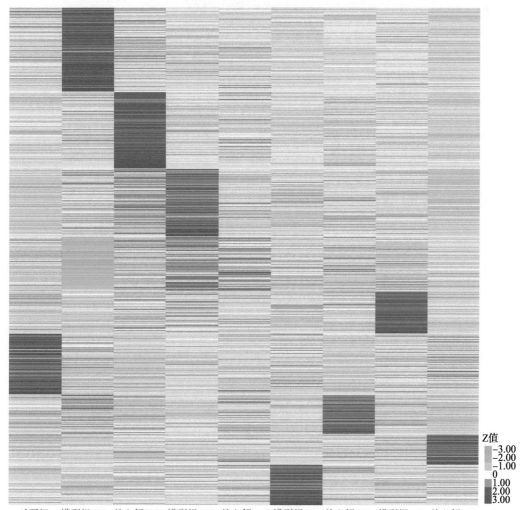

对照组　模型组12 h 益心舒12 h　模型组24 h 益心舒24 h　模型组48 h 益心舒48 h　模型组72 h 益心舒72 h

差异蛋白质

Z值
-3.00
-2.00
-1.00
0
1.00
2.00
3.00

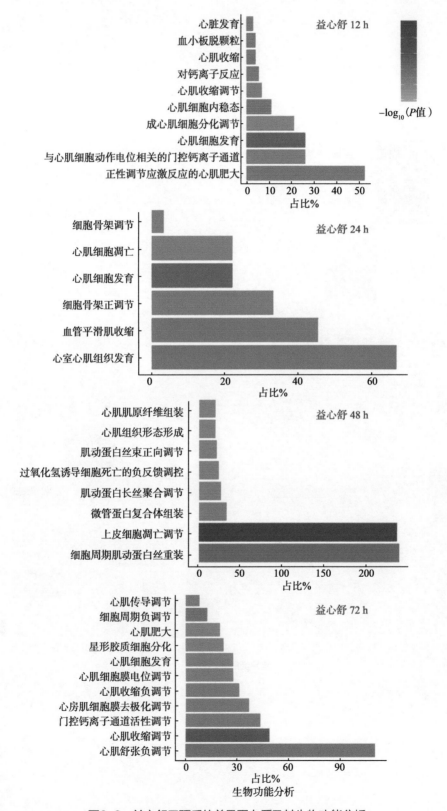

图6-9 益心舒干预后的差异蛋白质及其生物功能分析

（4）益心舒干预心力衰竭的分子靶点预测分析。基于网络药理学策略，并结合蛋白质组差异蛋白质情况，本研究预测了益心舒干预心力衰竭可能的分子靶点。将ET-1相互作用蛋白、BATMAN-TCM预测的益心舒靶标和上述蛋白质组学差异蛋白质构建成相互作用分子网络，共有92个主要节点，其中有12个为差异表达的主要节点（图6-10）。

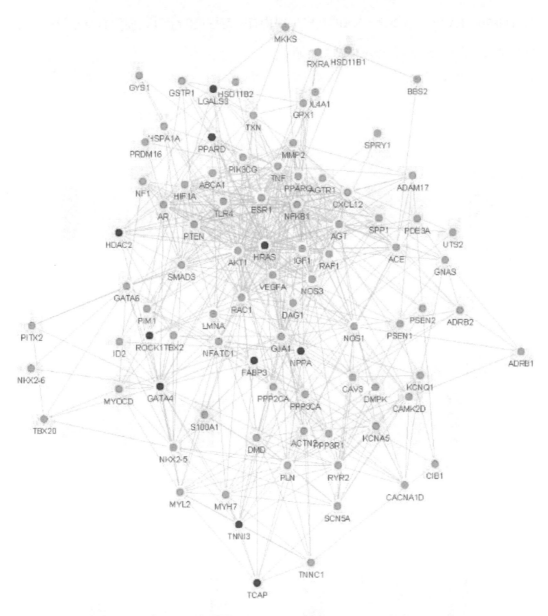

图6-10 益心舒预测靶标（红色）和差异表达蛋白质间的相互作用网络

对比12个主要节点的蛋白质组数据和相关文献，本研究筛选出了7个可能与益心舒干预心力衰竭的作用机制相关的靶点（图6-10，红色标记靶点），分别为利钠肽

A（natriuretic peptide precursor A，NPPA）、心肌肌钙蛋白-3（troponin I type 3，cardiac，TNNI3）、GAL-3、热休克蛋白-70（heat shock protein 70，HSP70）、FABP3、ATP柠檬酸裂合酶（ATP-citrate lyase，ACL）、CKAP5。益心舒处理不同时间后，这7个靶点在蛋白质组数据中的表达情况如下（图6-11），NPPA、TNNI3、GAL-3、HSP70、FABP3、ACL和CKAP5在模型组均有一定程度的上升，而随着益心舒处理时间的延长，上述靶点均有一定程度的下调。

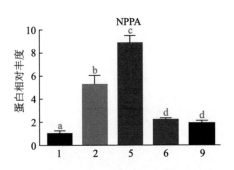
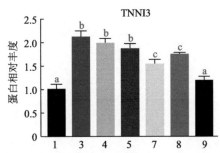

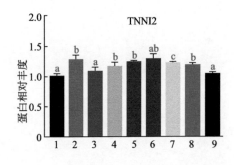
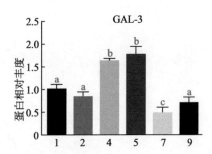

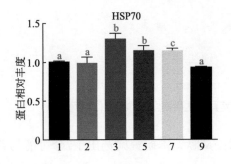
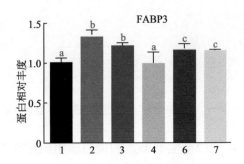

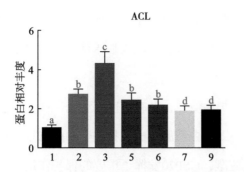
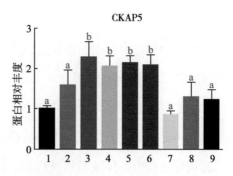

1. 对照组；2. 模型组12 h；3. 模型组24 h；4. 模型组48 h；5. 模型组72 h；
6. 益心舒12 h；7. 益心舒24 h；8. 益心舒48 h；9. 益心舒72 h。

a、b、c、d表示差异显著（$P<0.05$）。

图6-11 益心舒对心肌细胞关键靶点表达的影响情况

3. 讨论

本研究利用蛋白质组学方法，定量比较了ET-1诱导及益心舒干预后人源化心肌细胞的蛋白质组变化特征，并结合生物信息学技术，筛选出益心舒干预心衰的12个潜在生物标志物，为进一步明确益心舒的临床定位提供了实验依据。

在这些潜在的生物标志物中，NPPA是一种能够调节尿钠、利尿和扩张血管的激素分子，其在心血管稳态中发挥关键作用。NPPA能够促进特异性结合并激活利尿钠肽受体1（NPR1）产生环鸟苷酸（cGMP）。而且在心肌肥厚和心力衰竭时，NPPA的表达在心室被重新激活，并成为心脏病高度保守的标志。从蛋白组数据来看，NPPA随着ET-1作用时间的延长而增加，与已有文献结果相一致。而给予益心舒肠吸收液后，NPPA水平有所下调。

TNNI3是具有高度心肌特异性、能反映心力衰竭严重程度和预后的重要生化指标之一。肌节收缩的调控是由原肌球蛋白和肌钙蛋白复合物介导的。其中，肌钙蛋白复合物主要由T、I和C亚型构成。TNNI3通过抑制肌动蛋白和肌球蛋白的结合来调节肌节的活化。据报道，TNNI3突变与心肌肥大密切相关。从蛋白组数据来看，TNNI3在ET-1作用24 h时差异程度最高，并随着作用时间的延长而缓慢降低。而给予益心舒肠吸收液后，TNNI3明显降低。

GAL-3是半乳糖凝集素家族的重要成员之一，其主要在巨噬细胞、嗜酸性粒细胞、中性粒细胞及肥大细胞的细胞质表达，而在细胞核和细胞表面也有表达。GAL-3可参与调控细胞增殖、抑制细胞凋亡、介导细胞黏附和炎症反应等生理病理过程。近年来的研究发现，GAL-3与心力衰竭的发展过程和预后密切相关，已成为临床诊断心力衰竭和评估近期预后的新的生物标志物。

HSP70是存在于各种类型细胞中的一种保护性蛋白，具有高度应激诱导性，是主要伴侣蛋白，可促进新生多肽链的正常折叠、协助蛋白质的合成和损伤蛋白的修复。在心力衰竭的病理过程中，伴随着机械性和氧化应激，HSP70发挥了重要的保护作用，可成为心力衰竭的潜在生物标志物。

FABP3是一种可溶性的细胞内非酶蛋白质，主要存在于心室中。研究发现，FABP3能在病理状态下与细胞内聚集的脂肪酸及其衍生物相结合，防止双亲性脂肪酸分子对细胞膜结构的损害，改善缺血再灌注心脏的心肌功能。同时，FABP3在心力衰竭的诊断和评价中具有较高的敏感性和特异性，可成为心力衰竭的潜在生物标志物。

ACL是一种负责合成许多组织中胞质乙酰辅酶A（AcCoA）的酶，在脂质合成中起着关键作用。在神经组织中，它可能参与乙酰胆碱的生物合成。ACL通过调节胞质AcCoA的生成而调控压力过载诱导的心肌细胞自噬水平，这提示ACL可能与心力衰竭的发生发展过程有关。

CKAP5作为一种与微管正端结合的微管聚合酶，可调节微管动力学和微管组织。据文献报道，其可能参与肌纤维皮质细胞骨架的重组。目前尚缺乏其与心力衰竭关系的相关报道。

五、益心舒干预心衰的关键靶标验证

根据关键靶标发现的实验结果，为了进一步确证数据的准确性，本部分研究采用ELISA的方法，提取益心舒干预后的人源化心肌细胞蛋白质提取物及大鼠血清样本，检测候选关键靶点的蛋白质表达水平变化。

1. 实验材料与方法

（1）实验试剂。NPPA ELISA试剂盒、TNNI3 ELISA试剂盒、GAL-3 ELISA试剂盒、FABP3 ELISA试剂盒、ACL ELISA试剂盒（美国云克隆公司）；CKAP5 ELISA试剂盒（MyBioSource公司）；HSP70 ELISA试剂盒（美国R&D公司）。

（2）hiPS-CMs心衰模型的建立。操作同本节"三"的"1.（4）"项。配置细胞裂解液［苯甲基硫酰氟（PMSF）和RIPA裂解缓冲液按1∶100混合后，加入蛋白酶抑制剂］，用细胞裂解液裂解hiPS-CMs，提取总蛋白。用二辛可宁酸（bicinchonininc acid，BCA）法检测各组蛋白提取液的浓度后，用于ELISA检测。

（3）大鼠心衰模型的建立。操作同本节"二"的"1.（4）"项。检测大鼠LVEF和LVFS指标，操作同本节"二"的"1.（6）"项。并取血清检测BNP、NT-pro BNP和候选靶标。具体操作按各蛋白质的ELISA试剂盒说明书进行，并用酶标仪在450 nm处读取吸光度值。

（4）益心舒干预心衰"中药-网络-效应"相互作用关系的构建。将BATMAN-TCM数据库、DAVID 6.7数据库和蛋白质组结果，导入到Cytoscape软件中，构建相互作用网络。

2. 结果

（1）基于hiPS-CMs的候选关键靶标验证。ET-1处理12 h后，hiPS-CMs心衰模型蛋白质提取物中的NPPA、TNNI3、GAL-3、HSP70、FABP3均明显增加；而用益心舒干预后的hiPS-CMs，上述趋势明显降低。另外，ET-1处理12 h后，hiPS-CMs心衰模型蛋白质提取物中的CKAP5并没有明显改变，但是在ET-1处理48 h后，CKAP5在心衰模型中明显增加；而用益心舒干预后的hiPS-CMs，其趋势明显降低。这些指标的变化趋势与蛋白质组数据的趋势是一致的（图6-12）。

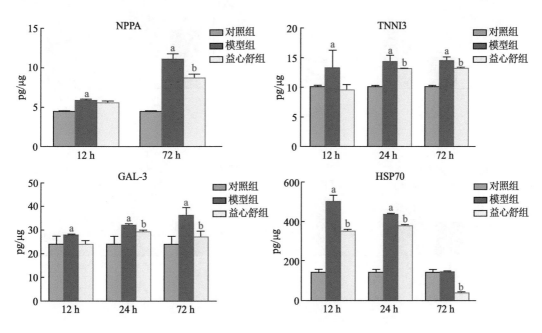

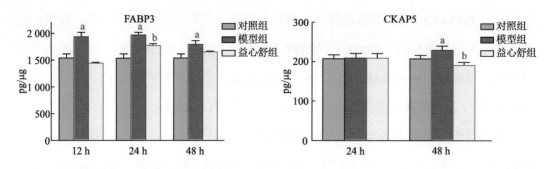

模型组12 h、24 h、48 h、72 h：ET-1分别作用12 h、24 h、48 h、72 h；
益心舒组 12 h、24 h、48 h、72 h：益心舒分别作用12 h、24 h、48 h、72 h。
a、b表示差异显著（$P<0.05$）。

图6-12　各关键靶标在hiPS-CMs心衰模型中的验证情况

（2）候选靶标在心衰模型大鼠血清中的变化情况。本研究筛选并验证的靶点中存在益心舒干预心衰的作用靶点，如果这些靶点能在血清中被检测到，则可以将其作为益心舒临床精准应用的指标。血清验证实验结果显示，NT-pro BNP、BNP、TNNI3、GAL-3和FABP3在模型组都有升高，而在给予益心舒后，包括CKAP5在内的这些指标均有所下调。其中，与阳性药缬沙坦组相比，益心舒能显著降低FABP3和CKAP5的表达，这提示这2个分子靶标可以作为益心舒干预心衰的精准应用生物标志物（图6-13）。

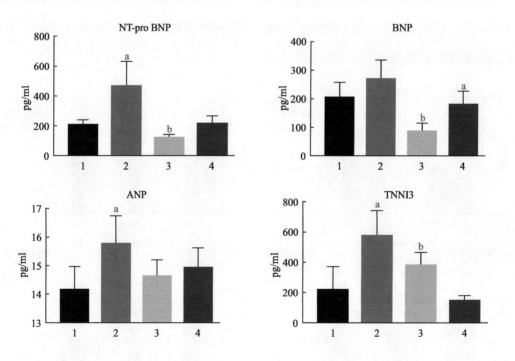

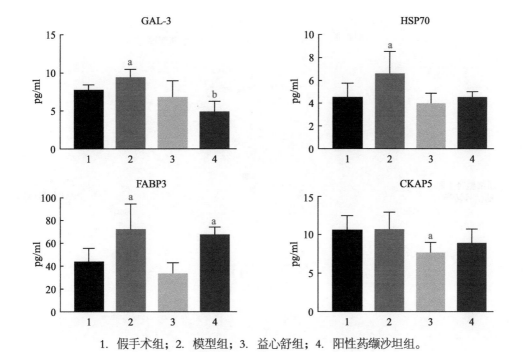

1. 假手术组；2. 模型组；3. 益心舒组；4. 阳性药缬沙坦组。

a、b表示差异显著（$P<0.05$）。

图6-13　候选靶标在心衰模型大鼠血清中的变化情况

（3）益心舒干预心衰"中药-网络-效应"相互作用关系。最后，本研究利用BATMAN-TCM数据库，整合上述研究结果，构建了益心舒所含7味中药化学成分网络与筛选的分子靶标网络（BNP、TNNI3、GAL-3、FABP3和CKAP5）的相互关系，同时构建了分子靶标和与其相关的生物效应的相互作用关系（图6-14）。

3. 讨论

精准医学由个体化医疗发展而来，通过基因组、蛋白质组等组学和大数据分析等技术，结合病人的临床和个体信息，实现对疾病个性化和精准化的预测、预防、诊断和治疗。精准医学现已成为当代医学发展的热点方向之一。中医药整体观念的基本理念和辨证论治诊疗模式，与精准医学具有相通之处。中医药精准医学应当以精准诊断和精准治疗为切入点。如何将中医药与组学、生物信息学技术结合以实现精准医疗是目前的研究难点。

本研究以益心舒为例，基于"中药-网络-效应"及蛋白质组研究策略，分析了益心舒干预心衰的作用靶点，筛选出了益心舒干预的关键靶点BNP、TNNI3、GAL-3、FABP3和CKAP5。其中BNP是心衰发展和预后的重要诊断指标之一。TNNI3与心肌肥大密切相关，是能反映心衰严重程度和预后的重要生化指标之一。GAL-3与心衰发展过程

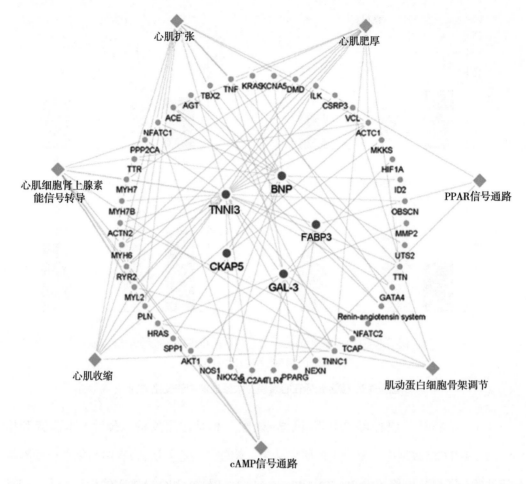

图6-14　益心舒干预心衰"中药-网络-效应"相互作用关系

和预后密切相关,已成为临床诊断心衰和评估近期预后的新的生物标志物。FABP3在心衰的诊断和评价中具有较高的敏感性和特异性,可成为心衰的潜在生物标志物。CKAP5作为一种与微管正端结合的微管聚合酶,可调节微管动力学和微管组织,目前尚缺乏其与心衰关系的相关报道。这些靶标中既有经典的心衰标志物,也有新发现的分子靶标。由于中药复方具有多靶点的药理作用特点,故筛选出一个分子靶标网络能够更好地阐明中药复方的复杂作用机制,指导临床用药。这一研究模式的建立和应用,既能阐明益心舒干预心衰的复杂作用机制,又能指导临床精准用药,为中医药精准医疗的发展提供参考。

六、益心舒干预心衰致脑功能异常的作用研究

"心主神明"理论是中医学的重要基础理论之一。心脏的功能与大脑的精神意识和

思维活动密切相关。心衰病人普遍呈现一定程度的认知和情绪异常，如记忆功能下降、抑郁和焦虑。研究表明，认知障碍与中枢神经系统的功能失调和神经损伤有关，尤其是海马组织异常。海马组织由于血管丰富，很容易受到心衰加重期血流异常和低氧状态的影响。海马组织受损可导致心衰病人的认知障碍，进而影响机体自身的修复，降低病人的生活质量。目前，很多抗心衰的药物研究主要针对心脏或血管进行干预，而忽略了心衰导致的脑功能异常，尤其是与意识记忆有密切联系的海马组织功能异常。

根据前期的生物信息学研究，益心舒对抑郁症和焦虑症可能具有一定的作用。益心舒的功效为益气复脉、活血化瘀、养阴生津。临床上已有将益心舒用于治疗心悸、抑郁、冠心病的报道。但益心舒干预心衰致脑功能异常的药效及机制尚不明确。本部分研究探究了益心舒干预心衰致脑功能异常的药效作用，并从蛋白质层面阐释了益心舒干预心衰致海马组织功能异常的分子机制。

1. 实验材料与方法

（1）实验动物。同本节"二"的"1.（1）"项。

（2）实验仪器。YM-1000Y超声波细胞粉碎机（上海豫明仪器有限公司）；TS-100型脱色摇床（海门市其林贝尔仪器制造有限公司）；电泳仪电源（北京市六一仪器厂，现北京六一生物科技有限公司）；Mini-PROTEAN Tetra电泳槽［伯乐生命医学产品（上海）有限公司］；Trans-Blot电泳转印槽组件［伯乐生命医学产品（上海）有限公司］；Flurochem数字凝胶成像系统（美国阿尔法创新技术公司）。

（3）实验试剂。过氧化物酶体增殖物激活受体γ（PPARγ）、闭锁连接蛋白1（ZO-1）和水通道蛋白4（AQP4）抗体均购自美国蛋白技术公司；丙烯酰胺/甲叉双丙烯酰胺（29∶1）溶液（40%）、Tris-甘氨酸电泳缓冲液（pH 8.3）、Tris盐酸/十二烷基磺酸钠（sodium dodecyl sulfate，SDS）（Tris×HCl/SDS）（pH 8.8）、Tris×HCl/SDS（pH 6.8）、蛋白上样缓冲液、Tris-HCl吐温缓冲液（TBST）等试剂均购自生工生物工程（上海）股份有限公司；聚偏二氟乙烯（PVDF，美国密理博公司）；四甲基乙二胺（TEMED，美国西格玛公司）；ECL Plus超敏发光液（美国密理博公司）；BCA蛋白浓度试剂盒（美国赛默飞公司）。

（4）大鼠动物实验。

1）大鼠心衰模型的建立。操作同本节"二"的"1.（4）"项。

2）动物分组与给药。操作同本节"二"的"1.（5）"项。

3）大鼠LVEF和LVFS指标检测。操作同本节"二"的"1.（6）"项。

（5）自发活动开场实验。实验全程在无噪声的实验环境中进行。自发活动开场实验箱为实验室自制，其为50 cm×50 cm×40 cm的黑色塑料箱子，底面用白线划分成边长为10 cm的正方格，沿四周内壁的方格称为外周格，其余为中央格。实验者手握距离小鼠鼠尾根部1/3处的鼠尾位置（小鼠背向实验者），将小鼠放入旷场正中格，用摄像系统记录小鼠3 min内的行为变化，观察者主要记录旷场总分。①水平活动得分：小鼠穿越底面方格总数记为水平活动得分（小鼠前后爪均进入底面方格方可记数）。②垂直活动得分：小鼠两前爪腾空或攀附墙壁直立次数记为垂直活动得分。③自发活动开场实验总分：为水平活动得分和垂直活动得分的总和。每只小鼠实验结束后要清除粪便，再用70%的乙醇喷洒箱底并用纱布擦干净，以免前一只小鼠的残留气味对下一只小鼠产生影响。行为学评价采用盲法观察录像并进行评分。

（6）免疫印迹（Western blot）实验。将造模鼠断头，迅速分离大脑海马组织，用液氮速冻后迅速转移至–80℃冰箱保存。取出新鲜冰冻的海马组织称重，经超声裂解后提取总蛋白质。根据各组的蛋白质浓度（BCA法），各泳道样本蛋白质的上样量为30 μg，以10% SDS–PAGE分离，再用半干转膜法转移至PVDF膜上，用0.5%脱脂奶粉封闭1 h后，按说明书比例对目标蛋白质抗体进行稀释，在4℃孵育过夜。用含吐温–20的TBS（TBST）漂洗4次，每次5 min，加入二抗孵育，密封，于室温在摇床上缓慢摇动1 h，TBST漂洗4次，用增强型化学发光（ECL）试剂孵育1～5 min，置于化学发光成像系统上成像并扫描，用Image J软件进行分析。以目的条带与内参条带灰度的比值表示待测蛋白质含量，并将假手术组的比值作为100%对其他组进行校正。

（7）ELISA实验。检测血清中的BNP、NT–pro BNP、IL–1、IL–6和TNF–α。具体操作按ELISA试剂盒说明书进行，并用酶标仪在450 nm处读取吸光度值。

（8）数据统计与处理。所有数据均采用Prism 6.0统计软件处理，采用单因素方差分析进行组间比较统计学检验，$P < 0.05$认为差异具有统计学意义。

2. 结果

（1）各组大鼠LVEF和LVFS变化情况。首先建立了大鼠冠状动脉结扎致心衰动物模型。在造模4周后，通过高频率超声影像系统和心衰标志物鉴定模型是否形成心衰。

对于造模成功后的大鼠进行随机分组，分别灌胃给予阳性药缬沙坦、益心舒和生理盐水，连续6周。由实验结果可知，益心舒可明显改善心衰大鼠的心脏功能，主要评价指标包括LVEF、LVFS、BNP和NT-pro BNP，结果同本节"二"的"2.（1）"项和"2.（2）"项。

（2）自发活动开场实验结果。实验结果发现，与假手术组比较，模型组大鼠自发活动开场实验总分下降；与模型组比较，益心舒可显著提高自发活动开场实验总分（图6-15）。

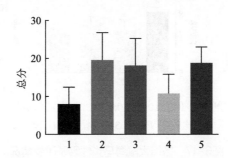

1. 模型组；2. 益心舒中剂量组（每日0.32 g/kg）；
3. 益心舒高剂量组（每日0.64 g/kg）；4. 阳性药缬沙坦组；5. 假手术组。

图6-15 各组大鼠自发活动开场实验总分情况

（3）各组大鼠海马血脑屏障通透性情况。通过免疫印迹法检测与血脑屏障通透性相关的蛋白质ZO-1和AQP4的表达情况，与假手术组比较，模型组大鼠ZO-1和AQP4的表达减少；与模型组比较，益心舒上调了ZO-1和AQP4的表达水平，且差异具有统计学意义（$P<0.05$，图6-16）。结果提示，益心舒可改善心衰导致的海马血脑屏障通透性升高的情况。

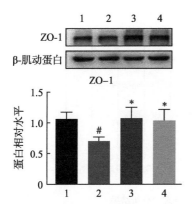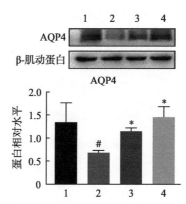

1. 假手术组；2. 模型组；3. 益心舒中剂量组（每日0.32 g/kg）；4. 益心舒高剂量组（每日0.64 g/kg）。与假手术组比较，$^{\#}P<0.05$；与模型组比较，$^{*}P<0.05$。

图6-16 各组大鼠海马血脑屏障通透性情况

（4）各组大鼠海马炎性因子改变情况。通过ELISA法检测海马组织的炎性因子表达水平，与假手术组比较，模型组大鼠海马组织的炎性因子IL-1β、TNF-α和IL-6表达上调；与模型组比较，益心舒组大鼠海马组织的炎性因子表达下调，且差异具有统计学意义（$P<0.05$，图6-17）。结果提示，益心舒可能通过改善血脑屏障，进而减少海马组织的炎性反应。

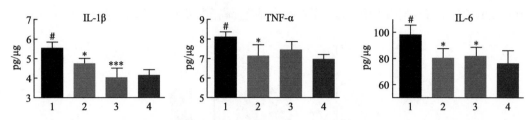

1. 模型组；2. 益心舒中剂量组（每日0.32 g/kg）；3. 益心舒高剂量组（每日0.64 g/kg）；4. 假手术组。与假手术组比较，#$P<0.05$；与模型组比较，*$P<0.05$，***$P<0.05$。

图6-17　各组大鼠海马炎性因子改变情况

（5）益心舒干预作用相关信号通路和活性成分。为了进一步研究益心舒干预心衰导致海马功能异常的作用机制，我们利用BATMAN-TCM数据库，通过KEGG分析，对益心舒可能作用的信号通路进行富集，发现PPAR信号通路的差异具有统计学意义。结合BATMAN-TCM中的"Function 2 TCM"模块分析，我们发现益心舒中人参和五味子2味中药与PPAR信号通路密切相关。最后，结合文献调研和BATMAN-TCM的数据，用Cytoscape软件分析PPAR信号通路中PPARD、PPARG（PPARγ）和PPARA等分子的自由度，结果发现PPARγ的自由度在PPAR信号通路中为最高（图6-18）。因此，本研究后续将以PPARγ为重点验证对象。

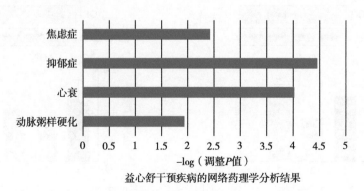

益心舒干预疾病的网络药理学分析结果

Term description	PPAR signaling pathway
gene names	ACADM;ACOX1;ACSL1;ACSL3;ACSL4;ADIPOQ;APOA1;APOA2;APOC3;CD36; CYP27A1;EHHADH;FABP2;FABP3;FABP6;FADS2;ILK;LPL; NR1H3;PCK1; PPARA;PPARD;PPARG;RXRA;RXRB;RXRG;SCD;SCD5;SLC27A1;SLC27A5;

益心舒可能干预的靶标

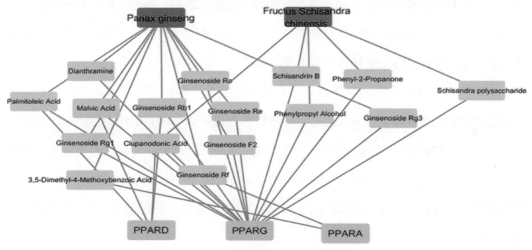

益心舒中人参与五味子成分与靶点网络图

图6-18 益心舒可能干预的疾病及成分与靶点网络分析结果

（6）益心舒对海马组织PPARγ蛋白质表达的影响。为了进一步验证生物信息学技术筛选出来的PPARγ，我们检测了海马组织中PPARγ的表达情况，结果发现益心舒能上调海马组织中PPARγ的表达，且差异具有统计学意义（图6-19）。

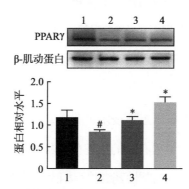

1. 假手术组；2. 模型组；3. 益心舒中剂量组（每日0.32 g/kg）；4. 益心舒高剂量组（每日0.64 g/kg）。

与假手术组比较，$^{\#}P<0.05$；与模型组比较，$^{*}P<0.05$。

图6-19 各组大鼠海马组织PPARγ的表达情况

3. 讨论

随着我国人口老龄化进程的加速，心衰的发病率呈不断上升的趋势。心衰病人会呈现出一定程度的意识和情绪障碍，如记忆功能下降、抑郁和焦虑。据报道，心衰病人脑功能异常的发生率在25%～80%。而这一并发症会降低心衰病人的生活质量，影响心衰的治疗效果。目前，很多抗心衰的药物研究主要针对心脏和血管进行干预，而忽略了心衰引起的脑功能异常，尤其是与意识记忆有密切联系的海马组织异常。海马组织由于血管丰富，很容易受到心衰加重期血流异常和低氧状态的影响。海马组织受损可导致心衰病人的认知障碍，进而影响机体自身的修复，降低病人的生活质量。因此，本研究探讨益心舒干预心衰致海马功能异常的作用及其机制。

本研究通过整合生物信息学技术和分子生物技术方法，考察了益心舒干预心衰致脑功能异常的药效及机制，发现益心舒能够改善血脑屏障和海马组织炎性因子的表达。据文献报道，PPARγ作为转录因子，通过反式阻抑机制对炎症反应具有明显的抑制作用，在炎症发生过程中发挥了重要的调节作用。另外，PPARγ激动剂能明显抑制炎性细胞因子（IL-1β、TNF-α和IL-6）的产生。这提示益心舒可能通过作用于PPARγ信号通路而减少海马组织的炎性反应。

七、益心舒干预心衰作用精准应用研究小结

本部分研究通过利用冠状动脉左前降支结扎的方法建立了大鼠心衰模型，并观察了益心舒体内干预心衰作用的药效，结果显示，在给予益心舒干预后，心衰大鼠心室腔的增大程度明显减轻，心室射血分数增加，血清BNP和NT-pro BNP的水平明显降低。同时，在体外心衰模型中，也发现益心舒能明显改善ET-1诱导的失常hiPS-CMs的形态和BNP水平。这些体内外实验结果表明，益心舒能够改善心功能，有效延缓慢性心衰的进程。

另外，本部分研究采用蛋白质组学技术策略，定量分析了益心舒干预心衰变化的蛋白质组特征，筛选出的益心舒干预心衰的潜在生物标志物为NPPA、TNNI3、GAL-3、HSP70、FABP3和CKAP5。其中，与阳性药缬沙坦相比，益心舒能显著降低FABP3和CKAP5的表达，这提示这2个分子靶标可以作为益心舒干预心衰作用的精准应用生物标志物。

参考文献

［1］刘龙斌，郭航远，邢杨波. 益心舒胶囊治疗冠心病心绞痛的临床疗效观察［J］. 中西医结合心脑血管病杂志，2013，11（2）：150-152.

［2］魏玲玲. 益心舒胶囊治疗糖尿病性冠心病的临床观察［J］. 中国中西医结合杂志，2008，28（4）：374-375.

［3］陈守宏，刘振，武海若. 益心舒胶囊治疗慢性心力衰竭102例临床观察［J］. 中西医结合心脑血管病杂志，2010，8（1）：14-15.

［4］初杉. 益心舒胶囊治疗糖尿病心肌病心力衰竭的临床观察［J］. 中西医结合心脑血管病杂志，2013，11（8）：918-920.

［5］刘家稳，刘新义，李健和. 益心舒胶囊对大鼠心肌缺血再灌注损伤的保护作用［J］. 中国中药杂志，2013，38（12）：2005-2008.

［6］王楠，周照丽，唐文博. 益心舒胶囊与氟伐他汀对动脉粥样硬化内皮功能的影响［J］. 疑难病杂志，2011，10（3）：203-205.

［7］郭彩霞，沈启明，马丽红. 益心舒胶囊对阿霉素致心力衰竭大鼠心肌细胞凋亡的影响［J］. 中西医结合心脑血管病杂志，2014，12（1）：67-69.

［8］虞颖茜，方居正. 中医药治疗慢性心衰研究进展［J］. 中医临床研究，2016，8（24）：88-89.

［9］王克华. 加味生脉散治疗慢性心力衰竭气阴两虚证的临床研究［D］. 济南：山东中医药大学，2013.

［10］杨涛，赵明镜，王蕾. "心主神明"的内涵及现代科学依据［J］. 北京中医药大学学报，2016，39（10）：811-814.

［11］ZHANG M，WU H，GUO F，et al. Identification of active components in Yixinshu Capsule with protective effects against myocardial dysfunction on human induced pluripotent stem cell-derived cardiomyocytes by an integrative approach［J］. Mol Biosyst，2017，13（8）：1469-1480.

［12］ALVAREZ P，HANNAWI B，GUHA A. Exercise and heart failure: advancing knowledge and improving care［J］. Methodist Debakey Cardiovascular Journal，2016，12（2）：110.

［13］BUI A L，HORWICH T B，FONAROW G C. Epidemiology and risk profile of heart failure［J］. Nat Rev Cardiol，2011，8（1）：30-41.

［14］MAISEL A，MUELLER C，NOWAK R M，et al. Midregion prohormone adrenomedullin and prognosis in patients presenting with acute dyspnea: results from the BACH (Biomarkers in Acute Heart Failure) trial ［J］. J Am Coll Cardiol，2011，58（10）：1057-1067.

［15］SCHMITTER D，COTTER G，VOORS A A. Clinical use of novel biomarkers in heart failure: towards personalized medicine ［J］. Heart Fail Rev，2014，19（3）：369-381.

［16］LUEDER T G V，KRUM H. New medical therapies for heart failure ［J］. Nat Rev Cardiol，2015，12（12）：730.

［17］XUE J G，WANG X L，XU Y，et al. Treatment of chronic heart failure patients with Qi-Yang deficiency and blood stasis resistance syndrome by xnmallong injection: a multi-center randomized control study ［J］. Chinese Journal of Integrated Traditional and Western Medicine，2015，35（7）：796-800.

［18］BUI A L，HORWICH T B，FONAROW G C. Epidemiology and risk profile of heart failure ［J］. Nat Rev Cardiol，2011，8（1）：30-41.

［19］SUZUKI H，MATSUMOTO Y，OTA H，et al. Hippocampal blood flow abnormality associated with depressive symptoms and cognitive impairment in patients with chronic heart failure ［J］. Circ J，2016，80（8）：1773-1780.

［20］ALOSCO M L，HAYES S M. Structural brain alterations in heart failure: a review of the literature and implications for risk of Alzheimer's disease ［J］. Heart Fail Rev，2015，20（5）：561-571.

［21］ALMEIDA O P，GARRIDO G J，BEER C，et al. Cognitive and brain changes associated with ischaemic heart disease and heart failure ［J］. Eur Heart J，2012，33（14）：1769-1776.

［22］HAVAKUK O，KING K S，GRAZETTE L，et al. Heart failure-induced brain injury ［J］. J Am Coll Cardiol，2017，69（12）：1609-1616.

［23］KARLAMANGLA A S，SINGER B H，GREENDALE G A，et al. Increase in epinephrine excretion is associated with cognitive decline in elderly men: MacArthur studies of successful aging ［J］. Psychoneuroendocrinology，2005，30（5）：453-460.

［24］GOLD P E. Glucose modulation of memory storage processing ［J］. Behav Neural Biol，1986，45（3）：342-349.

［25］FERKETICH A K，FERGUSON J P，BINKLEY P F. Depressive symptoms and inflammation among heart failure patients［J］. Am Heart J, 2005, 150（1）: 132–136.

［26］PARISSIS J T, ADAMOPOULOS S, RIGAS A, et al. Comparison of circulating proinflammatory cytokines and soluble apoptosis mediators in patients with chronic heart failure with versus without symptoms of depression［J］. Am J Cardiol, 2004, 94（10）: 1326–1328.

［27］MCAFOOSE J, BAUNE B T. Evidence for a cytokine model of cognitive function［J］. Neurosci Biobehav Rev, 2009, 33（3）: 355–366.

［28］ITO K, HIROOKA Y, MATSUKAWA R, et al. Decreased brain sigma–1 receptor contributes to the relationship between heart failure and depression［J］. Cardiovasc Res, 2012, 93（1）: 33–40.

［29］CAMERON J, WORRALL–CARTER L, PAGE K, et al. Does cognitive impairment predict poor self–care in patients with heart failure?［J］. Eur J Heart Fail, 2010, 12（5）: 508–515.

［30］ALKHUJA S, DUFFY K. Cognitive impairment and medication adherence in outpatients with heart failure［J］. Heart Lung, 2013, 42（5）: 387.

［31］O'DONNELL M, TEO K, GAO P, et al. Cognitive impairment and risk of cardiovascular events and mortality［J］. Eur Heart J, 2012, 33（14）: 1777–1786.

第二节　小儿扶脾颗粒干预功能性消化不良的精准应用研究

小儿扶脾颗粒（简称"小儿扶脾"，XEFP）是基于《太平惠民和剂局方》名方"参苓白术散"用药裁减而研制的中药复方品种，主要由白术、陈皮、党参、茯苓、莲子、山楂6味药组成，具有健脾胃、助消化的功效，临床常用于治疗小儿脾胃气虚、消化不良，效果显著。虽然XEFP具有独特的临床疗效，但是对其临床应用的精准定位和作用机制尚不明确。

功能性消化不良（以下简称FD）是源于胃、十二指肠区域的反复发作且无器质性改变而伴有上腹壁痛、餐后饱胀不适、早饱、上腹烧灼感、嗳气等症状的常见疾病。根据罗马Ⅲ型诊断标准，FD的发病率为5.3%～20.4%。虽然对FD的研究已较广泛，但其复杂的发病机制仍未被阐明，包括胃肠动力障碍、胃肠激素的改变、精神心理因素、幽门螺杆菌感染、炎症相关和内脏高敏感性等方面。FD的发病与多种因素相关，其中，胃肠动力障碍和精神情志障碍是FD最主要的发病机制和直接体现。目前，据报道，

FD病人餐后上腹不适与餐后胃底的过度时相性收缩相关。同时，研究发现约30%的FD病人表现为胃排空延迟，且与健康人相比明显减慢。因此，治疗FD的关键在于改善胃排空障碍。

由于大部分FD病人主要表现为胃动力障碍和胃底容受性舒张异常，目前治疗FD的常用药物为胃肠促动力剂，临床主要分为四大类：多巴胺D_2受体拮抗剂、5-羟色胺4（5-HT4）受体激动剂、阿片受体拮抗剂、促胃动素受体激动剂及其衍生物等。其中多巴胺D_2受体拮抗剂中的多潘立酮（吗丁啉）是目前临床常用的胃肠促动力药。多潘立酮通过拮抗多巴胺D_2受体，作用于胃肠肌壁神经系统以促进乙酰胆碱释放，刺激胃肠蠕动从而促进胃排空。但是研究发现多潘立酮具有潜在的致心律失常和心脏性猝死的风险。

根据"痛""胀"等症状特征，FD属于中医学"痞满""胃脘痛"和"积滞"的范畴。中医认为其病因病机主要归于外邪、情志、饮食等多种因素犯于脾胃，导致胃气郁滞，脾胃气机受阻，升降失职，进而导致FD的发生。按《功能性消化不良中西医结合诊疗共识意见（2017年）》，上腹疼痛综合征被定义为中医的"胃痛"，餐后不适综合征被定义为中医的"胃痞"。FD病位在胃，与肝、脾关系密切。FD分为脾胃气虚、肝郁气滞、肝气犯胃等，兼杂食积、脾胃食滞等证。

中医药干预FD的目的为缓解临床症状，防止病情复发，提高病人的生活质量。针对脾虚气滞证，可采用香砂六君子汤加减来健脾和胃、理气消胀。曾光等临床研究发现，香砂六君子汤治疗FD的疗效明显优于西药。针对脾胃虚寒（弱）证，可采用理中丸加减来健脾和胃、温中散寒。据报道，理中汤合四逆散加减治疗FD具有良好的临床疗效。近年来，中药复方在治疗FD方面疗效显著，且方法多样，可作为治疗FD的替代药物。本部分利用蛋白质组学技术方法，在前期建立的"中药-网络-效应"整合策略的基础之上，对XEFP的临床应用精准定位和作用机制开展了研究。

一、基于网络药理学的XEFP的作用靶点和疾病网络分析研究

本研究使用BATMAN-TCM数据库对XEFP的作用靶点进行预测，并将作用靶点导入DAVID数据库，分析靶点与疾病的关联。

1. 材料与方法

（1）数据来源。本研究中XEFP的中药成分与作用靶点的数据来源于BATMAN-TCM数据库。富集靶点与疾病的关系数据来源于DAVID 6.7数据库。

（2）数据分析。通过将XEFP中的6味中药分别输入BATMAN-TCM中，提取出cutoff score≥50的所有化学成分与对应靶点数据。将化学成分对应的靶点数据导入DAVID 6.7数据库"Functional Annotation"版块中的"Upload Gene List"，选择ID为"OFFICIAL_GENE_SYMBOL"，并选择种属为"homo species"，即得。

2. 结果

本研究从BATMAN-TCM数据库中提取出了与XEFP相关的113个化学成分及相应的456个分子靶点。通过DAVID数据库对456个分子靶点进行分析，初步得到网络分析的XEFP作用靶点和疾病情况，在"GENETIC_ASSOCIATION_DB_DISEASE"发现XEFP可能与消化不良（P值为5.5E-5，Benjamini校正P值为2.5E-3）等疾病相关。

3. 讨论

XEFP的组成以"参苓白术散"健脾和胃之主药和"保和丸"消食化滞之主药为主，其功效为益气健脾、消食和胃。XEFP方中的白术具有健脾益气、燥湿利水的功效；党参具有补中益气、生津和胃的功效；山楂具有健脾开胃、消食化滞的功效。白术、党参和山楂为君药，共奏健脾消食之功。茯苓、莲子为臣药，辅助补脾止泻。陈皮为佐药，具有理气运脾的功效。生物信息学分析结果显示，XEFP可能与消化不良等疾病相关，这为下一步研究XEFP药效的动物模型及作用机制奠定了基础。

二、XEFP干预FD的精准应用研究

中药复方在FD的治疗中展现了良好的治疗效果。如香砂六君子汤可以显著改善FD病人的症状，逍遥丸可以改善汉密尔顿抑郁评分、促胃动素（MTL）和促胃液素水平及胃排空率等。虽然这些中药复方的作用模式正在逐渐被揭示，但由于其成分较为复杂，且伴随着复杂的协同效应过程，在临床中的精准定位尚不明确，阻碍了其广泛应用。因此，迫切需要精准和系统地研究中药复方对FD的疗效特点和作用机制。

然而，对于中药复方而言，其成分复杂，根据各成分的化学成分信息准确预测其功

效并不容易。为了解决这一难题，基于系统生物学的网络药理学应运而生，已经成为阐明中药复方作用机制的强有力策略。通过系统的网络分析，可以研究中药复方和组合药物的药理学协同作用机制，揭示其多成分、多靶点和多功能的作用方式。然而在网络分析过程中，如果不加以一定的条件限制，往往很难获得令人满意的预期结果，更不用说精准预测中药复方的作用了。因此，在本研究中，我们基于对特定疾病相关重要分子的限制，结合网络药理学分析，发展了一种精准预测中药复方作用特点的策略，用于XEFP的作用研究。通过利用IAA构建FD大鼠模型，我们考察了XEFP干预FD的效果，在此基础上，结合蛋白质组学技术策略，考察了XEFP干预FD的作用特点和作用机制。

1. 实验材料与方法

（1）实验动物。SPF级健康雄性SD幼鼠（7日龄）90只，由军事医学科学院实验动物中心提供，许可证号：SCXK（军）2012-0004。将动物置于室温为（24±2）℃、湿度为（50±10）%的饲养室，动物均自由饮水进食。适应性饲养3天后，进行相关动物实验。整个实验操作过程均依照中国中医科学院中药研究所动物福利伦理委员会的要求执行。

（2）实验药品与试剂。IAA（美国西格玛公司）；蔗糖（国药集团化学试剂有限公司）；XEFP浸膏粉末（湖南时代阳光药业股份有限公司），每克相当于原药105.083 g，分别配制成高剂量（10 mg/ml）、中剂量（5 mg/ml，人等效剂量）、低剂量（2.5 mg/ml）浓度的溶液；阳性药多潘立酮（吗丁啉，西安杨森制药有限公司），用蒸馏水配制成0.3 mg/ml的溶液；其他所有化学品均为分析级试剂；实验用去离子水（R＞18.2 MΩ）由美国密里博净化系统净化。

（3）XEFP疗效的预测。XEFP由白术、陈皮、党参、茯苓、莲子和山楂组成。每种中药的化学成分都来自TCMID数据库，共获得237种鉴定的XEFP化合物。然后，从文献中收集与胃肠道紊乱显著相关的效应分子，并从GO数据库中收集生物过程中的相关基因。

基于XEFP的化合物信息，应用BATMAN-TCM预测XEFP的潜在靶标。共预测到561个预测分数大于40的XEFP潜在靶标，并构建了"化合物-靶标-功能"网络。该"化合物-靶标-功能"网络由XEFP化合物、潜在靶标、相关功能、药物靶标和靶标功能组成。

为了评估药物与功能之间的相关性，我们发展了相关化合物数目（related compound number，RCN）和结合评分（binding score，BS）指标，其中，RCN是指示通路中与靶标相关的化合物的数目，而BS是指通路中的化合物–靶点的预测结合分数。例如，有n个潜在的药物靶点参与信号通路，对于靶标T_i，基于"化合物–靶标–功能"网络存在CT_i个化合物与T_i相互作用。所以RCN的计算公式如下。

$$RCN_{P_j} = \frac{\sum_{i=0}^{n} C_{T_i} n}{n}$$

以相同的方式计算BS。有n个潜在的药物靶点参与通路，对于目标T_i，基于"化合物–靶标–功能"网络存在许多与T_i相互作用的化合物。这些化合物的结合分数用S表示。S中的最大结合分数用于表示XEFP与靶标T_i的结合强度。所以，BS的计算公式如下。

$$BS_{P_j} = \frac{\sum_{i=0}^{n} \max(S_{T_i})}{n}$$

最后，采用RCN和BS的综合指数来评估XEFP和通路之间的相关性，使用归一化方法来标准化每个通路的RCN和BS。

$$\text{Adjusted}RCN_{P_j} = \frac{RCN_{T_i} - \min(RCN)}{\max(RCN) - \min(RCN)}$$

$$\text{Adjusted}BS_{P_j} = \frac{BS_{P_i} - \min(BS)}{\max(BS) - \min(BS)}$$

（4）大鼠动物实验。

1）大鼠FD模型的建立。将幼鼠随机分为对照组和造模组，对照组幼鼠给予2%蔗糖溶液0.2 ml灌胃，每日1次，持续造模6天；其余造模组幼鼠给予0.1% IAA和2%蔗糖混合液0.2 ml灌胃，每日1次，持续造模6天。幼鼠于3周龄时断奶，正常饲养至6周龄后，开始隔日进食14天。大鼠8周龄时即开始后续分组与给药处理。

2）分组与给药。待大鼠8周龄时，将造模组大鼠又随机分为模型组，阳性药多潘立酮组，小儿扶脾高、中、低剂量组。小儿扶脾高、中、低剂量组分别灌胃予以小儿扶脾生药量10 mg/ml、5 mg/ml、2.5 mg/ml。阳性药多潘立酮组灌胃予以等容积的0.3 mg/ml多潘立酮。对照组与模型组灌胃给予等体积生理盐水。以上均为每日1次，连续给药3周。

3）HE染色实验。造模第8周，随机取对照组、模型组大鼠各4只，将胃组织放于4%多聚甲醛中固定，取胃体胃壁全层1块，石蜡包埋切片，进行HE染色检测。

4）胃排空功能检测。分别在大鼠8周龄和连续给药3周结束后检测胃排空功能。首先各组大鼠单笼饲养，胃排空检测实验前禁食12 h，不禁水。然后于次日给予3 h食量（每只大鼠21 g），3 h后记录每只大鼠的剩余食量，按以下公式计算3 h摄食量。然后禁食、禁水，3 h后检测胃排空功能。将大鼠用5%水合氯醛麻醉后，迅速腹主动脉采血后摘取胃组织，用滤纸擦干胃组织后称重，得胃全重，然后沿胃小弯侧剪开胃体，清洗胃内容物，用滤纸擦干胃组织后称重，得胃净重，胃全重减去胃净重为3 h胃内食物残余量。胃排空率按以下计算公式计算。

摄食量=21 g–剩余食量

胃排空率（%）=100% –（3 h胃内食物残余量/3 h摄食量）×100%

5）大鼠血清生化指标含量测定。大鼠给药结束后第1天进行血清检测，用腹主动脉采血，静置1 h后，以3 500 r/min的转速于4℃离心15 min，吸取上清液，于–20℃存放备检。按照ELISA试剂盒说明书的步骤检测血清中淀粉酶（AMS）、一氧化氮合成酶（NOS）和促胃液素的含量。

6）数据统计与处理。所有数据均采用Prism 6.0统计软件处理，采用单因素方差分析进行组间比较统计学检验，$P < 0.05$认为差异具有统计学意义。

（5）蛋白质组学分析。将大鼠胃组织用PBS缓冲液（KCl：0.2 g，KH_2PO_4：0.2 g，NaCl：8.0 g，$Na_2HPO_4 \cdot 12H_2O$：3.9054 g，pH 7.4，1 000 ml）混合，并用组织匀浆器（Sceintz–48，宁波新芝生物科技股份有限公司）进行匀浆。然后，用8 mol/L尿素裂解大鼠胃组织的蛋白质，并将裂解物在4℃以24 000 r/min离心60 min。收集上清液，通过BCA法测定蛋白质浓度。将300 μg（44.79 μl）蛋白质在37℃下加入4.98 μl 0.1 mol/L DTT 4 h进行还原，然后在室温下避光添加5.53 μl 0.5 mol/L IAA 60 min使其烷基化。蛋白质样品最终用溶于50 mmol/L碳酸氢铵（pH 8.0）中的胰蛋白酶以1∶50（酶∶蛋白质）的质量比在37℃下酶切24 h。

采用配备Easy-nLC 1000 HPLC系统的Orbitrap Fusion质谱仪（美国赛默飞公司）进行LC–MS/MS分析。质谱条件：AGC设为$5e^3$，最大填充时间为35 ms，动态排除时间为18 s。使用Proteome Discoverer 1.4.1.14软件，利用NCBI RefSeq蛋白质数据库（下载于

2018-2-7），对轨道阱获得的MS/MS图谱进行搜索。参数设置如下：母离子的质量误差设置为10 ppm，子离子的质量误差设置为0.5 Da；允许2个漏切位点；可变修饰为乙酰化（蛋白质N端）和氧化（M）；肽段和蛋白质水平上的FDR为1%；每次重复进行3次实验。

iBAQ采用自编软件运行。简单来说，首先汇总蛋白质鉴定总强度，然后除以肽段数。蛋白质理论酶切时，氨基酸长度选择6~30个，无漏切位点。

（6）ELISA分析。将从大鼠采集的血清样品在4℃以10 000 r/min的转速离心10 min，根据厂商的说明书使用ELISA试剂盒分析取得上清液。使用大鼠AMS、乳酸、促胃液素、MTL、NOS、CGRP、生长抑素（SS）、血管活性肠肽（VIP）、IFN-γ和白细胞介素4（IL-4）ELISA试剂盒。每个试剂盒含1个96孔板，其中固定了待分析蛋白质的特异性抗体。利用抗体识别血清中的待分析蛋白质，然后与辣根过氧化物酶标记的二抗孵育进行比色定量。在450 nm的酶标仪（美国分子仪器公司）上进行比色分析。每个样品重复3次，采用单因素方差分析法对结果进行分析，$P<0.05$认为差异有统计学意义。

（7）免疫印迹实验。取出新鲜冰冻的胃组织称重，经超声裂解后提取总蛋白。根据各组的蛋白质浓度（BCA法），各泳道样本蛋白质的上样量为30 μg，以10% SDS-PAGE分离，再用半干转膜法转移至PVDF膜上，用0.5%脱脂奶粉封闭1 h后，按其说明书比例对目标蛋白质抗体进行稀释，并在4℃孵育过夜。用含吐温-20的TBS（TBST）漂洗4次，每次5 min，加入二抗孵育，密封，于室温在摇床上缓慢摇动1 h，TBST漂洗4次，用ECL试剂孵育1~5 min，置于化学发光成像系统上成像并扫描，用Image J软件进行分析。以目的条带与内参条带灰度的比值表示待测蛋白质含量，并将假手术组的比值作为100%对其他组进行校正。

2. 结果

（1）XEFP疗效的预测。通过网络药理学分析和与胃肠疾病有关效应分子的限定，我们首先预测了XEFP的功效。基于归一化的RCN和BS值，XEFP的功效最可能与甘油磷脂代谢、钙吸收和信号传导、唾液分泌、辅助性T细胞（Th细胞）因子和胃酸分泌等有关（图6-20、表6-1）。这些大多符合FD的表型。事实上，胃酸分泌和肠钙吸收虽然作为2种截然不同的生理过程，但也存在一定的关联。因此，推断XEFP可能对FD具有良好的疗效，并且进行了相应的实验验证。

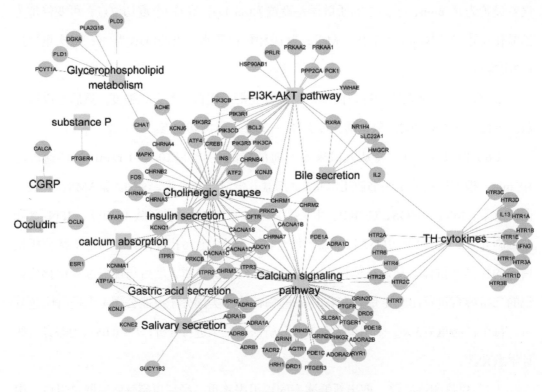

图6-20　XEFP疗效的预测通路/靶标

表6-1　XEFP疗效的预测结果

通路/靶标	相关化合物数目（RCN）	结合评分（BS）	均值
甘油磷脂代谢	0.589	1.000	0.795
钙吸收	1.000	0.432	0.716
胆碱能突触	0.523	0.571	0.547
唾液分泌	0.672	0.431	0.551
胆汁分泌	0.523	0.522	0.522
Th细胞因子	0.467	0.568	0.518
钙信号通路	0.605	0.378	0.492
胃酸分泌	0.440	0.458	0.449
CGRP	0.279	0.445	0.362

续表

通路/靶标	相关化合物数目（RCN）	结合评分（BS）	均值
胰岛素分泌	0.279	0.401	0.340
PI3K-AKT信号通路	0.229	0.415	0.322
P物质	0.698	0.000	0.349
体液免疫	0.000	0.445	0.223
Occludin	0.000	0.445	0.223

（2）IAA诱导的FD大鼠模型的评价。大鼠造模结束后第1天即取胃组织做病理切片，结果发现模型组大鼠胃黏膜腺体排列正常，腺体表面仅见少量慢性炎症细胞浸润，其余未见异常；模型组与对照组大鼠的胃黏膜形态均未见异常（图6-21）。FD大鼠8周龄时，与对照组相比，模型组大鼠的胃排空率显著降低（$P<0.05$），3 h摄食量和3 h后胃内食物残余量显著升高（$P<0.05$）。模型组大鼠的胃排空功能与对照组相比明显降低，提示造模成功。

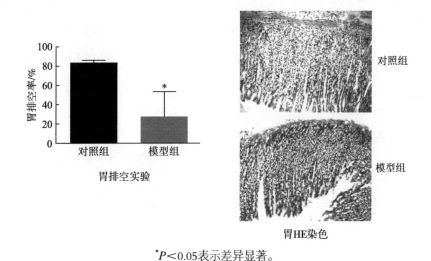

*$P<0.05$表示差异显著。

图6-21 IAA诱导的FD大鼠模型的评价

（3）各组大鼠胃排空功能的情况。给药结束后，检测各组大鼠的胃排空率。结果发现，模型组大鼠的胃排空率显著低于对照组（$P<0.05$），而3 h后胃内食物残余量显著高于对照组（$P<0.05$）。除小儿扶脾高剂量组外，中、低剂量组大鼠的胃排空率显著高于模型组。（图6-22）

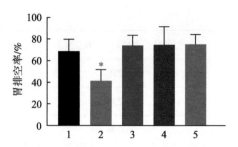

1. 对照组；2. 模型组；3. 阳性药多潘立酮组；
4. 小儿扶脾中剂量组；5. 小儿扶脾低剂量组。
*$P<0.05$表示差异显著。

图6-22　各组大鼠胃排空功能的情况

（4）XEFP对FD大鼠血清AMS、乳酸、促胃液素和NOS含量的影响。根据XEFP疗效的预测结果，XEFP很可能与钙吸收和信号传导及唾液分泌有关。因此，我们首先评估了XEFP对FD大鼠血清AMS、乳酸、促胃液素和NOS含量的影响。与对照组相比，模型组FD大鼠血清中AMS和促胃液素的水平降低，乳酸和NOS的水平增加，而高、中、低剂量的XEFP都可以提高血清AMS水平并降低血清乳酸水平（图6-23）。XEFP的高、中剂量可以改善血清促胃液素水平，降低血清NOS水平。此外，XEFP对乳酸、促胃液素和NOS的作用具有剂量依赖性，且对乳酸和促胃液素的作用相比阳性药多潘立酮具有优势。因此，基于这些XEFP干预FD调控的效应分子，可以推断XEFP精准的临床定位。

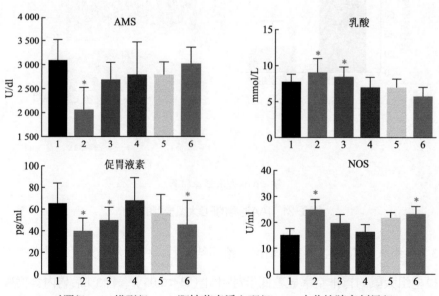

1. 对照组；2. 模型组；3. 阳性药多潘立酮组；4. 小儿扶脾高剂量组；
5. 小儿扶脾中剂量组；6. 小儿扶脾低剂量组。*$P<0.05$表示差异显著。

图6-23　XEFP对FD大鼠血清AMS、乳酸、促胃液素和NOS含量的影响

（5）XEFP疗效的深入研究。对XEFP效果的预测还发现其可能作用于Th细胞因子和CGRP等。因此，我们也检测了FD模型和XEFP给药后的大鼠血清CGRP、SS、VIP、IFN-γ和IL-4的变化情况，以进一步研究XEFP可能的疗效。FD大鼠血清中的CGRP、VIP、IFN-γ和IL-4水平升高，SS水平降低，而XEFP可显著降低血清中VIP和IFN-γ的含量，且呈现剂量依赖性特征。高、中剂量XEFP可使血清SS水平正常化（图6-24）。3种剂量的XEFP都可以影响血清中IL-4的水平。高剂量的XEFP可减小血清CGRP的变化。此外，XEFP对IL-4和CGRP的功效也优于阳性药多潘立酮。因此，通过进一步深入的研究，我们发现了XEFP在干预FD方面的确切临床定位，即对于伴有乳酸、促胃液素、IL-4和CGRP改变的功能性消化不良，XEFP比阳性药多潘立酮具有更明显的优势。

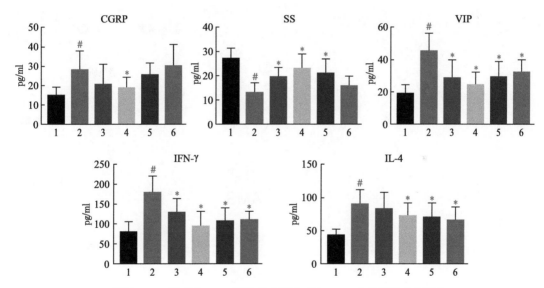

1. 对照组；2. 模型组；3. 阳性药多潘立酮组；4. 小儿扶脾高剂量组；
5. 小儿扶脾中剂量组；6. 小儿扶脾低剂量组。与对照组比较，$^{\#}P<0.05$；与模型组比较，$^{*}P<0.05$。

图6-24　XEFP对FD大鼠血清CGRP、SS、VIP、IFN-γ和IL-4水平的影响

（6）XEFP作用于这些效应分子的分子机制。为了揭示XEFP的化学成分作用于相应的靶点并影响效应分子的机制，我们应用高通量蛋白质组学技术方法分析了FD和XEFP干预后的大鼠胃组织蛋白质的动态变化。以准确的iBAQ值为定量依据，每个蛋白质的iBAQ值以所有鉴定蛋白质的总iBAQ值为准进行归一化处理，以避免可能的实验误差。每组分析6个样本，并对每个样本测得的蛋白质量进行统计分析以准确描述其变

化。共鉴定到4 045个蛋白质，其中2倍以上的差异蛋白质有718个。对于AMS，通过蛋白质组学方法可以鉴定由XEFP的化学成分调节的12个预测潜在靶标中的10个蛋白质，并发现PYGL在XEFP治疗后的差异表达（图6-25）。然而，对于MTL，未鉴定到预测的潜在靶标。对于CGRP，鉴定到2个预测的潜在靶标，并且它们的表达水平无明显变化。至于乳酸、促胃液素、NOS、SS、VIP、IFN-γ和IL-4，它们的"化合物-靶标-效应分子"网络是由多种XEFP化合物和潜在靶标组成的，但仅鉴定到部分预测的潜在靶标（乳酸，116/212；促胃液素，14/72；NOS，54/180；SS，13/72；VIP，2/47；IFN-γ，8/40；IL-4，12/74），并且极少蛋白质的表达水平（乳酸盐，2；VIP，1）发生了改变。由此，我们发现XEFP的作用分子机制十分复杂，XEFP对FD的潜在靶标可能并不局限于胃。

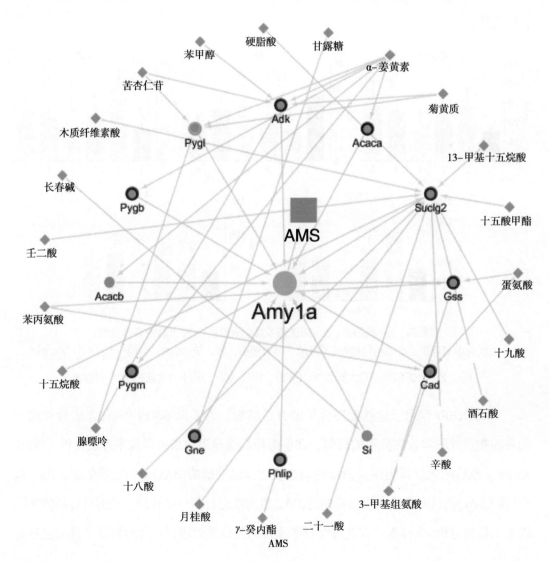

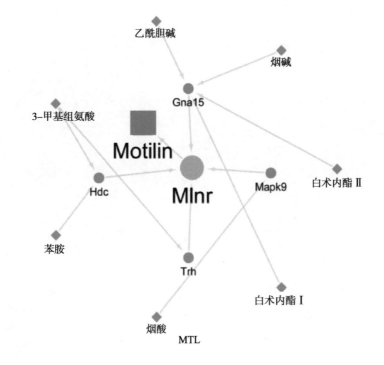

MTL

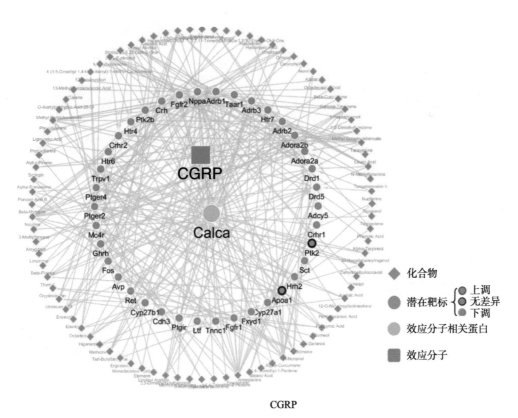

CGRP

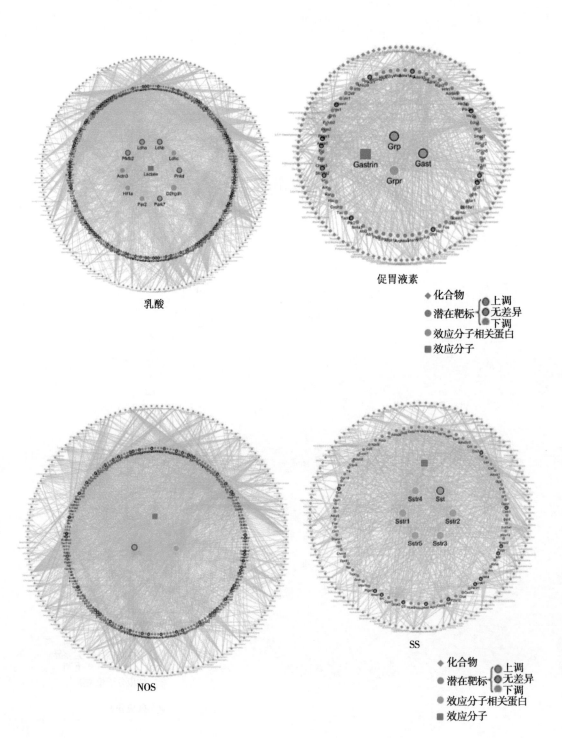

乳酸

促胃液素

◆ 化合物
● 潜在靶标 { 上调 / 无差异 / 下调 }
● 效应分子相关蛋白
■ 效应分子

NOS

SS

◆ 化合物
● 潜在靶标 { 上调 / 无差异 / 下调 }
● 效应分子相关蛋白
■ 效应分子

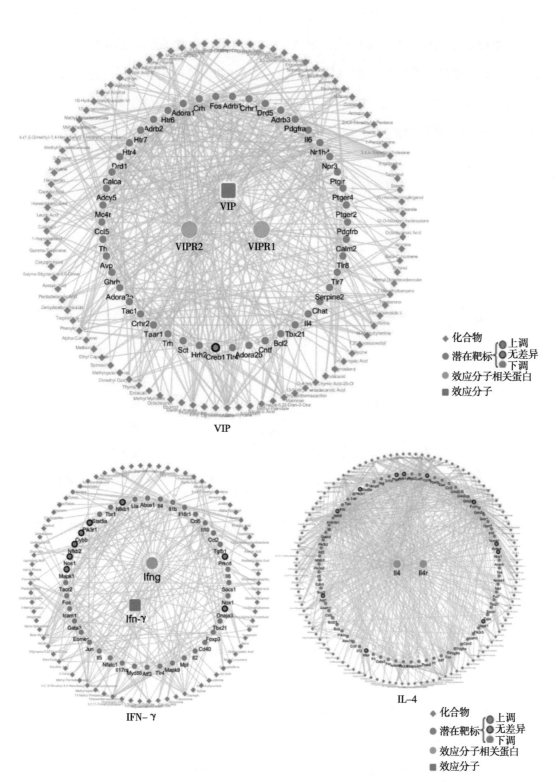

图6-25　XEFP的化学成分、预测和鉴定到的蛋白质靶标及相关效应分子间的相互作用网络

我们也构建了这些效应分子信号通路间的相互作用网络，建立了潜在靶标（72个，包括8个已确定的目标）与XEFP化学成分（95个化合物）的关系（图6-26）。结果显示，来自XEFP的化合物与潜在的蛋白质靶标之间具有广泛的相互作用，进而影响钙吸收、钙信号传导通路等分子信号通路。同上述结果类似，鉴定到的预测靶标数量较少，表达水平也没有明显变化。

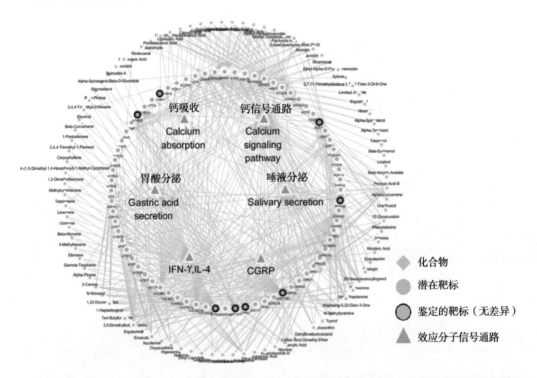

图6-26　XEFP的化学成分、调控的效应分子与潜在的蛋白质靶标及相关通路间的相互作用网络

（7）与XEFP干预作用相关的新靶标的发现与验证。我们对鉴定到的蛋白质进行了生物功能分析，与对照组比较，模型组的差异蛋白质涉及不同的生物过程，如有机氮化合物代谢过程、有机氮化合物生物合成过程、SRP依赖的共转化蛋白靶向细胞膜作用、蛋白定位到内质网过程和肽生物合成过程等。与模型组比较，小儿扶脾高、中剂量组的差异蛋白质涉及有机氮化合物生物合成过程、有机氮化合物代谢过程、细胞氨基酸代谢过程、细胞酰胺代谢过程和羧酸代谢过程等（图6-27）。

综合考虑XEFP的剂量依赖性作用与蛋白质组动态变化结果，我们选择了纹蛋白（STRN）作为与XEFP干预FD作用相关的新的候选药物靶点，XEFP可以剂量依赖性地干预STRN的表达；并且通过进一步的免疫印迹验证，FD大鼠STRN的表达较对照组升

高。与模型组相比，小儿扶脾高、中剂量组的STRN表达均降低。（图6-28）

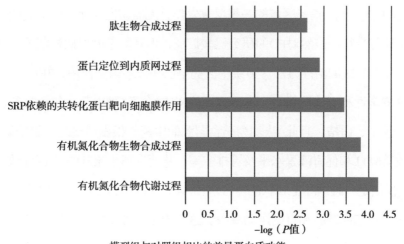

模型组与对照组相比的差异蛋白质功能

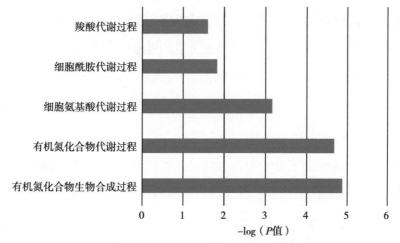

小儿扶脾组与模型组相比的差异蛋白质功能

图6-27　差异蛋白质的生物功能分析

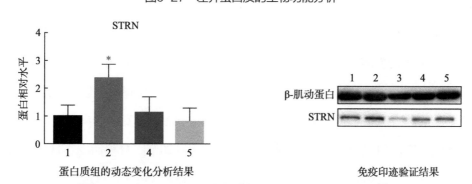

蛋白质组的动态变化分析结果　　　　　　免疫印迹验证结果

1. 对照组；2. 模型组；3. 小儿扶脾低剂量组；4. 小儿扶脾中剂量组；
5. 小儿扶脾高剂量组。$^*P<0.05$表示差异显著。

图6-28　与XEFP干预作用相关的新靶标STRN的发现与验证结果

3. 讨论

FD是源于胃、十二指肠区域的一组反复发作且无器质性改变、以上腹壁痛和餐后不适为主的临床综合征。虽然对FD的研究已较广泛，但其复杂的发病机制仍未被阐明，临床仍需要更安全有效的治疗方法。传统中医药早已在许多国家使用，并在治疗FD方面显示出一定的安全性和有效性优势。本研究中的XEFP含有6种中药，包括党参、白术、陈皮、茯苓、莲子、山楂，且此6味均为药食同源的中药。根据严格的实验结果，XEFP被证实可以改善MTL和促胃液素水平及胃排空率，从而发挥干预FD的良好疗效。

IAA造模法是一种国际上公认的与FD症状具有较高相似度的动物模型，其原理为出现炎症后内脏敏感性增高和胃肠运动减少。这与中医外邪犯胃和脾胃虚弱的病因一致。此外，饮食失常亦是FD发病的重要因素。因此，本研究采用了IAA造模结合隔日禁食的复合方法诱导大鼠FD模型，这与中医内伤饮食和脾胃虚弱的病因一致。实验结果显示，模型组大鼠胃的黏膜形态未见异常，模型组大鼠的胃排空功能与对照组相比明显降低，提示造模成功；而且给予FD大鼠XEFP治疗后，能改善胃排空能力，上调FD大鼠血清中AMS和促胃液素的含量，下调FD大鼠血清中NOS的含量。综上所述，XEFP能够明显改善FD的症状，发挥药效作用。

在由XEFP干预FD的效应分子中，MTL可强烈刺激上消化道的机械和电活动。促胃液素是胃酸分泌最重要的激活剂，并且具有刺激胃酸、胆汁、胰酶和小肠汁分泌的作用。此外，MTL和促胃液素被认为是治疗FD的共同靶标。同时，研究者更关注促胃液素本身及其对整体钙稳态的影响。SS是促酸分泌剂（如促胃液素等）的整体拮抗剂，也与FD的病理生理过程密切相关。作为重要的消化酶，AMS是消化吸收的敏感指标。当AMS分泌不足或活性降低时，消化功能将受到影响。基于^{1}H-NMR的代谢组学技术研究显示，FD病人的乳酸盐发生了变化。一氧化氮（NO）是调控胃适应性舒张的关键分子，是FD的主要因素。据报道，十二指肠诱导型NOS水平在餐后不适综合征FD病人中显著高于正常对照，并且部分胃肠促动力药物是NOS抑制剂。CGRP参与了FD中神经元通路的致敏反应。VIP参与了许多肠生理功能，如运动调节、分泌活动、环形平滑肌层的蠕动反射抑制和括约肌松弛。此外，CGRP和VIP的异常可能是FD症状出现的基础。据报道，FD往往伴随着IFN-γ的增加。此外，细胞因子IL-4的分泌也与FD病人的消化不良症状高度相关。本部分研究准确、全面地预测了XEFP的疗效，进一步揭示了其在

FD治疗中的系统性作用，也显示出其在FD治疗中的多靶标干预作用。此外，XEFP对某些靶标效应分子的功效优于阳性药多潘立酮，可作为其精准应用的指标。

然而，基于来自FD大鼠胃的蛋白质组数据，我们发现XEFP多靶标的分子机制比我们想象的更为复杂。在预测的与XEFP化学成分相互作用的靶标蛋白质中，仅部分预测的蛋白质能够被鉴定到，原因可能如下：①预测的靶标蛋白质是错误的；②蛋白质组学的覆盖度不够；③一些靶标是低丰度蛋白质，如转录因子等，需要特异的富集分析方法；④一些靶标蛋白质不在胃中表达。事实上，一些与效应分子（如AMS、乳酸、IFN-γ和IL-4）相互作用的蛋白质可能未分布于胃中。我们也发现了一些与某些效应分子密切相关的蛋白质，如促胃液素释放肽前原蛋白和促胃液素异构体X1、NOS、生长抑素前体和VIP肽异构体X2，并且这些鉴定的蛋白质的变化与XEFP的功效是一致的。但大多数情况下，在XEFP干预之后，许多鉴定的蛋白质没有明显的变化，但是效应分子却有了明显的变化。因此，我们推测XEFP的作用是其众多化学成分各种弱作用的叠加。总体而言，XEFP通过多种效应分子干预FD的疗效是一种多器官、多靶点和多功能的作用。

最后，根据XEFP干预FD的疗效，我们还发现了一个新的FD治疗候选靶点——STRN。事实上，据我们所知，STRN并未被报道与FD相关。STRN作为一种钙调素依赖的支架蛋白，可以调节内皮型一氧化氮合成酶（endothelial nitric oxide synthase，eNOS）和MAPK等信号转导分子。如上所述，在FD的病理过程中，NO可能是胃适应性舒张的主要因素。因此，STRN有可能成为FD治疗的新靶点。尽管纹状体在中枢和外周神经系统中具有高表达，但在许多其他组织中也可检测到，包括但不限于肝、肾、B淋巴细胞、T淋巴细胞、血管细胞和成纤维细胞等。此外，据报道，STRN还可能调节血管功能，因为STRN缺乏可增加血管收缩和减少血管松弛，而基底松弛可能是FD的治疗靶点。虽然还需要进一步的验证，但目前的研究结果已表明STRN可能是治疗FD的新的候选靶点之一。

三、XEFP干预FD的关键靶标筛选

为了进一步对XEFP干预FD的复杂作用机制进行研究，本部分利用蛋白质组学技术

方法，定量比较了FD动物模型及给药后各组大鼠胃组织蛋白质组的变化特征，深入研究了XEFP复杂的作用机制，筛选出XEFP干预FD的潜在作用靶标，为进一步解析其复杂作用提供了实验依据。

1. **实验材料与方法**

（1）实验动物。同本节"二"的"1.（1）"项。

（2）大鼠动物实验。操作同本节"二"的"1.（4）"项。

（3）蛋白质组学分析。操作同本节"二"的"1.（5）"项。

（4）生物信息学分析。通过BATMAN-TCM分析XEFP化学成分与靶标的关系，收集评分大于30的靶标。同时，使用DISEASES数据库，收集标准分数（Z-score）>1的与FD相关的靶标。使用韦恩图软件获得XEFP作用靶点与FD疾病靶点的交集。将差异蛋白质上传于STRING分析平台，获得蛋白质相互作用网络结果。

（5）统计分析。利用Persus软件分析蛋白质组数据，用t检验分析差异表达蛋白质，其中，具有2倍以上变化和$P<0.05$的蛋白质被限定为表达具有统计学差异。

2. **结果**

（1）XEFP对胃组织蛋白质的整体调节作用。如图6-27所示，与对照组比较，模型组差异蛋白质具有不同的功能，如参与有机氮化合物的代谢、生物合成等过程。与模型组相比，小儿扶脾高、中剂量组的差异蛋白质可以参与细胞氨基酸代谢、细胞酰胺代谢和羧酸代谢等过程。

（2）表征XEFP干预FD作用的蛋白质组分析。通过BATMAN-TCM分析XEFP化学成分与靶标的关系，收集评分大于30的靶标，得到569个靶点。同时，使用DISEASES数据库，收集标准分数>1的与FD相关的靶标，共有170个靶点。使用韦恩图软件获取XEFP作用靶点与FD疾病靶点的交集，共31个靶点。将31个靶点和上述蛋白质组得到的差异蛋白质上传于STRING分析平台，获得蛋白质相互作用网络结果。通过Cytoscape软件分析分子网络的拓扑结构，发现了3个重要的作用靶标——c-FOS蛋白、JUN蛋白和5-羟色胺受体3A（HTR3A）蛋白（图6-29）。

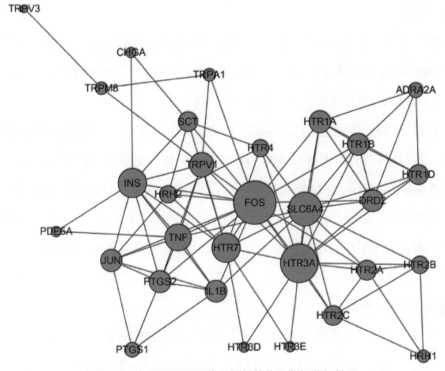

图6-29　与XEFP干预作用相关的作用靶标分析结果

（3）XEFP干预FD关键作用靶标的验证。对发现的重要作用靶标c-FOS和HTR3A进行了验证。免疫印迹实验结果显示，给予XEFP后，大鼠胃组织的c-FOS和HTR3A蛋白质表达水平较模型组均有所下降（图6-30）。

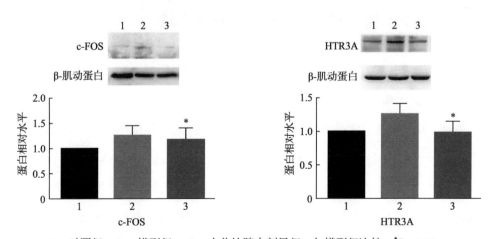

1．对照组；2．模型组；3．小儿扶脾中剂量组。与模型组比较，*P＜0.05。

图6-30　XEFP干预作用靶标c-FOS和HTR3A蛋白质验证结果

3. 讨论

本部分基于"中药–网络–效应"策略，利用蛋白质组学技术方法，分析研究了XEFP干预FD的分子网络及作用靶标与机制。研究结果显示，给予XEFP后，大鼠胃组织的c–FOS和HTR3A蛋白质表达水平较模型组均有所下降。

5–HT是影响上消化道运动和感觉功能的关键信号分子。5–HT通过对5–HT3受体（5–HT3A）的作用调节内脏敏感性。HTR3A是5–HT3受体的一种亚型。由于5–HT受体的其他亚基需要与5–HT3A亚基结合形成活性结构，因此5–HT3A在5–HT受体的形成中起着关键作用。据报道，5–HT3受体拮抗剂可减轻消化不良的症状，并发挥抗焦虑作用，而焦虑是消化不良的常见症状。另外，生物信息学研究发现，XEFP可能集中于神经活性配体受体相互作用的信号通路，包括HTR3A。本实验发现HTR3A的表达与消化不良是同时发生变化的。

c–FOS是一种在大多数细胞中以较低水平表达的核内蛋白。据研究报道，释放的5–HT可能通过激活特定脑核中的5–HT3受体，从而刺激c–FOS的表达。此外，c–FOS的表达与胃肠道疾病密切相关。据报道，神经元表达的c–FOS蛋白质水平与促胃液素有关。本部分研究发现c–FOS的表达在模型组大鼠胃中上调。此外，在干预消化不良的过程中，XEFP可以通过c–FOS通路下调促胃液素的水平。

四、XEFP干预FD作用精准应用研究小结

本部分研究基于"中药–网络–效应"和蛋白质组学研究策略，结合生物信息学分析，对XEFP的临床精准应用进行了研究。

首先利用IAA构建了FD大鼠模型，并进行了XEFP的干预作用研究。对于FD大鼠，在给予XEFP干预后，能够明显改善胃排空，上调FD大鼠血清中AMS和促胃液素等的含量，下调FD大鼠血清中NOS等的含量，这表明XEFP能够明显改善FD的症状。同时，通过进一步深入的研究，我们发现了XEFP在干预FD方面的确切临床定位，即对伴随乳酸、促胃液素、IL–4和CGRP改变的FD，XEFP比阳性药多潘立酮具有更明显的优势。

在此基础上，我们开展了干预前后胃组织蛋白质组的动态变化研究，共鉴定到4 045

个蛋白质，其中2倍以上差异蛋白质有718个。利用网络药理学分析XEFP化学成分与分子靶标，富集到c-FOS和HTR3A两个关键靶点。结合免疫印迹验证，发现XEFP可能通过调控c-FOS和HTR3A而发挥干预作用。同时，基于XEFP干预FD的疗效，我们还发现了一个新的FD治疗候选靶点——STRN。

参考文献

［1］ENCK P, AZPIROZ F, BOECKXSTAENS G, et al. Functional dyspepsia［J］. Nat Rev Dis Primers, 2017（3）: 17081.

［2］NAPTHALI K, KOLOSKI N, WALKER M M, et al. Women and functional dyspepsia［J］. Womens Health（Lond）, 2016, 12（2）: 241-250.

［3］TALLEY N J. Functional dyspepsia: advances in diagnosis and therapy［J］. Gut Liver, 2017, 11（3）: 349-357.

［4］FORD A C, MARWAHA A, SOOD R, et al. Global prevalence of, and risk factors for, uninvestigated dyspepsia: a meta-analysis［J］. Gut, 2015, 64（7）: 1049-1057.

［5］CAMILLERI M, BUENO L, PONTI F, et al. Pharmacological, pharmacokinetic, and pharmacogenomic aspects of functional gastrointestinal disorders［J］. Gastroenterology, 2016, 130（5）: 1421-1434.

［6］HU Y, BAI Y, HUA Z, et al. Effect of Chinese patent medicine Si-Mo-Tang oral liquid for functional dyspepsia: a systematic review and meta-analysis of randomized controlled trials［J］. PLoS One, 2017, 12（2）.

［7］CHANG Y, WEI W, TONG L, et al. Weikangning therapy in functional dyspepsia and the protective role of Nrf2［J］. Exp Ther Med, 2017, 14（4）: 2885-2894.

［8］LV L, WANG F Y, MA X X, et al. Efficacy and safety of Xiangsha Liujunzi granules for functional dyspepsia: a multi-center randomized double-blind placebo-controlled clinical study［J］. World J Gastroenterol, 2017, 23（30）: 5589-5601.

［9］CHANG X, ZHAO L, WANG J, et al. Sini-san improves duodenal tight junction integrity in a rat model of functional dyspepsia［J］. BMC Complement Altern Med, 2017, 17（1）: 432.

［10］DU H G, MING L, CHEN S J, et al. Xiaoyao pill for treatment of functional dyspepsia in perimenopausal women with depression［J］. World J Gastroenterol, 2014, 20（44）: 16739-

16744.

［11］KIM J B, SHIN J W, KANG J Y, et al. A traditional herbal formula, *Hyangsa−Pyeongwi san* (HPS), improves quality of life (QoL) of the patient with functional dyspepsia (FD): Randomized double−blinded controlled trial ［J］. J Ethnopharmacol, 2014, 151（1）：279−286.

［12］ZHAO L, ZHANG S, WANG Z, et al. Efficacy of modified ban xia xie xin decoction on functional dyspepsia of cold and heat in complexity syndrome: a randomized controlled trial ［J］. Evid Based Complement Alternat Med, 2013, 2013：812143.

［13］WU H, JING Z, TANG X, et al. To compare the efficacy of two kinds of Zhizhu pills in the treatment of functional dyspepsia of spleen−deficiency and qi−stagnation syndrome: a randomized group sequential comparative trial ［J］. BMC Gastroenterol, 2011（11）：81.

［14］HOPKINS A L. Network pharmacology: the next paradigm in drug discovery ［J］. Nat Chem Biol, 2008, 4（11）：682−690.

［15］LIU J, LIU J, SHEN F, et al. Systems pharmacology analysis of synergy of TCM: an example using saffron formula ［J］. Sci Rep, 2018, 8（1）：380.

［16］SUO T, LIU J, CHEN X, et al. Combining chemical profiling and network analysis to investigate the pharmacology of complex prescriptions in traditional Chinese medicine ［J］. Sci Rep, 2017（7）：40529.

［17］LYU M, YAN C L, LIU H X, et al. Network pharmacology exploration reveals endothelial inflammation as a common mechanism for stroke and coronary artery disease treatment of Danhong injection ［J］. Sci Rep, 2017, 7（1）：15427.

［18］LIN X, XU W, SHAO M, et al. Shenling Baizhu San supresses colitis associated colorectal cancer through inhibition of epithelial−mesenchymal transition and myeloid−derived suppressor infiltration ［J］. BMC Complement Altern Med, 2015（15）：126.

［19］XUE R, FANG Z, ZHANG M, et al. TCMID: traditional Chinese medicine integrative database for herb molecular mechanism analysis ［J］. Nucleic Acids Res, 2013, 41（Database issue）：D1089−D1095.

［20］BLAKE J A, CHAN J, KISHORE R, et al. Gene ontology consortium: going forward ［J］. Nucleic Acids Res, 2015, 43（Database issue）：D1049−D1056.

［21］LIU Z, GUO F, WANG Y, et al. BATMAN-TCM: a bioinformatics analysis tool for molecular mechANism of traditional Chinese medicine ［J］. Sci Rep, 2016（6）: 21146.

［22］LIU L S, WINSTON J H, SHENOY M M, et al. A rat model of chronic gastric sensorimotor dysfunction resulting from transient neonatal gastric irritation ［J］. Gastroenterology, 2008, 134（7）: 2070-2079.

［23］SCHWANHÄUSSER B, BUSSE D, LI N, et al. Global quantification of mammalian gene expression control ［J］. Nature, 2011, 473（7347）: 337-342.

［24］WEI J, ZHANG F, ZHANG Y, et al. Proteomic investigation of signatures for geniposide-induced hepatotoxicity ［J］. J Proteome Res, 2014, 13（12）: 5724-5733.

［25］KOPIC S, GEIBEL J P. Gastric acid, calcium absorption, and their impact on bone health ［J］. Physiol Rev, 2013, 93（1）: 189-268.

［26］WEI J, ZHANG Y, JIA Q, et al. Systematic investigation of transcription factors critical in the protection against cerebral ischemia by Danhong injection ［J］. Sci Rep, 2016（6）: 29823.

［27］JIANG S M, JIA L, LIU J, et al. Beneficial effects of antidepressant mirtazapine in functional dyspepsia patients with weight loss ［J］. World J Gastroenterol, 2016, 22（22）: 5260-5266.

［28］JONSSON B H, UVNÄS-MOBERG K, THEORELL T, et al. Gastrin, cholecystokinin, and somatostatin in a laboratory experiment of patients with functional dyspepsia ［J］. Psychosom Med, 1998, 60（3）: 331-337.

［29］WU Q, ZHANG Q, SUN B, et al. 1H NMR-based metabonomic study on the metabolic changes in the plasma of patients with functional dyspepsia and the effect of acupuncture ［J］. J Pharm Biomed Anal, 2010, 51（3）: 698-704.

［30］MATSUMOTO Y, ITO M, TSUGE M, et al. Ecabet sodium induces neuronal nitric oxide synthase-derived nitric oxide synthesis and gastric adaptive relaxation in the human stomach ［J］. J Gastroenterol, 2009, 44（11）: 1118-1124.

［31］YUAN H P, LI X P, YANG W R, et al. Inducible nitric oxide synthase in the duodenal mucosa is associated with mast cell degranulation in patients with functional dyspepsia ［J］. Ann Clin Lab Sci, 2015, 45（5）: 522-527.

［32］TONINI M. Recent advances in the pharmacology of gastrointestinal prokinetics ［J］. Pharmacol

Res, 1996, 33（4-5）: 217-226.

［33］MÖNNIKES H, VAN DER VOORT I R, WOLLENBERG B, et al. Gastric perception thresholds are low and sensory neuropeptide levels high in helicobacter pylori-positive functional dyspepsia［J］. Digestion, 2005, 71（2）: 111-123.

［34］LIU J, LI F, TANG X D, et al. XiangshaLiujunzi decoction alleviates the symptoms of functional dyspepsia by regulating brain-gut axis and production of neuropeptides［J］. BMC Complement Altern Med, 2015（15）: 387.

［35］TOMITA R. Regulation of vasoactive intestinal peptide and substance P in the human pyloric sphincter ［J］. Hepato-gastroenterology, 2009, 56（94-95）: 1403-1406.

［36］LI X B, CHEN H M, LU H, et al. Role of helicobacter pylori infection on neuronal expression in the stomach and spinal cord of a murine model［J］. J Dig Dis, 2009, 10（4）: 286-292.

［37］CHEUNG C K Y, LAN L L, KYAW M, et al. Up-regulation of transient receptor potential vanilloid (TRPV) and down-regulation of brain-derived neurotrophic factor (BDNF) expression in patients with functional dyspepsia (FD)［J］. J Neurogastroenterol Motil, 2018, 30（2）.

第三节　四逆汤干预溃疡性结肠炎作用机制与临床定位研究

中药方剂是中医辨证施治的重要形式，其中，具有明显特色与优势的古代中医典籍所记载的方剂，被定义为古代经典名方。古代经典名方历来为古今医者所应用，并以疗效确切和作用特色等优势得到高度认可。然而，部分以经典名方为基础开发的中成药目前正面临着物质基础研究薄弱、药效优势不显著、临床定位不清和作用机制不明等困境，以至于其在临床应用和市场竞争中处于"休眠状态"。例如，《中药大品种科技竞争力报告（2018版）》入围产品科技因子以满分110分计，平均得分仅为16.556分。其中，科技因子大于30分的入围品种仅占27.77%，而大于50分的品种仅占3.16%。该数据表明以经典名方为基础的诸多中成药的科技竞争力正处于弱势地位。因此，如何"唤醒"经典名方、提升经典名方制剂的科技竞争力，是中医药行业面临的挑战。

临床价值是经典名方的核心所在，如今却面临着临床定位模糊、疗效特点不明和药效机制不清等问题。例如，《中国药典》（2015年版）收录的众多中成药的功能与主治仍被限制在中医术语中，缺乏相应准确的西医疾病名称，严重阻碍了经典名方的临床应用和优势发挥。建立"以疗效传承经典、以价值驱动市场"为核心导向的经典名方研发模式，开展以高水平研发促进中成药高质量发展为目标的经典名方二次开发，已成为行业基本共识。因此，临床重定位为经典名方的二次开发提供了明确的方向，有助于推动经典名方的临床应用、彰显经典名方的临床优势、促进经典名方科学价值的阐明。

源自张仲景《伤寒论》的经典名方四逆汤（SiNiTang decoction，SNT），由附子、干姜和甘草组成，主治少阴病和阳虚证，其中成药被收录于《中国药典》（2015年版）。古今医家对SNT下利清谷持有不同意见，缺乏共识。下利清谷指泄下之物清稀、夹杂不消化的食物，由阳虚阴盛或虚寒所致。陆九芝亦有"三阴皆自利，自利不皆属寒……故即未成厥逆，亦有取乎四逆之治"之说，体现了SNT治疗下利的优势。刘渡舟将四肢厥冷、下利清谷和脉微细作为SNT的主症，强调通过主症辨明疾病本质，以达到准确论治的目的。此外，古今医家对SNT的处方配伍尚无统一定论，君药应随主症变化灵活使用。因此，基于临床用药经验，对SNT临床重定位是发挥SNT疗效优势的关键前提。然而，关于SNT下利清谷的临床明确适应证尚缺乏文献报道，仅少数临床研究提示SNT可能作用于腹泻、溃疡性结肠炎（ulcerative colitis，UC）等疾病，据此，关于SNT下利清谷的基础科学研究正处于空白阶段。SNT类方在古代可用于腹泻、恶心、呕吐和腹痛。本课题组前期基于古今临床医案和文献挖掘SNT及其类方的主治病证，分析归纳出其对应的西医疾病，结果提示，SNT可治疗霍乱和心衰等疾病，其下利清谷症状可能还涉及消化系统疾病（如UC，急、慢性肠炎等），这为下利清谷的临床定位提供了新依据。此外，现代医家亦采用SNT类方及成分药治疗UC。对冯五金教授用药规律的分析研究表明，其临床惯用制附子、党参、黄芪等中药治疗UC。章金钟等发现与对照组相比，SNT类方对58例脾肾阳虚型UC病人的症状有较好的改善作用。张丽惠等对688例UC病人进行荟萃分析（Meta分析）发现，SNT类方治疗UC的药效优于西药，且安全性较高。SNT类方已在临床有效用于治疗UC等下利清谷相关的消化系统疾病，但是缺乏精确定位及分子机制研究。因此，亟待开展临床精准定位的经典名方SNT的二次开发，以高水平研究推动经典名方向"临床价值和科学价值"的高质量发展。

UC是胃肠系统异常引发腹痛、腹泻甚至便血等一系列症状的疾病，其病因模糊且复杂。UC是慢性、复发性且难治愈的疾病，在我国多发于20岁至49岁的青壮年，具有年轻化和发病率升高的趋势，给国民经济增加了沉重的负担。目前，UC病因不明，病理机制十分复杂，被认为是由基因、宿主免疫和肠道共生菌共同主导着疾病的发展进程。临床常使用甾体类抗炎药、类固醇类和免疫抑制剂来缓解轻、中度UC症状，尚缺乏安全有效的药物。中医药的治疗方法正被广泛用于UC的治疗。中医认为，UC主要分为大肠湿热证、脾虚湿阻证、脾肾阳虚证、肝郁脾虚证、瘀阻肠络证和寒热错杂证，常用相应的治法干预UC。《溃疡性结肠炎中西医结合诊疗共识意见（2017年）》指出，UC的治疗和监控缺乏金指标。据报道，对于约15%的UC病人，在确诊的20年内，结肠切除是唯一的根治手段，因此，关键靶标的筛选和发现对UC的诊断和治疗具有重要意义。

分子生物学的发展和新技术的开发，特别是蛋白质组学相关新技术的开发，为中药研发、中药靶点和疾病关键靶标的寻找及筛选提供了新思路。基于高通量深度覆盖蛋白质组学策略，研究者对活血化瘀方剂丹红注射液介导的脑缺血保护关键靶标转录因子进行了系统研究，并揭示了6种转录因子，如B淋巴细胞白血病前体蛋白转录因子1（PBX1）、cAMP依赖的转录因子1（ATF1）等，可作为潜在的缺血性卒中治疗靶点。因此，对中药成分分子靶点和疾病关键靶标的研究将有利于经典名方作用机制与临床定位的发现。

近几年，网络药理学策略也为经典名方的研发提供了新的方法和视角。前期研究通过"化学成分-类药成分-靶标-通路-功能"这一网络药理学研究路径，将经典名方瓜蒌薤白半夏汤的临床主治病证"胸痹"精准定位到心梗，初步挖掘出其对心血管类疾病的作用机制。此外，还通过"方剂-靶标-效应"三维整合的方法，基于整合药理学策略将益心舒胶囊临床定位到冠心病伴心功能降低，并通过体内和体外心衰模型进行验证，利用蛋白质组学策略和网络药理学分析构建了益心舒的作用网络，筛选出TNNI3、FABP3和CKAP5等潜在的干预心衰的生物标志物。网络药理学方法为SNT的临床精准定位和科学价值解析提供了新的策略和方向，也提供了一系列实用性的工具。BATMAN-TCM是首个可根据药物相似性来预测中药化学成分作用的潜在靶点和疾病的在线开放式分析平台，可进行单味药和复方组分分析及潜在靶标的生物功能富集分析。TTD数据库（https://db.idrblab.net/ttd/）和OMIM数据库（http://omim.org/）均为可探索已知和未知治疗靶标、疾病、通路信息的权威数据库，可根据药物靶标和通路富集相应的疾病信息。

鉴于此，本部分利用"中医理论-临床实践-网络预测"三维整合策略，将SNT下利清谷的临床定位首次聚焦到UC，然后构建动物模型验证SNT干预UC的药效作用，再结合蛋白质组学技术和网络药理学方法揭示SNT治疗UC的"成分-靶标-通路-疾病"的复杂作用机制，最后进行潜在关键靶标的筛选和验证，以期为UC的监控和治疗提供科学依据，有助于揭示经典名方SNT的临床价值和科学价值，推动SNT的临床应用，激发SNT的市场价值。

一、基于网络药理学的SNT临床重定位研究

以临床价值为导向是经典名方研发的根本原则，亦是其能够被有效应用的重要保障。然而，古代医典中对病证的描述悉数缺乏对应西医术语的解释，以致经典名方在现代的实际临床应用中定位不明，临床价值难以凸显，这严重阻碍了医者对其的应用和传承。经典名方SNT是中医扶阳抑阴的代表方，常作为"回阳救逆第一要方"为古今医家所重视。《伤寒论》中SNT的主症除四肢厥冷外，以脾肾阳虚证之下利或下利清谷最为多见。下利清谷作为SNT的主症，反映了阳虚证疾病传变的本质规律，是临床辨证论治的关键。因此，下利清谷可作为研究SNT临床重定位的新方向。虽然中医用SNT治疗下利清谷积累了众多有效医案，但由于一直缺乏与之对应的西医疾病的描述，故难以被西医安全有效地应用，以致缺乏西医的普遍认可。因此，SNT临床重定位和复方复杂体系解析历来是学者研究的重点与难点。

生物信息学可为SNT的临床重定位和科学价值解析提供新的策略和方向。近年来，网络药理学技术逐渐被应用于中药复杂体系的解析和临床重定位研究之中，并取得了一定的成效。研究者利用BATMAN-TCM和PubChem等数据库发现了莪术二酮等成分抗乳腺癌的分子机制，并利用网络药理学平台精准挖掘了瓜蒌薤白半夏汤临床主治病证对应的疾病，初步阐明了其治疗急性心肌梗死的作用机制。基于此，本部分研究基于前期文

献研究结果，按照临床重定位的网络药理学方法，采用"中药成分–靶标–效应"研究策略，对SNT治疗消化系统疾病进行临床重定位，为SNT临床定位不明和作用机制不清等科学问题的解析提供依据，为SNT发挥其临床价值和科学价值提供参考。

1. 数据来源与处理

SNT的化学成分源于BATMAN–TCM数据库，基于此而进行"成分–靶标"的预测。与SNT成分相互作用的潜在药物靶标经由GO（http://geneontology.org/）功能富集分析和KEGG（http://www.genome.jp/kegg/）通路富集分析获得其可能参与的生物学过程及通路。SNT潜在靶标相关的疾病由OMIM、TTD和DAVID数据库的富集分析获得。

2. 数据分析

将SNT所含附子、干姜和甘草3味中药的信息录入BATMAN–TCM数据库，将cutoff score设为20，$P<0.05$，经由GO功能富集分析和KEGG通路富集分析，获取与SNT成分相互作用置信度较高的潜在药物靶标及其相关的生物学过程和通路，最终建立"中药成分–靶标–通路"网络。对BATMAN–TCM数据库所得靶标信息进行OMIM和TTD疾病富集分析，获取相应的"靶标–疾病"信息，同时采用DAVID数据库中的疾病数据库版块，进行人类"靶标–疾病"关联分析。

根据前期文献研究结果，下利清谷在西医中属消化系统疾病范畴，因此可从SNT潜在作用疾病分类中提取与下利清谷接近的消化系统疾病，以对其临床作用进行重定位。

3. 结果

（1）SNT化学成分和潜在靶标的预测。根据数据库收集SNT3味中药共335个化学成分，预测后共得到1 009个相应的靶点。其中，附子共收集到85个化学成分，预测到253个与成分相结合的潜在靶点；干姜共收集到78个化学成分，预测到646个与成分相结合的潜在靶点；甘草共收集到172个化学成分，预测到685个与成分相结合的潜在靶点（表6–2）。在3味中药之间，存在潜在共同作用靶标。例如，附子与干姜之间有共有靶标143个，附子与甘草之间有共有靶标146个，干姜与甘草之间有共有靶标396个，3味中药之间有共有靶标110个，这提示SNT中3味中药存在潜在的配伍理念（图6–31）。

表6-2　SNT"中药-成分-靶标"信息

中药名称	成分数量	预测靶标数量
附子	85	253
干姜	78	646
甘草	172	685

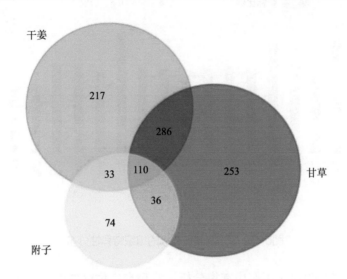

图6-31　SNT各药间共有靶标分析

（2）SNT潜在靶向作用通路的预测。为考察SNT在消化系统中的潜在作用通路，我们通过KEGG通路进行富集分析。分析结果显示，SNT在消化系统中富集到60个潜在靶标（adjusted P-value=3.28×10^{-2}），主要涉及唾液分泌、胃酸分泌、胰液分泌、碳水化合物消化和吸收、蛋白质消化和吸收、脂肪消化和吸收、胆汁分泌、维生素消化和吸收、矿物质吸收等生物途径，与胃酸分泌显著相关（adjusted P-value=4.81×10^{-2}）。此外，SNT可能还涉及免疫球蛋白A（IgA）的肠道免疫网络、T细胞受体信号通路、B细胞受体信号通路、Toll样受体信号通路、核苷酸结合寡聚化结构域（nucleotide-binding oligomerization domain，NOD）样受体信号通路、维甲酸诱导基因I（RIG-I）样受体信号通路等生物途径。

（3）SNT潜在靶标组织特异性分布的分析。为了精准定位SNT治疗下利清谷的靶器官，我们对靶标进行组织特异性分析，以明确消化系统在SNT潜在作用组织中的特异性分布特点。将源自BATMAN-TCM的靶标录入DAVID 6.8数据库，选择"homo sapiens"的"gene symbol"进行"Tissue Expression"分析，提取adjusted P-value＜0.000 1的显著性表达位点作为分析对象。富集结果表明，SNT靶向作用于肝、肾、胃、结肠、小肠和脑等器官。此外，SNT还富集分布于CRC细胞、十二指肠、胃癌细胞、直肠、食管、肠等中（图6-32）。

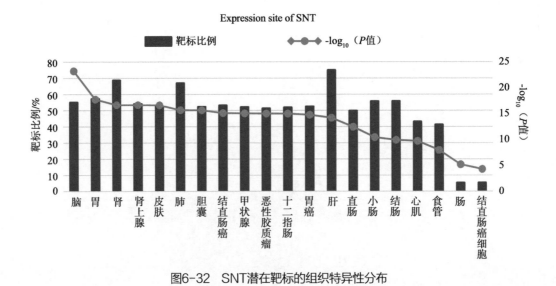

图6-32　SNT潜在靶标的组织特异性分布

（4）SNT潜在靶向作用疾病富集分析。为精准定位SNT潜在作用的疾病，我们将SNT中335个化学成分潜在作用的1 009个靶标经TTD、OMIM和DAVID 6.8数据库进行多重疾病富集分析。

TTD对潜在靶标疾病的富集分析结果显示，在与成分结合靶标数不小于3的100个疾病中，SNT所涉及的消化系统类疾病有炎症（靶标数为18）、炎症性疾病（靶标数为10）、炎症性肠病（靶标数为6）、UC（靶标数为5）、恶心和呕吐（靶标数为4）、慢性炎症疾病（靶标数为4）、CRC（靶标数为3）、免疫性疾病（靶标数为3）。其中，统计学显著富集的疾病仅有UC（adjusted P-value＜0.05，图6-33）。

OMIM对潜在靶标疾病的富集分析结果显示，在与成分结合靶标数不小于3的消化系统疾病中，仅富集到CRC（adjusted P-value=6.22×10^{-3}，靶标数为7），且潜在作用靶标数量是所有富集疾病中最多的（图6-34）。

DAVID数据库"DISEASES"项中对SNT潜在靶标疾病的富集分析结果表明，其涉及CRC、胃癌等消化系统疾病（图6-35）。

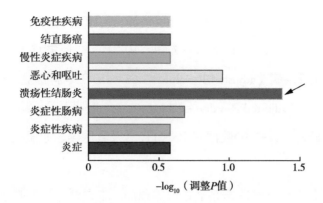

图6-33 SNT消化系统疾病TTD数据库富集结果

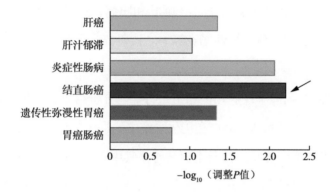

图6-34 SNT消化系统疾病OMIM数据库富集结果

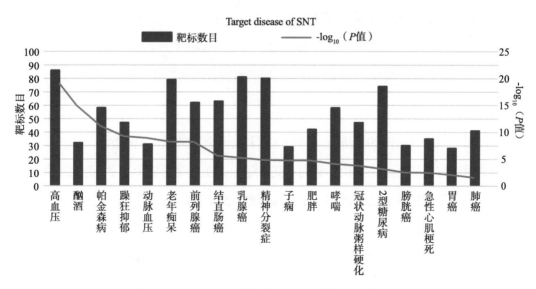

图6-35 SNT整体靶标疾病DAVID数据库富集结果

除了消化系统疾病之外，DAVID中SNT所涉及的疾病还有高血压（adjusted P–value =

1.39×10^{-8}）、精神分裂症（adjusted P-value=3.60×10^{-7}）、HF（adjusted P-value = 2.77×10^{-5}）、疼痛（adjusted P-value=7.69×10^{-5}）、心律失常（adjusted P-value = 2.77×10^{-5}）、心血管疾病（adjusted P-value =1.68×10^{-3}）、抑郁症（adjusted P-value = 2.15×10^{-3}）、焦虑症（adjusted P-value =6.14×10^{-3}）、呼吸系统疾病（adjusted P-value = 4.21×10^{-2}）等。此外，DAVID数据库中SNT还涉及乳腺癌、心肌梗死、AD、2型糖尿病和前列腺癌等疾病。

（5）SNT消化系统疾病临床精准定位的预测。本课题组前期基于由古今临床医案和文献挖掘的SNT及其类方的主治病证，已分析归纳出了SNT及其类方对应的西医疾病。SNT类方在古代可用于腹泻、恶心、呕吐和腹痛，这提示其下利清谷症状可能涉及消化系统疾病（如UC，急、慢性肠炎等）。该研究为下利清谷的临床重定位提供了依据。

基于上述3种网络药理学疾病预测和组织特异性分析结果，初步认定SNT的作用病位为肝、胃、结肠、小肠和脑。SNT在消化系统中的临床定位可能涉及UC、CRC和胃癌等疾病，且三者的临床症状均涉及下利清谷。其中，UC是一种慢性炎性肠病，通常伴随着终身治疗，发病率亦逐年升高。研究表明，约20%的UC病人在患病过程中出现严重的恶化，需要住院治疗。另有文献报道，CRC是UC常见的严重并发症之一。患有UC等炎性肠病的病人具有比健康人群更高的CRC发病风险。综上所述，结合中医文献挖掘、网络药理学的预测结果和疾病发展进程，并分析实验的可行性，最终聚焦于UC与SNT在消化系统临床新定位的相关性方面，后续将进行相关药效实验验证。

4. 讨论

SNT是少阴寒化病证的基础方，其治疗下利清谷之功效常为当代医家所重视。古今医家对其君臣佐使尚无统一定论，认为君药应随主症变化灵活使用。下利清谷指泄下之物清稀、夹杂不消化的食物，由阳虚阴盛或虚寒所致。陆九芝认为"三阴皆自利"，均可应用SNT进行治疗。这提示了SNT治疗下利疾病的范畴更为广泛。作为SNT的主症，下利清谷的基础科学研究尚处于空白阶段，而SNT及其类方明确的临床适应证亦鲜有文献报道，仅少数临床研究提示其可能作用于腹泻、UC等消化系统疾病。故本部分研究回归中医药理论，从消化系统角度对下利清谷进行临床新定位，为后续SNT的基础研究和临床应用提供科学依据。

本部分研究整合了生物信息学分析结果，探讨了SNT治疗UC的前景。SNT在消化系统中主要富集到涉及胃酸分泌、胰液分泌、脂肪消化和吸收、胆汁分泌等生物途径的60个潜在靶标。研究表明，肠道参与调节肝脏的胆汁酸合成、葡萄糖和脂质代谢。此外，SNT可能还涉及IgA的肠道免疫网络、T细胞受体信号通路、B细胞受体信号通路、Toll样受体信号通路、NOD样受体信号通路等生物途径。研究表明，肠道菌群参与了UC和CRC肠道炎症、免疫失调和肿瘤的发生发展。IgA可参与肠屏障功能和肠免疫信号传导，这在防治肠道细菌诱导的UC和CRC发展中起着重要的作用。IgA可增加小鼠结肠炎的易感性并加快炎性肠病的进程。此外，机体代谢物（如胆汁酸）、Toll样和NOD样受体等信号通路是调节肠中宿主-微生物相互作用的关键介质，参与了UC相关的CRC的疾病进程。

通过功能富集分析，我们发现，SNT特异性作用于肝、胃、结肠和小肠等消化器官。此外，SNT还富集分布于CRC细胞、十二指肠、胃癌细胞、直肠、肠等中。临床研究表明，UC常伴随着多种肠外并发症，如肝脏疾病（包括非酒精性脂肪性肝病、原发性硬化性胆管炎、原发性胆汁性肝硬化和自身免疫性肝炎等）。据报道，无危险因素的非酒精性脂肪性肝病在炎性肠病中约占33.6%。UC儿童病人在早期或患病时肝损伤的风险较高。肝肠轴之间存在相互影响，例如，二者的促炎改变可能是并发症发生的病理基础。研究表明，肠道微生物群的组成和肠道屏障的完整性受肝脏代谢物的影响。其中，原发性硬化性胆管炎和UC的病理机制可能涉及肠上皮屏障功能障碍的致病作用和辅助性T细胞17（Th17）免疫反应。通过TTD、OMIM和DAVID3个数据库共同富集分析SNT所涉及的临床疾病，提示了UC和CRC可作为SNT的新临床定位。研究表明，UC具有发展成CRC的风险，且与疾病持续时间和严重程度成正比。一项Meta分析结果表明，炎性肠病病人在初次诊断后10年后患结肠炎相关癌的风险为2%，在20年和30年后分别增加到8%和18%。综上所述，基于古代临床医案、现代中医临床用药经验，结合网络药理学分析结果及疾病出现频次，同时兼顾疾病转化规律和后续实验的可行性，最终从多维度将SNT下利清谷临床定位关联到消化系统疾病，并提示了SNT与UC的潜在关联。

综上所述，本部分研究基于"成分-靶标-通路-疾病"的整合策略，进一步将SNT下利清谷从"消化系统疾病"聚焦到UC这一明确的西医消化系统疾病，为SNT临床重定位提供了研究方向。

二、SNT干预2,4,6-三硝基苯磺酸诱导的UC的药效研究

前述研究基于"中医理论–临床实践–网络预测"策略，将SNT临床定位关联到UC。虽然前期经古今临床文献及医案的调研，提示SNT类方和成分药可潜在干预UC等消化系统疾病，但对于SNT干预UC的药理机制和分子机制，尚需进行进一步的实验研究。前期对SNT干预UC的药效预实验发现，4.8～19.2 g/kg剂量的SNT对2,4,6-三硝基苯磺酸（2,4,6-trinitrobenzenesulfonic acid，TNBS）诱导的急性UC大鼠具有一定程度的改善作用。鉴于此，本部分对不同剂量SNT干预UC的药效作用机制进行了探讨。

1. 实验材料与方法

（1）实验动物。健康SPF级雄性SD大鼠，体重170～190 g，共60只，购于北京维通利华实验动物技术有限公司，许可证号：SCXK（京）2016-0006。经动物福利委员会许可，饲养于中国中医科学院基础理论研究所动物房，室温为（25±2）℃，湿度为（50±10）%，12 h正常更替光照，24 h供应无菌饲料及饮用水。实验开始前，所有动物适应性喂养7天。

（2）实验药品与试剂。SNT配方颗粒，购自中国中医科学院中医门诊部，由附子、干姜、甘草三者参照《中国药典》（2015年版）配伍（3：2：3）组成，用蒸馏水分别配制成相应剂量；柳氮磺吡啶肠溶片（sulfasalazine enteric-coated tablets，SASP，上海信谊天平药业有限公司，批号：09170502）；2,4,6-三硝基苯磺酸（TNBS，美国西格玛公司）；戊巴比妥钠（货号：P11011，德国默克公司）；95%无水乙醇（北京化工厂）。

大鼠IL-6 ELISA试剂盒（货号：CSB-E04640r，武汉华美生物工程有限公司）；大鼠TNF-α ELISA试剂盒（货号：CSB-E11987r，武汉华美生物工程有限公司）；大鼠前列腺素E_2（PGE_2）ELISA试剂盒（货号：CSB-E07967r，武汉华美生物工程有限公司）；大鼠NO测定试剂盒（酶法，货号：A012-1，南京建成生物工程研究所）。

（3）实验仪器。SpectraMax M5多功能酶标仪（美国赛默飞公司）；721G分光光度计（上海益利）。

（4）TNBS诱导的UC大鼠模型的建立。基于Morris等方法建立急性UC大鼠模型。造模前，对每批大鼠进行称重并随机分为TNBS诱导组和对照组。所有大鼠禁食不禁水24 h。依据文献，以100 mg/kg TNBS和0.25 ml 50%乙醇溶液，预先配制TNBS混合液。TNBS诱导组中，根据大鼠体重，将预制好的TNBS混合液用洁净的橡胶输液管缓慢注入肠腔内，注入位置为距肛门约8 cm处。待注入完毕，即刻捏紧大鼠肛门，并倒置2 min，以防止液体泄漏。随后将大鼠置于洁净鼠笼中待其自然苏醒。向对照组大鼠肠腔内注射相应体积的生理盐水，其余操作同上。造模后常规饲养，并观察3天。排除造模不成功的大鼠。

（5）动物分组与给药。将造模成功的大鼠依照体重和造模严重程度分层随机分为模型组（$n=8$）、SNT 19.2 g/kg组（$n=6$）、SNT 9.6 g/kg组（$n=6$）、SNT 4.8 g/kg组（$n=6$）、阳性药SASP组（$n=6$）。各SNT组分别按照19.2、9.6、4.8 g/kg的剂量灌胃给药（生药量/大鼠质量，以临床人用剂量48 g/60 kg/天计，大鼠给药剂量相当于临床人用剂量的4倍、2倍、1倍）。阳性药SASP组大鼠依照参考文献以0.5 g/kg剂量灌胃给予SASP混悬液。随机选取8只对照组大鼠，与模型组大鼠均以10 ml/kg的给药剂量灌胃相应体积的生理盐水。自造模后第4日起，各组大鼠均以10 ml/kg的给药剂量灌胃相应溶液，每日1次，末次给药后，大鼠禁食24 h，于第2天进行取材等相关操作。用戊巴比妥钠麻醉大鼠后进行腹主动脉取血，不抗凝，于3 500 r/min转速下离心，分离血清，置于-80℃低温冰箱中保存。然后立即处死大鼠，取出距肛门8 cm处以下的结肠组织，沿肠系膜处剪开，置于生理盐水中去除肠内容物。将洁净的结肠组织沿肠系膜及其平行处均分为两等份。一份置于4%多聚甲醛中固定，进行HE染色，另一份置于EP管中备用。

（6）一般观察。自大鼠适应期起，每日观察大鼠的精神状态、体重、皮毛、饮食、饮水情况。重点观察粪便形状、肛门处有无便血状况及活动状态，并做记录。

（7）疾病活动指数（DAI）评价。依照文献，自造模前起，隔日称量大鼠体重。每日记录大鼠的粪便性状，观察各组大鼠便潜血状况及大便黏稠度。根据UC大鼠特征，以体重下降百分率、大便黏稠度及出血状况为考评指标，综合评价大鼠DAI水平。其中，体重下降15 g及以上评为4分，下降10～14 g评为3分，下降5～9 g评为2分，下降1～4 g评为1分，体重不变评为0分。大便黏稠度以腹泻为4分，松散不成形为2分，正常则为0分。大便出血以显性出血状态为4分，潜血阳性为2分，正常则为0分。根据以上3个评分标准，最终得出DAI公式。

$$DAI=（体重下降指数评分+大便黏稠度评分+出血状况评分）/3×100\%$$

（8）大鼠血清生化指标检测。自造模起，隔日大鼠眼眶取血1 ml，于3 500 r/min转速下离心，取血清，即刻用ELISA试剂盒检测血清中IL-6、TNF-α和PGE_2各指标的表达水平。NO用格氏反应（Griess）法进行检测。各检测指标依试剂盒要求进行检测。

（9）大鼠结肠黏膜损伤指数（CMDI）评价。对大鼠结肠进行取材时，肉眼观察结肠病变组织肠黏膜形态，参考文献对大鼠CMDI进行评分和分级。结肠黏膜形态以正常、糜烂、溃疡进行分级描述。肉眼观察无损伤，计为0分；轻度充血、水肿、表面光滑、无糜烂或溃疡者，计为1分；中度或轻度充血、水肿、糜烂且无溃疡，计为2分；高度充血、水肿且黏膜表面有坏死及溃疡形成，同时溃疡最大直径≤1 cm，并伴有肠壁增厚或表明有坏死及炎症，计为3分；在3分基础上溃疡最大直径＞1 cm，或者全肠壁坏死，则计为4分。

（10）病理组织学观察。将结肠组织置于4%多聚甲醛中固定48 h后，用石蜡包埋，进行常规病理切片，然后进行HE染色。于高倍镜下观察结肠组织损伤情况。

（11）数据处理。采用SPSS 13.0和Prism 6.0软件处理数据。各组数据用均数±标准差表示，采用单因素方差分析方法对比多组间的计量资料。$P＜0.05$认为差异具有统计学意义。

2. 结果

（1）SNT对UC大鼠日常状态的影响。造模前，各组大鼠均毛色光泽、饮食正常、排便正常、状态活跃。

造模后当晚起，TNBS诱导组大鼠始现毛色暗淡杂乱、倦怠、大便稀散不成形等症状，稍重者肛周出现黄褐色凝胶状黏附物或有稀便痕，甚者肛周出现血痕或血便。上述症状均于次日起加重，第3日最甚。而对照组大鼠稍有倦怠，次日各指征即恢复至造模前状态。

自给药之日起，模型组较对照组大鼠的UC外在症状无显著改善。给药各组与模型组比较，UC外在症状均有不同程度的减轻。阳性药SASP组大鼠稀便和血便的性状于次日后逐渐恢复至正常颗粒状，且改善明显，但粪便形态易反复。SNT各组的粪便性状从稀便和血便的状态逐渐转变为正常颗粒状，该变化持续且缓慢，但不存在反复状况。

（2）SNT对UC大鼠DAI的影响。造模后至给药前，对照组大鼠的DAI均为0。除对照组外，各组大鼠的DAI均有不同程度的升高，且于给药前达到较高值，部分达到组内峰值，提示造模成功。

大鼠给药后，除SNT 19.2 g/kg组外，模型组的DAI始终高于同期各组数值，其余给药各组的DAI随给药时间的增加表现出不同程度的下降，且始终低于模型组数值（图6-36）。其中，SNT 9.6 g/kg组的DAI自给药起持续下降，并于末次给药后介于对照组和模型组之间。而SNT 4.8 g/kg组和阳性药SASP组的DAI于给药前2天迅速降低，后期出现增加，数值反复波动，于末次给药后，接近对照组水平。对照组的DAI始终维持较低水平。

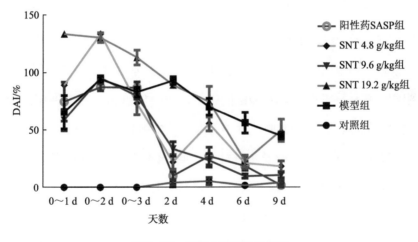

图6-36　各组大鼠的DAI水平

（3）SNT对UC大鼠血清生化指标TNF-α、PGE$_2$、IL-6和NO表达水平的影响。给药结束后，模型组大鼠血清TNF-α、PGE$_2$、IL-6表达水平较对照组明显上升，且均具有显著性差异。SNT各组及阳性药SASP组血清TNF-α、PGE$_2$、IL-6水平较模型组显著下降。各组之间血清NO水平无显著性差异，但模型组NO水平较对照组有上升趋势，SNT各组及阳性药SASP组NO水平较模型组有下降趋势（图6-37）。

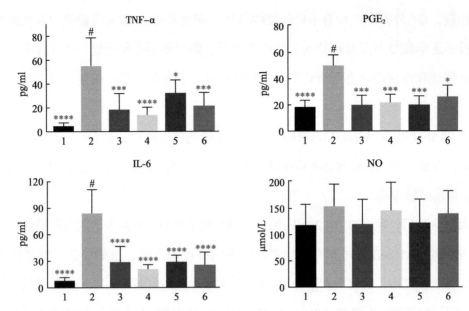

1. 对照组（$n=8$）；2. 模型组（$n=8$）；3. SNT 19.2 g/kg组（$n=6$）；4. SNT 9.6 g/kg 组（$n=6$）；5. SNT 4.8 g/kg组（$n=6$）；6. 阳性药SASP组（$n=6$）。与对照组比较，$^{\#}P<0.05$；与模型组比较，$^{*}P<0.05$，$^{***}P<0.001$，$^{****}P<0.000\ 1$。

图6-37　各组大鼠血清TNF-α、PGE$_2$、IL-6和NO表达水平

（4）SNT对UC大鼠CMDI的影响。UC大鼠末次取材时，肉眼下观察大鼠结肠病变组织形态，发现对照组大鼠结肠组织未见损伤、充血及水肿性状，且表面光滑无糜烂，未见明显组织病变和异常形态。对照组的CMDI评分均为0分。与对照组比较，其他各组均有不同程度的肠道粘连和肿胀。其中，部分模型组和SNT 19.2 g/kg组大鼠的结肠组织出现明显损伤、充血或血丝及水肿性状，肠腔内表面黏膜呈褐色糜烂状，部分黏膜及肌层有糜烂或明显变薄，或异常增厚，肠腔外层与其他肠组织出现严重粘连。模型组CMDI评分显著高于对照组。SNT 9.6 g/kg组大鼠的结肠组织未见损伤、充血及水肿性状，且表面光滑无糜烂，未见明显组织病变和异常形态（除一只出现明显损伤、充血或血丝及水肿性状，肠腔内表面黏膜呈褐色糜烂状，部分黏膜及肌层有糜烂或明显变薄，或异常增厚外）。SNT 9.6 g/kg组的CMDI评分多为0分，仅一只评为2分，且较模型组有显著下降的趋势。SNT 4.8 g/kg组多数大鼠的结肠组织见轻度充血及水肿性状，且表面光滑无糜烂，未见明显组织病变和异常形态（除一只出现结肠黏膜充血及水肿，表面黏膜呈褐色糜烂状，另一只未见损伤、充血、水肿及糜烂性状外）。阳性药SASP组多数大鼠的结肠组织未见损伤、充血及水肿性状，且表面光滑无糜烂，未见

明显组织病变和异常形态，个别表现与模型组大鼠结肠相似，且肠腔外出现粘连。与模型组相比，阳性药SASP组的CMDI评分虽有下降趋势，但差异无统计学意义（图6-38）。

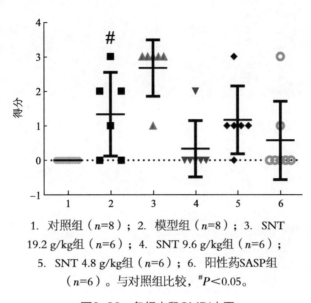

1. 对照组（$n=8$）；2. 模型组（$n=8$）；3. SNT 19.2 g/kg组（$n=6$）；4. SNT 9.6 g/kg组（$n=6$）；5. SNT 4.8 g/kg组（$n=6$）；6. 阳性药SASP组（$n=6$）。与对照组比较，#$P<0.05$。

图6-38　各组大鼠CMDI水平

（5）各组大鼠结肠病理组织学结果。各组大鼠结肠组织HE染色（×40）结果显示（图6-39），对照组结肠黏膜结构完整，无炎性因子浸润，细胞排列整齐且无结构改变；模型组大鼠导致结肠黏膜边缘有炎性细胞浸润，可见隐窝变形、黏膜及黏膜下炎性浸润性脓肿，局部伴有跨壁炎性细胞浸润和黏膜全剥脱，细胞排列紊乱，呈褐色状；SNT 19.2 g/kg组结肠组织出现轻微炎症，局部伴有一些结构改变和黏膜脱落；SNT 9.6、4.8 g/kg组结肠黏膜结构完整，边缘稍有炎性因子浸润，无结构改变；阳性药SASP组结肠组织出现轻微炎症，细胞排列紊乱并伴有一些结构的改变。

3. 讨论

UC是胃肠系统异常引发腹痛、腹泻甚至便血等一系列症状的疾病，其病因模糊且复杂，且具有发病人群年轻化和发病率上升的趋势，给人们带来了沉重的负担。UC病人的发病部位多见于远端结肠。目前，临床上常使用甾体类抗炎药、类固醇类和免疫抑制剂来缓解轻、中度UC症状，缺乏完全治愈的药物。因此，研究适宜的中药复方干预UC显得尤为重要。模型的正确选择是考察药效的关键。TNBS诱导的大鼠UC模型是

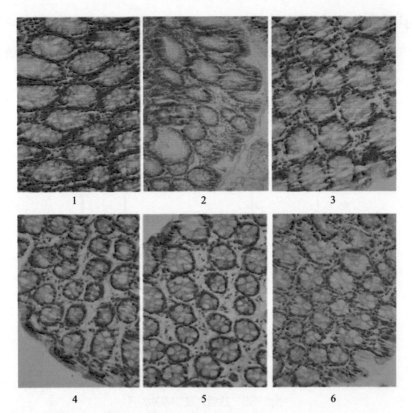

1. 对照组（*n*=8）；2. 模型组（*n*=8）；3. SNT 19.2 g/kg组（*n*=6）；
4. SNT 9.6 g/kg组（*n*=6）；5. SNT 4.8 g/kg组（*n*=6）；6. 阳性药
SASP组（*n*=6）。

图6-39　各组大鼠结肠组织HE染色结果（×40）

目前国际公认的经典化学性UC模型，造模位置为远端结肠。其原理是模拟体内急性UC的发病机制，TNBS和乙醇作为化学性抗原与结肠表面蛋白结合形成完全抗原，增加肠壁通透性，破坏结肠肠壁，使得益生菌或良好的耐受菌群失调进而持续干扰免疫应答，从而引发一系列慢性炎症和组织损伤。TNBS引起T细胞活化，进而诱导关键IL-12介导的Th1T细胞免疫炎症反应，通过释放IFN-γ，诱导巨噬细胞产生TNF-α和多种促炎细胞因子（如IL-1β、IL-6）。因此，本研究采用TNBS诱导的大鼠急性期UC模型考察SNT干预UC作用的动物实验药效。采用DAI来反映宏观上大鼠的疾病状态。CMDI与人体结肠镜的准确性相似，可用于表示大鼠结肠损伤程度。

　　研究发现，UC大鼠较对照组DAI增加，CMDI显著升高，血清中TNF-α、PGE_2和IL-6水平显著上升，NO水平呈增加趋势，提示造模成功。给予SNT治疗后，可明显改善UC大鼠腹泻，便血，结肠黏膜充血、水肿、损伤和粘连等症状，显著下调血清

TNF-α、PGE$_2$、IL-6表达水平，并具有下调NO表达的趋势。此外，与阳性药SASP组相比，SNT各组对TNF-α、PGE$_2$、IL-6表达量的下调能力更具优势。TNF-α是一种双向调节的细胞因子，可促进NF-κB靶基因的表达。而经典的NF-κB信号通路参与细胞因子和趋化因子转录的重要调控，在肠上皮细胞中破坏或组成型活化导致UC肠道炎症和损伤。据报道，TNF-α的表达量在UC病人血清中呈较高水平，被用作UC早期和预后阶段诊断和监测的炎性生物标志物。对于中度和重度UC病人，临床常采用生物制剂（TNF阻滞剂）进行治疗。IL-6是一种促炎细胞因子，可刺激免疫细胞；也是Th1细胞介导的结肠炎小鼠发病过程中关键的炎症调节因子，在UC病人中可高度表达，被用作评价UC炎症损伤程度的标志物。研究表明，IL-6受体阻断剂可有效抑制溃疡模型的肠道炎症。PGE$_2$的产生和结肠炎密切相关。中性粒细胞是早期被募集到UC损伤和感染部位的免疫细胞，其去除生理过程的破坏常进一步炎症损伤。PGE$_2$参与中性粒细胞炎症消退，在损伤部位通过前列腺素EP$_4$受体发出信号，导致花生四烯酸-12-脂加氧酶（AlOX12）增加并转向抗炎类花生酸的信号传导，其表达量反映了机体的炎性进程。据报道，结肠黏膜的损伤和恶化与PGE$_2$的表达密切相关，因此可用其评价UC炎性损伤程度。NO和TNF-α的过量产生可通过与环氧酶2（COX-2）结合引发发炎结肠中的细胞反应，加重UC的病情。TNBS可诱导结肠诱生型一氧化氮合成酶（iNOS）水平升高，加重炎症程度。

经典的抗UC药物SASP是一种5-氨基水杨酸盐（5-ASAs）类药物，被广泛应用到中、轻度UC的治疗中。SASP可有效诱导和维持UC症状的缓解，亦有证据表明其还可降低UC病人发生结肠炎相关肿瘤的风险。其症状缓解的药理机制涉及多种途径：通过抑制COX减少PGE的合成；抑制促炎细胞因子（如IL-1和IL-6）的产生；抑制氧自由基的生成；抑制脂氧合酶，阻断中性粒细胞的趋化性和肥大细胞活化；阻断损伤免疫细胞中的NF-κB活化；增加PPAR-γ的表达，促进PPAR-γ从细胞质向细胞核转位，从而引起过氧化物酶体增殖物激素反应元件驱动基因的激活。然而，在本次研究中，阳性药SASP组大鼠的DAI值均出现持续波动，提示SASP干预UC的药效作用不稳定。另外，第2批阳性药SASP组大鼠的CMDI值较模型组差异并无统计学意义，提示SASP干预UC大鼠结肠水肿、充血、溃疡和修复黏膜的效应不足。本次研究仅通过TNBS诱导UC模型的药效实验特征和SASP的用药规律将SNT干预UC的分期初步定为急性期，炎症程度定为轻度和中度。而在中医临床中，除UC的常规西医诊断外，须按照中医辨证施治的原则安全、有效地应用SNT。

综上所述，本次研究基于前期SNT临床文献及医案挖掘，结合生物信息学分析，首次将SNT下利清谷从消化系统疾病聚焦到UC，并首次通过TNBS诱导的大鼠急性期UC模型，从一般观察、DAI指数、CMDI、HE染色和UC相关血清生化指标的检测方面考察SNT3个剂量对UC的干预作用和机制，初步认为SNT各组均可显著改善中、轻度UC症状，发挥治疗UC的药效，且效应优于SASP。这为SNT治疗UC这一临床应用提供了药效学依据，为后续的药效机制研究奠定了科学基础。此外，4.8、9.6、19.2 g/kg3个剂量的SNT均可显著改善急性UC大鼠的症状，但无明显的量效关系。为深入研究SNT的药效机制，本次研究结合药效实验血清生化指标及其他参数，最终优选出9.6 g/kg的剂量进行后续药效再确证和蛋白质组学研究。

三、SNT干预UC作用机制和关键靶标研究

利用蛋白质组学技术方法，可以深入研究疾病的分型、进行药物靶点的识别和鉴定及开展药理机制研究等。结合发现的关键靶标，还可以为UC的干预治疗提供精准化的指标。因此，本部分研究利用蛋白质组学技术分析SNT干预UC后结肠蛋白质组的变化，初步解析SNT的作用机制，并筛选与其干预UC作用相关的关键靶标。

1. 实验材料与方法

（1）实验动物。同本节"二"的"1.（1）"项。

（2）实验药品与试剂。蛋白酶抑制剂（美国赛默飞公司），其他试剂均为国产分析纯；大鼠CRP ELISA试剂盒（货号：CSB-E07922r，武汉华美生物工程有限公司）；大鼠胶原蛋白XII型α1链［Collagen alpha-1（XII）chain，COL12A1］ELISA试剂盒（货号：CSB-EL005719RA，武汉华美生物工程有限公司）。

其他同本节"二"的"1.（2）"项。

（3）实验仪器。Easy-nLC1000（高效液相色谱仪，美国赛默飞公司）；Orbitrap Fusion质谱仪（美国赛默飞公司）。

其他同本节"二"的"1.（3）"项。

（4）大鼠动物实验。

1）TNBS诱导的UC大鼠模型的建立。操作同本节"二"的"1.（4）"项。

2）动物分组与给药。将造模成功的大鼠依照体重和造模严重程度分层随机分为对照组（$n=6$）、模型组（$n=6$）、SNT 9.6 g/kg组（$n=6$）、阳性药SASP组（$n=6$）。

其他同本节"二"的"1.（5）"项。将洁净的结肠组织沿肠系膜及其平行处均分为2等份，置于EP管中，分别进行蛋白质组学检测和后续分子生化实验验证。

3）DAI评价。同本节"二"的"1.（7）"项。

4）大鼠血清生化指标检测。同本节"二"的"1.（8）"项。

5）大鼠CMDI评价。同本节"二"的"1.（9）"项。

（5）大鼠结肠组织蛋白的提取和消化。将PBS冲洗后的结肠组织切碎，置于含有蛋白酶抑制剂的缓冲液中充分裂解，然后超声处理2 min。将裂解液以24 000 r/min离心20 min，收集上清液作为蛋白质提取物。使用考马斯亮蓝法（Bradford法）测定蛋白质浓度。

参考文献对蛋白质样本进行酶解。将提取的结肠蛋白溶于8 mol/L尿素中，加入100 mmol/L DTT溶液，并于37℃下保持4 h，再加入500 mmol/L IAA溶液，在室温暗处烷基化60 min。然后加入胰蛋白酶，在37℃下孵育24 h。将肽混合物用0.1% FA酸化，冷冻干燥，于-80℃下储存备用。

（6）肽段样本的质谱分析。采用Orbitrap Fusion质谱仪分析检测肽段混合物。0.5 μg肽段混合物被加载到2 cm填充柱（内径75 μm，ReproSil-Pur C_{18}-AQ，3 μm；Dr Maisch）上，经过缓冲液A（0.1% FA）预分离后，再经由12 cm填充柱（填料同上，内径75 μm），采用缓冲液A和缓冲液B（0.1% FA乙腈溶液），在350 nL/min流速条件下梯度分离78 min。质谱条件为：AGC设为5e^3，最大填充时间为35 ms，动态排除时间为18 s。扫描范围为300～1 400 m/z，分辨率为120 000。归一化碰撞能量为32%。

（7）蛋白质鉴定。基于Proteome Discoverer 1.4.1.14数据库对蛋白质谱检测所得到的图谱进行搜库分析。选择胰蛋白酶作为蛋白水解酶，并允许2个漏切位点。将半胱氨酸氨甲酰甲基化作为固定修饰。将蛋氨酸氧化和蛋白质N末端的乙酰化设定为可变修饰。一级质量误差设为20 ppm。设定蛋白质鉴定的FDR＜1%。每个样本重复测定3次。

采用iBAQ对蛋白质进行相对定量，并将单个蛋白质的iBAQ值对所有蛋白质的iBAQ值进行归一化处理。对对照组、模型组和SNT 9.6g/kg组进行两两配对t检验。$P<0.05$且模型组和对照组、SNT 9.6g/kg组和模型组变化差异1.5倍以上者被认为是目标差异表达蛋白。采用Persus软件绘制热图。

（8）蛋白质数据生物信息学分析。通过DAVID数据库对蛋白质组学结果进行"靶标–通路–疾病"功能富集分析。通过STRING数据库考察差异蛋白质相互作用的关联。

2. 结果

（1）SNT对UC大鼠的药效作用。首先选取了SNT 9.6 g/kg剂量进行SNT药效研究。在造模后3日内考察大鼠的DAI，以评判造模是否成功。结果表明，造模后至给药前，对照组大鼠的DAI值均为0。TNBS诱导组大鼠的DAI明显升高，提示造模成功（图6-40）。

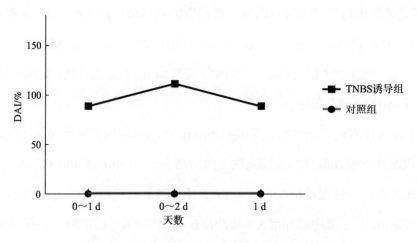

图6-40　TNBS诱导组与对照组大鼠的DAI水平

连续给药15天后，结果表明，UC模型组大鼠血清TNF-α、PGE₂、IL-6表达水平较对照组明显上升，且均具显著性差异。SNT 9.6 g/kg组大鼠血清TNF-α、PGE₂、IL-6水平较模型组显著下降。阳性药SASP组大鼠血清TNF-α、PGE₂水平较模型组显著下降。阳性药SASP组大鼠血清IL-6水平较模型组有下降趋势但无显著性差异。各组之间血清NO含量无显著性差异，但模型组NO含量较对照组有上升趋势，SNT 9.6 g/kg组及阳性药SASP组NO含量较模型组有下降趋势（图6-41）。

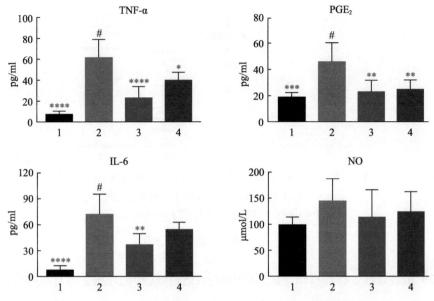

1. 对照组（$n=6$）；2. 模型组（$n=6$）；3. SNT 9.6 g/kg组（$n=6$）；4. 阳性药SASP组（$n=6$）。与对照组比较，$^{\#}P<0.05$；与模型组比较，$^{*}P<0.05$，$^{**}P<0.01$，$^{***}P<0.001$，$^{****}P<0.000\ 1$。

图6-41 大鼠各组血清TNF-α、PGE$_2$、IL-6和NO表达水平

末次取材时，肉眼观察大鼠结肠病变组织形态，发现对照组大鼠结肠组织性状与本节"二"的"2.（4）"项中对照组大鼠相似，且CMDI评分均为0分。与对照组比较，其他各组均有不同程度的肠道粘连和肿胀。其中，部分模型组大鼠的结肠组织与本节"二"的"2.（4）"项中模型组大鼠相似。模型组的CMDI评分显著高于对照组。SNT 9.6 g/kg组大鼠结肠组织未见溃疡，未见明显组织病变和异常形态（除一只结肠组织出现明显充血或血丝及水肿性状，肠腔内表面黏膜呈褐色状，肠腔外层与其他肠组织出现轻度粘连）。SNT 9.6 g/kg组的CMDI评分多为0分，仅一只评为2分，且较模型组有显著下降的趋势。阳性药SASP组多数大鼠的结肠组织出现充血、损伤及水肿性状，且表面见糜烂状，肠腔内表面黏膜呈褐色糜烂状，肠腔外层与其他肠组织出现严重粘连；仅个别表现为充血、水肿、表面黏膜无损伤状。与模型组比较，阳性药SASP组的CMDI评分虽有下降趋势，但差异无统计学意义（图6-42）。

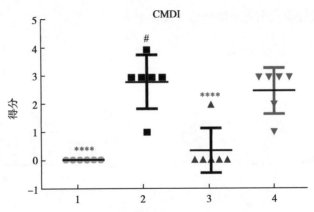

图6-42　各组大鼠CMDI水平

（2）质谱数据分析。将归一化后的iBAQ值进行$\log_2$转化并用于所有定量分析，结果
显示，各组生物学重复的相关系数值都高达0.9以上，且各组实验操作重复的相关系数值
也高达0.9。这表明该实验具有良好的重复性，蛋白质数据结果可信度较高（图6-43）。

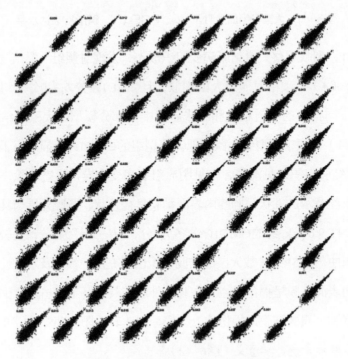

图6-43　蛋白质鉴定重复性分析结果

（3）SNT对UC大鼠远端结肠蛋白质表达的影响。基于前期药效实验，本部分研究

从SNT的3个剂量中确定9.6 g/kg为最佳剂量以进行后续蛋白质组研究，共鉴定了6 110个蛋白质，其中，具有统计学意义的蛋白质共253个。对照组、模型组和SNT 9.6 g/kg组、模型组变化趋势一致的蛋白质有194个，其中，变化1.5倍以上的差异蛋白质有162个，变化2倍以上的差异蛋白质有78个。在78个目标差异蛋白质（2倍以上）中，SNT 9.6 g/kg组上调的蛋白质有26个，下调的蛋白质有52个，其中，在2~5倍以内变化的蛋白质有35个，在5~10倍以内变化的蛋白质有31个，在10倍以上变化的蛋白质有10个。最终选取SNT干预后较模型组变化2倍以上，且与对照组和模型组相比，变化趋势一致的78个差异蛋白质用于后续关键靶标的筛选。

对蛋白质功能进行GO分析时发现，差异蛋白质主要分布于内膜、细胞外区域、细胞质囊泡腔、分泌颗粒囊腔、分泌颗粒等中，涉及糖胺聚糖结合、肝素结合、硫化合物结合、钙离子结合、ECM结合、Toll样受体4（TLR4）结合等功能，以及调控细胞外结构组织、胞吐作用、ECM生成、中性粒细胞脱颗粒、细胞分泌等生物过程。SNT中可能涉及影响代谢途径、补体和凝血级联、ECM-受体相互作用、PI3K-AKT信号通路的相关蛋白质发挥干预UC的作用（图6-44）。

（4）SNT差异蛋白质的KEGG功能富集分析结果。对差异蛋白质进行KEGG功能富集分析，结果发现，SNT可能通过调节ECM-受体相互作用、细胞黏附、PI3K-AKT信号通路、PPAR信号通路等途径发挥干预UC的作用（表6-3），涉及调控层粘连蛋白2（LAMA2）、血小板反应蛋白2（THBS2）、羟甲基戊二酸单酰辅酶A合酶2（HMGCS2）、维甲酸X受体α（RXRα）、玻璃粘连蛋白（VTN）和腱生蛋白N（TNN）等蛋白质。

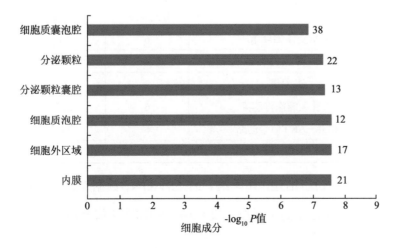

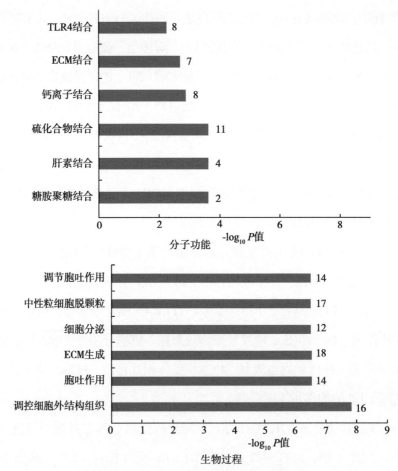

每个条目对应的数值为对应差异蛋白质数目。

图6-44　差异蛋白质GO分析结果

表6-3　差异蛋白质的KEGG功能富集分析结果

条目名称	条目描述	差异蛋白质靶标数目	总体蛋白靶标数目	P值
hsa 04512	ECM受体相互作用	6	81	0.000 035 3
hsa 05146	阿米巴痢疾	4	94	0.013 4
hsa 04510	黏着斑	5	197	0.015 5
hsa 05165	人乳头瘤病毒感染	6	317	0.015 5
hsa 04151	PI3K-AKT信号通路	6	348	0.018 7
hsa 03320	PPAR信号通路	3	72	0.028 6

（5）SNT差异蛋白质相互作用网络。通过STRING数据库，考察SNT差异蛋白质相互作用关联。选择可信度高（互作分数＞0.4，PPI富集P值＜1.0×10^{-16}）的差异蛋白

质相互作用网络进行后续分析（图6-45）。

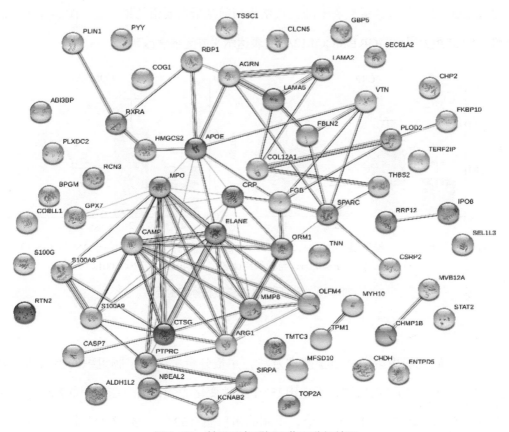

图6-45　差异蛋白质相互作用分析结果

从图6-45可以看出，相互作用连接度为5以上的共有16个，主要有CRP、髓过氧化物酶（MPO）、组织蛋白酶抗微生物肽（cAMP）、S100A9蛋白、S100A8蛋白、富含半胱氨酸的酸性分泌蛋白（SPARC）、COL12A1和中性粒细胞弹性蛋白酶（ELANE）等。结合文献调研，聚焦相互关联密切的蛋白作为待筛选的靶标。

（6）SNT关键靶标的筛选和验证。分析主要节点蛋白的蛋白质数据，结合前期网络药理学预测和文献调研结果，进一步筛选出SNT潜在调控UC的关键靶标。本部分研究筛选出CRP和COL12A1作为SNT干预UC的潜在作用靶标，并对这2个差异蛋白质的表达进行了实验验证，用ELISA试剂盒检测各组大鼠血清关键蛋白的表达量。

蛋白质组学研究结果表明，与对照组比较，CRP和COL12A1在模型组的表达量均有上升（模型/对照分别是2.52倍和4.11倍），在SNT 9.6 g/kg组中表达量下降（SNT/对照分别是1.22倍和0.63倍）。ELISA实验验证数据表明，模型组大鼠血清CRP和

COL12A1表达量显著上升，而基于SNT 9.6 g/kg剂量干预后，SNT 9.6 g/kg组大鼠血清CRP和COL12A1的表达量显著下降，该结果与前期蛋白质组结果一致（图6-46）。而阳性药SASP组大鼠血清CRP和COL12A1的表达水平并无显著改善。

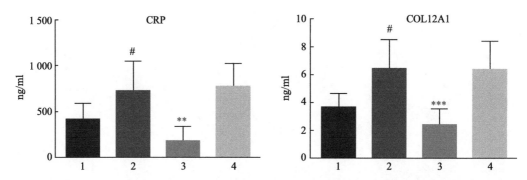

1. 对照组（$n=4$）；2. 模型组（$n=4$）；3. SNT 9.6 g/kg组（$n=4$）；4. 阳性药SASP组（$n=4$）。
与对照组比较，$^{#}P<0.05$；与模型组比较，$^{**}P<0.01$，$^{***}P<0.001$。

图6-46　SNT干预UC关键靶标的验证

3. 讨论

本部分研究利用蛋白质组学技术方法，定量分析了大鼠结肠组织的蛋白质组特征。共鉴定出6 110个蛋白质，筛选出253个显著变化的蛋白质。在聚焦的78个差异蛋白质中，SNT上调的蛋白质有26个，下调的蛋白质有52个。通过GO分析，本研究初步认为SNT可能通过作用于细胞内膜、细胞外区域、细胞质囊泡腔等部位的CRP和COL12A1蛋白相互作用网络发挥干预作用。本研究初步确证，SNT 9.6 g/kg组可能通过降低结肠CRP和COL12A1的蛋白表达发挥干预UC的作用。SNT可以通过调控CRP和COL12A1蛋白表达干预糖胺聚糖结合、硫化合物结合、钙离子结合、TLR4结合等功能。该部分结果与前期生物信息学结果相似，例如，Toll样受体等信号通路是调节肠中宿主–微生物相互作用的关键介质，参与了UC相关的CRC肿瘤的疾病进程。此外，钙离子参与调控UC，表现为钙离子内流，诱导单核细胞趋化因子的产生，从而加重UC结肠炎症性中性粒细胞浸润。本研究初步认定，差异蛋白质通过调节细胞外结构组织、胞吐作用、ECM生成、中性粒细胞脱颗粒、细胞分泌等生物途径发挥整体干预UC的作用。中性粒细胞与UC密切相关。据报道，中性粒细胞浸润可能通过IL–1/IL–6轴加速结肠炎相关肿瘤的发生。肠腔中迁移的中性粒细胞参与UC结肠上皮屏障的调节和中性粒细胞的募集。此外，差异蛋白质相互作用网络和分子生化层次验证，共同指向了CRP和COL12A1蛋白相互作用网络与SNT干预UC的相关性。

CRP在临床上是表征炎症反应的重要参数，是目前已知的UC生物标志物。CRP水平和结肠内镜结果在临床上辅助用于UC的治疗和监测。研究表明，CRP在健康人群中的表达水平常低于5 mg/L，在轻度UC和缓解期UC病人中可用以反映结肠组织炎症程度。据研究报道，严重UC病人的血清CRP水平并不显著高于中、轻度UC病人的表达水平。CRP表达量与肠道菌群相关，携带大肠杆菌fimA基因的UC病人的血清TNF-α和CRP表达水平显著高于携带其他大肠杆菌基因的病人。此外，CRP水平和内镜下的病变可用于评估UC病人结肠切除术的风险。CRP的降低幅度与药物初始缓解UC的概率显著相关。因此，CRP可用来评估不同阶段UC的严重程度。本部分研究从结肠组织蛋白质组和血清两个角度共同验证了SNT通过降低CRP表达量来缓解UC的药效。

COL12A1是蛋白质编码基因，是具有间断三螺旋的原纤维相关胶原蛋白（FACIT）胶原家族的成员，与整合素途径和ERK（胞外信号调节激酶）信号传导途径有关。研究发现该蛋白与Ⅰ型胶原蛋白结合可形成同源三聚体，被认为可以改变Ⅰ型胶原蛋白原纤维与周围基质间的相互作用。临床多从基因缺陷的角度研究COL12A1，主要涉及关节异常、胃癌、先天性肌病和软骨黏液样纤维瘤等疾病。虽有文献报道提示COL12A1与结肠密切相关，但尚无文献报道其与UC的关联，仅有研究将其作为结肠癌和CRC发病的特异性生物标志物。COL12A1在癌变组织中的过度表达，可能表示人正常结肠黏膜向腺瘤和腺癌转变。亦有研究认为，COL12A1基因和蛋白水平均在CRC中上调，可作为结直肠肿瘤侵袭前，肌成纤维细胞或经历去分化的癌细胞的新候选标志物。另有文献报道，COL12A1与CRC预后相关。本部分研究结果表明，COL12A1在UC疾病进程早期明显上调，早于CRC前及预后阶段，且蛋白质表达量高于CRP，该蛋白质亦可作为候选的潜在关键靶标。

四、SNT干预UC作用研究小结

经典名方是中医药的主体部分，至今仍因疗效确切和作用特色而得到高度认可。但是，部分以经典名方为基础开发的中成药目前正面临着物质基础研究薄弱、临床定位不清和作用机制不明等困境，以致其在临床应用和市场竞争中处于弱势地位。本研究基于蛋白质组学等策略解决了经典名方SNT临床定位不清、药效研究薄弱和药理机制不明等一系列难题，同时还筛选发掘出UC的潜在关键靶标，从科学的角度揭示了经典名方SNT的临床价值和科学价值，为中药研发和经典名方的二次开发提供了有效的示范。

本研究基于"中医理论-临床实践-网络预测"策略分析，将SNT下利清谷首次精确关联到UC这一疾病。古今临床医案的挖掘和文献调研结果提示，SNT具有治疗UC的潜能。本研究BATMAN-TCM分析了SNT组方的化学成分，预测了其潜在的作用靶点、可能作用的生物功能和通路及特异性作用靶器官，通过TTD、OMIM和DAVID数据库同步分析了SNT可能作用的疾病，发现SNT可能调控Toll样受体信号通路、IgA的肠道免疫网络等途径，可能特异性作用于结肠、小肠和直肠等消化器官。3种疾病富集分析结果均指向了SNT干预UC的相关性。

本研究通过药效实验验证了SNT干预急性中、轻度UC的药理作用，从科学的角度提示了下利清谷与UC之间的潜在关联，揭示了SNT的科学价值和临床价值。通过选择经典的TNBS诱导的UC模型进行药效研究，我们发现SNT 4.8、9.6、19.2 g/kg的剂量均可明显改善UC大鼠腹泻，便血，结肠黏膜充血、水肿、损伤和粘连等症状，显著下调血清TNF-α、PGE_2、IL-6的表达水平，并具有下调NO表达的趋势。SNT 4.8、9.6 g/kg的剂量可显著降低UC大鼠的CMDI值，且效果优于SASP。

经过蛋白质组学分析，本研究筛选出了78个与SNT调节UC作用相关的关键差异蛋白，包括26个上调的蛋白质和52个下调的蛋白质，从蛋白组的角度深度解析了SNT对UC的多靶点调节作用。结合生物信息学分析，本研究初步认为SNT可能通过作用于细胞内膜、细胞外区域、细胞质囊泡腔等部位的蛋白质相互作用网络发挥干预作用。SNT通过调控差异蛋白质干预糖胺聚糖结合、硫化合物结合、钙离子结合、TLR4结合等功能。本研究初步认定，SNT通过差异蛋白质调节细胞外结构组织、胞吐作用、ECM生成、中性粒细胞脱颗粒、细胞分泌等生物途径发挥整体干预UC的作用。

最后，结合网络药理学和文献调研，本研究筛选和验证了SNT干预UC的新的潜在关键靶标，为临床UC的治疗和监控提供了科学依据。SNT可能通过降低结肠CRP和COL12A1的蛋白表达发挥干预UC的作用。同时，本研究通过ELISA实验，确证了SNT对临床常用生物标志物CRP的下调作用，验证了SNT对新的潜在关键靶标COL12A1的下调作用。

参考文献

［1］李耿，李振坤，郭宇博，等．中药大品种科技竞争力报告（2018版）概要［J］．中国现代中药，2019，21（1）：1-19．

［2］杨洪军，黄璐琦．经典名方的研发——中医药传承发展的突破口之一［J］．中国现代中药，2018，20（7）：775-779．

［3］姜维民．伤寒泰斗刘渡舟教授治学思想探要［J］．中医药学刊，2001（6）：532-533．

［4］钱超尘．刘渡舟本《伤寒论》所据底本述实［J］．国医论坛，2014，29（3）：1-5．

［5］王嘉伦，卫军营，范建伟，等．基于古代文献分析经典名方四逆汤的主治疾病［J］．中国实验方剂学杂志，2018，24（18）：1-4．

［6］汪瑶．附子理中汤在消化系统疾病中的应用［J］．世界华人消化杂志，2017，25（8）：716-721．

［7］章金钟．加味附子理中汤应用于脾肾阳虚型溃疡性结肠炎治疗的有效性分析［J］．中国实用医药，2019，14（3）：124-125．

［8］张丽惠，任晨华，张国伟．附子理中汤及其加减方对溃疡性结肠炎疗效的系统评价［J］．医学研究与教育，2018，35（5）：23-31．

［9］庄灿，李红，孙云广．郑钦安扶阳理论运用四逆汤之体会［J］．中国中医基础医学杂志，2018，24（9）：1319-1321．

［10］张艳晓，方锐洁，白少玉，等．附子理中汤灌肠调控溃疡性结肠炎大鼠IL-6、IL-8及ICAM-1的实验研究［J］．中国中医基础医学杂志，2016，22（3）：351-354．

［11］姬培震，张怡，李雪萍，等．附子理中汤灌肠对脾肾阳虚型溃疡性结肠炎大鼠NF-κB、TNF-α、IL-1β表达的影响［J］．中国实验方剂学杂志，2015，21（14）：124-128．

［12］席亨平，吴浪士．四逆汤合四神丸加味治疗肝硬化脾肾阳虚型顽固性腹泻的疗效观察［J］．中国医院用药评价与分析，2018，18（6）：792-793，797．

［13］刘辉华．四逆汤合四神丸加味治疗肝硬化脾肾阳虚型顽固性腹泻的临床疗效观察［J］．河北中医，2016，38（11）：1706-1709．

［14］褚娟红．参苓四逆汤治疗腹泻型肠易激综合征54例［J］．浙江中医杂志，2016，51（8）：574-575．

［15］沈玫．通脉四逆汤治愈慢性腹泻1例［J］．南京中医学院学报，1992（3）：168.

［16］莫怀山．四逆汤加减治疗小儿秋季腹泻60例［J］．中国中西医结合急救杂志，2006（5）：262.

［17］谢焕荣．四逆汤治疗婴幼儿腹泻临床体会［J］．河南中医，2007（9）：13-14.

［18］李艳霞，贺新萍．四逆汤灌肠联合枯草杆菌二联活菌颗粒治疗小儿腹泻52例［J］．陕西中医，2014，35（7）：812-813.

［19］梁笑楠，尹凤荣，张晓岚．炎症性肠病诊断与治疗的共识意见（2018年，北京）溃疡性结肠炎部分解读［J］．临床荟萃，2018，33（11）：987-990.

［20］李军祥，陈誩．溃疡性结肠炎中西医结合诊疗共识意见（2017年）［J］．中国中西医结合消化杂志，2018，26（2）：105-111.

［21］张雯，吴宏伟，于现阔，等．基于网络药理学的瓜蒌薤白半夏汤临床精准定位及药效成分研究［J］．复杂系统与复杂性科学，2018，15（1）：2-10.

［22］张晓琳，刘国伟，王峰，等．从活用四逆汤看"扶阳"学术思想的继承与发展［J］．中医学报，2017，32（8）：1449-1451.

［23］BRYANT R V, BURGER D C, DELO J, et al. Beyond endoscopic mucosal healing in UC: histological remission better predicts corticosteroid use and hospitalisation over 6 years of follow-up［J］. Gut, 2016, 65（3）：408-414.

［24］EISENSTEIN M. Ulcerative colitis: towards remission［J］. Nature, 2018, 563（7730）：S33.

［25］UNGARO R, MEHANDRU S, ALLEN P B, et al. Ulcerative colitis［J］. Lancet, 2017, 389（10080）：1756-1770.

［26］EISENSTEIN M. Gut reaction［J］. Nature, 2018, 563（7730）：S34-S35.

［27］WEI J, ZHANG Y, JIA Q, et al. Systematic investigation of transcription factors critical in the protection against cerebral ischemia by Danhong injection［J］. Sci Rep, 2016（6）：29823.

［28］WEI J, GUO F, ZHANG M, et al. Signature-oriented investigation of the efficacy of multicomponent drugs against heart failure［J］. FASEB J, 2019, 33（2）：2187-2198.

［29］LIU Z, GUO F, WANG Y, et al. BATMAN-TCM: a bioinformatics analysis tool for molecular mechANism of traditional Chinese medicine［J］. Sci Rep, 2016（6）：21146.

［30］HUANG D W, SHERMAN B T, LEMPICKI R A. Systematic and integrative analysis of large gene lists using DAVID bioinformatics resources［J］. Nat Protoc, 2009, 4（1）：44-57.

［31］HUANG D W, SHERMAN B T, LEMPICKI R A. Bioinformatics enrichment tools: paths toward the comprehensive functional analysis of large gene lists［J］. Nucleic Acids Res, 2009, 37（1）: 1–13.

［32］LI Y H, YU C Y, LI X X, et al. Therapeutic target database update 2018: enriched resource for facilitating bench–to–clinic research of targeted therapeutics［J］. Nucleic Acids Res, 2018, 46（D1）: D1121–D1127.

［33］LI S. Exploring traditional Chinese medicine by a novel therapeutic concept of network target［J］. Chin J Integr Med, 2016, 22（9）: 647–652.

［34］KONG Q, MA Y, YU J, et al. Predicted molecular targets and pathways for germacrone, curdione, and furanodiene in the treatment of breast cancer using a bioinformatics approach［J］. Sci Rep, 2017, 7（1）: 15543.

［35］KANEHISA M, SATO Y, FURUMICHI M, et al. New approach for understanding genome variations in KEGG［J］. Nucleic Acids Res, 2019, 47（D1）: D590–D595.

［36］HINDRYCKX P, JAIRATH V, D'HAENS G. Acute severe ulcerative colitis: from pathophysiology to clinical management［J］. Nat Rev Gastroenterol Hepatol, 2016, 13（11）: 654–664.

［37］THORSTEINSDOTTIR S, GUDJONSSON T, NIELSEN O H, et al. Pathogenesis and biomarkers of carcinogenesis in ulcerative colitis［J］. Nat Rev Gastroenterol Hepatol, 2011, 8（7）: 395–404.

［38］XIE J, ITZKOWITZ S H. Cancer in inflammatory bowel disease［J］. World J Gastroenterol, 2008, 14（3）: 378–389.

［39］POTACK J, ITZKOWITZ S H. Colorectal cancer in inflammatory bowel disease［J］. Gut Liver, 2008, 2（2）: 61–73.

［40］KELLER D S, WINDSOR A, COHEN R, et al. Colorectal cancer in inflammatory bowel disease: review of the evidence［J］. Tech Coloproctol, 2019, 23（1）: 3–13.

［41］DANESE S, MANTOVANI A. Inflammatory bowel disease and intestinal cancer: a paradigm of the Yin–Yang interplay between inflammation and cancer［J］. Oncogene, 2010, 29（23）: 3313–3323.

［42］YANG Y, JOBIN C. Novel insights into microbiome in colitis and colorectal cancer［J］. Curr Opin Gastroenterol, 2017, 33（6）: 422–427.

［43］PALM N W, DE ZOETE M R, CULLEN T W, et al. Immunoglobulin a coating identifies colitogenic bacteria in inflammatory bowel disease［J］. Cell, 2014, 158（5）: 1000–1010.

［44］YANG Y, WENG W, PENG J, et al. Fusobacterium nucleatum increases proliferation of colorectal cancer cells and tumor development in mice by activating toll-like receptor 4 signaling to nuclear factor-kappaB, and up-regulating expression of microRNA-21 ［J］. Gastroenterology, 2017, 152（4）: 851-866.

［45］SARTINI A, GITTO S, BIANCHINI M, et al. Non-alcoholic fatty liver disease phenotypes in patients with inflammatory bowel disease ［J］. Cell Death Dis, 2018, 9（2）: 87.

［46］NAKAMOTO N, SASAKI N, AOKI R, et al. Gut pathobionts underlie intestinal barrier dysfunction and liver T helper 17 cell immune response in primary sclerosing cholangitis ［J］. Nat Microbiol, 2019, 4（3）: 492-503.

［47］NEMETH A, EJDERHAMN J, GLAUMANN H, et al. Liver damage in juvenile inflammatory bowel disease ［J］. Liver, 1990, 10（4）: 239-248.

［48］RUTTER M D, SAUNDERS B P, WILKINSON K H, et al. Thirty-year analysis of a colonoscopic surveillance program for neoplasia in ulcerative colitis ［J］. Gastroenterology, 2006, 130（4）: 1030-1038.

［49］EADEN J A, ABRAMS K R, MAYBERRY J F. The risk of colorectal cancer in ulcerative colitis: a meta-analysis ［J］. Gut, 2001, 48（4）: 526-535.

［50］MORRIS G P, BECK P L, HERRIDGE M S, et al. Hapten-induced model of chronic inflammation and ulceration in the rat colon ［J］. Gastroenterology, 1989, 96（3）: 795-803.

［51］JIANG X G, SUN K, LIU Y Y, et al. Astragaloside IV ameliorates 2,4,6-trinitrobenzene sulfonic acid (TNBS)-induced colitis implicating regulation of energy metabolism ［J］. Sci Rep, 2017（7）: 41832.

［52］ISLAM M S, MURATA T, FUJISAWA M, et al. Anti-inflammatory effects of phytosteryl ferulates in colitis induced by dextran sulphate sodium in mice ［J］. Br J Pharmacol, 2008, 154（4）: 812-824.

［53］COTTER T G, BINDER M, LOFTUS E V JR, et al. Development of a microscopic colitis disease activity index: a prospective cohort study ［J］. Gut, 2018, 67（3）: 441-446.

［54］LUK H H, KO J K, FUNG H S, et al. Delineation of the protective action of zinc sulfate on ulcerative colitis in rats ［J］. Eur J Pharmacol, 2002, 443（1-3）: 197-204.

［55］RAMAKRISHNAN S K, ZHANG H, MA X, et al. Intestinal non-canonical NFkappaB signaling shapes the local and systemic immune response ［J］. Nat Commun, 2019, 10（1）: 660.

［56］GHOSHAL U C, VERMA A. Biologicals in treatment of acute ulcerative colitis ［J］. Trop Gastroenterol, 2015, 36（2）: 80–85.

［57］REINISCH W, REININK A R, HIGGINS P D. Factors associated with poor outcomes in adults with newly diagnosed ulcerative colitis ［J］. Clin Gastroenterol Hepatol, 2015, 13（4）: 635–642.

［58］SETHURAMAN S N, SWAMINATHAN S, NELSON S B, et al. Modulation of PPARgamma and TNFalpha by emu oil and glycyrrhizin in ulcerative colitis ［J］. Inflammopharmacology, 2015, 23（1）: 47–56.

［59］YANG Y, HE J, SUO Y, et al. Tauroursodeoxycholate improves 2,4,6-trinitrobenzenesulfonic acid-induced experimental acute ulcerative colitis in mice ［J］. Int Immunopharmacol, 2016（36）: 271–276.

［60］PUGLIESE D, FELICE C, PAPA A, et al. Anti TNF-alpha therapy for ulcerative colitis: current status and prospects for the future ［J］. Expert Rev Clin Immunol, 2017, 13（3）: 223–233.

［61］YAMAMOTO M, YOSHIZAKI K, KISHIMOTO T, et al. IL-6 is required for the development of Th1 cell-mediated murine colitis ［J］. J Immunol, 2000, 164（9）: 4878–4882.

［62］GAWROŃSKA B, MATOWICKA-KARNA J, KRALISZ M, et al. Markers of inflammation and influence of nitric oxide on platelet activation in the course of ulcerative colitis ［J］. Oncotarget, 2017, 8（40）: 68108–68114.

［63］JONES S A, SCHELLER J, ROSE-JOHN S. Therapeutic strategies for the clinical blockade of IL-6/gp130 signaling ［J］. J Clin Invest, 2011, 121（9）: 3375–3383.

［64］ARAI Y, ARIHIRO S, MATSUURA T, et al. Prostaglandin E-major urinary metabolite as a reliable surrogate marker for mucosal inflammation in ulcerative colitis ［J］. Inflamm Bowel Dis, 2014, 20（7）: 1208–1216.

［65］LOYNES C A, LEE J A, ROBERTSON A L, et al. PGE_2 production at sites of tissue injury promotes an anti-inflammatory neutrophil phenotype and determines the outcome of inflammation resolution in vivo ［J］. Sci Adv, 2018, 4（9）: r8320.

［66］EL M E, KAMEL R, AHMED M A. Attenuating effects of coenzyme Q10 and amlodipine in ulcerative colitis model in rats ［ J ］. Immunopharmacol Immunotoxicol, 2015, 37（3）: 244–251.

［67］WIERCINSKA–DRAPALO A, FLISIAK R, PROKOPOWICZ D. Effects of ulcerative colitis activity on plasma and mucosal prostaglandin E2 concentration ［ J ］. Prostaglandins Other Lipid Mediat, 1999, 58（2–4）: 159–165.

［68］LI Y, SOENDERGAARD C, BERGENHEIM F H, et al. COX–2–PGE$_2$ signaling impairs intestinal epithelial regeneration and associates with TNF inhibitor responsiveness in ulcerative colitis ［ J ］. EBioMedicine, 2018（36）: 497–507.

［69］SADAR S S, VYAWAHARE N S, BODHANKAR S L. Ferulic acid ameliorates TNBS–induced ulcerative colitis through modulation of cytokines, oxidative stress, iNOs, COX–2, and apoptosis in laboratory rats ［ J ］. EXCLI J, 2016（15）: 482–499.

［70］EL–ASHMAWY N E, KHEDR N F, EL–BAHRAWY H A, et al. Downregulation of iNOS and elevation of cAMP mediate the anti–inflammatory effect of glabridin in rats with ulcerative colitis ［ J ］. Inflammopharmacology, 2018, 26（2）: 551–559.

［71］RAFA H, BENKHELIFA S, AITYOUNES S, et al. All–Trans retinoic acid modulates TLR4/NF–kappaB signaling pathway targeting TNF–alpha and nitric oxide synthase 2 expression in colonic mucosa during ulcerative colitis and colitis associated cancer ［ J ］. Mediators Inflamm, 2017: 7353252.

［72］SATISH KUMAR C S, KONDAL REDDY K, BOOBALAN G, et al. Immunomodulatory effects of Bifidobacterium bifidum 231 on trinitrobenzenesulfonic acid–induced ulcerative colitis in rats ［ J ］. Res Vet Sci, 2017（110）: 40–46.

［73］YOSHINO T, SONO M, YAZUMI S. Usefulness of sulfasalazine for patients with refractory–ulcerative colits ［ J ］. BMJ Open Gastroenterol, 2016, 3（1）: e103.

［74］ZHAO X, LI N, REN Y, et al. Efficacy and safety of beclomethasone dipropionate versus 5–aminosalicylic acid in the treatment of ulcerative colitis: a systematic review and meta–analysis ［ J ］. PLoS One, 2016, 11（8）: e160500.

［75］WANG Y J, PARKER C E, FEAGAN B G, et al. Oral 5–aminosalicylic acid for maintenance of remission in ulcerative colitis ［ J ］. Cochrane Database Syst Rev, 2016（5）: D544.

［76］KRUIS W, NGUYEN P, MORGENSTERN J, et al. Novel leucocyte/thrombocyte apheresis for induction of steroid–free remission in ulcerative colitis: a controlled randomized pilot study ［ J ］. J

Crohns Colitis, 2019, 13（7）：949-953.

［77］VELAYOS F S, TERDIMAN J P, Walsh J M. Effect of 5-aminosalicylate use on colorectal cancer and dysplasia risk: a systematic review and metaanalysis of observational studies［J］. Am J Gastroenterol, 2005, 100（6）：1345-1353.

［78］ROUSSEAUX C, LEFEBVRE B, DUBUQUOY L, et al. Intestinal ant Ⅱ nflammatory effect of 5-aminosalicylic acid is dependent on peroxisome proliferator-activated receptor-gamma［J］. J Exp Med, 2005, 201（8）：1205-1215.

［79］ALLGAYER H. Review article: mechanisms of action of mesalazine in preventing colorectal carcinoma in inflammatory bowel disease［J］. Aliment Pharmacol Ther, 2003, 18（Suppl 2）：10-14.

［80］ELIAS J E, GYGI S P. Target-decoy search strategy for increased confidence in large-scale protein identifications by mass spectrometry［J］. Nat Methods, 2007, 4（3）：207-214.

［81］WILHELM M, SCHLEGL J, HAHNE H, et al. Mass-spectrometry-based draft of the human proteome ［J］. Nature, 2014, 509（7502）：582-587.

［82］FENG J, DING C, QIU N, et al. Firmiana: towards a one-stop proteomic cloud platform for data processing and analysis［J］. Nat Biotechnol, 2017, 35（5）：409-412.

［83］WIŚNIEWSKI J R, ZOUGMAN A, NAGARAJ N, et al. Universal sample preparation method for proteome analysis［J］. Nat Methods, 2009, 6（5）：359-362.

［84］WANG Y, WANG K, HAN G C, et al. Neutrophil infiltration favors colitis-associated tumorigenesis by activating the interleukin-1（IL-1）/IL-6 axis［J］. Mucosal Immunol, 2014, 7（5）：1106-1115.

［85］SUMAGIN R, ROBIN A Z, NUSRAT A, et al. Transmigrated neutrophils in the intestinal lumen engage ICAM-1 to regulate the epithelial barrier and neutrophil recruitment［J］. Mucosal Immunol, 2014, 7（4）：905-915.

［86］MOSLI M H, ZOU G, GARG S K, et al. C-reactive protein, fecal calprotectin, and stool lactoferrin for detection of endoscopic activity in symptomatic inflammatory bowel disease patients: a systematic review and meta-analysis［J］. Am J Gastroenterol, 2015, 110（6）：802-819.

［87］CHANG S, MALTER L, HUDESMAN D. Disease monitoring in inflammatory bowel disease［J］. World J Gastroenterol, 2015, 21（40）：11246-11259.

［88］ZENLEA T, YEE E U, ROSENBERG L, et al. Histology grade is independently associated with pelapse risk in patients with ulcerative colitis in clinical remission: a prospective study ［J］. Am J Gastroenterol, 2016, 111（5）: 685–690.

［89］ROSENBERG L, NANDA K S, ZENLEA T, et al. Histologic markers of inflammation in patients with ulcerative colitis in clinical remission ［J］. Clin Gastroenterol Hepatol, 2013, 11（8）: 991–996.

［90］TUNG J, ENDERS F T, LOFTUS E J. Response to: infliximab three–dose induction regimen in severe corticosteroid–refractory ulcerative colitis: early and late outcome and predictors of colectomy ［J］. J Crohns Colitis, 2014, 8（10）: 1327–1328.

［91］CABRIADA J L, DOMÈNECH E, IBARGOYEN N, et al. Leukocytapheresis for steroid–dependent ulcerative colitis in clinical practice: results of a nationwide Spanish registry ［J］. J Gastroenterol, 2012, 47（4）: 359–365.

［92］SUGRUE S P, GORDON M K, SEYER J, et al. Immunoidentification of type XII collagen in embryonic tissues ［J］. J Cell Biol, 1989, 109（2）: 939–945.

［93］WÄLCHLI C, KOCH M, CHIQUET M, et al. Tissue–specific expression of the fibril–associated collagens XII and XIV ［J］. J Cell Sci, 1994, 107（Pt 2）: 669–681.

［94］ZOU Y, ZWOLANEK D, IZU Y, et al. Recessive and dominant mutations in COL12A1 cause a novel EDS/myopathy overlap syndrome in humans and mice ［J］. Hum Mol Genet, 2014, 23（9）: 2339–2352.

［95］PUNETHA J, KESARI A, HOFFMAN E P, et al. Novel Col12A1 variant expands the clinical picture of congenital myopathies with extracellular matrix defects ［J］. Muscle Nerve, 2017, 55（2）: 277–281.

［96］O'CONNELL K, POSTHUMUS M, COLLINS M. No association between COL3A1, COL6A1 or COL12A1 gene variants and range of motion ［J］. J Sports Sci, 2013, 31（2）: 181–187.

［97］DUAN S, GONG B, WANG P, et al. Novel prognostic biomarkers of gastric cancer based on gene expression microarray: COL12A1, GSTA3, FGA and FGG ［J］. Mol Med Rep, 2018, 18（4）: 3727–3736.

［98］DIA V P, GONZALEZ D M E. Lunasin induces apoptosis and modifies the expression of genes associated with extracellular matrix and cell adhesion in human metastatic colon cancer cells ［J］. Mol

Nutr Food Res, 2011, 55（4）: 623–634.

［99］LIU J, LI H, SHEN S, et al. Alternative splicing events implicated in carcinogenesis and prognosis of colorectal cancer［J］. J Cancer, 2018, 9（10）: 1754–1764.

· 第七章 ·

蛋白质组学在中药作用机制
解析中的应用

第一节　丹红注射液抗心肌肥大的蛋白质调控网络研究

中药复方是由多味中药构成的方药，其所含的化学成分复杂多样。中药复方以其多种活性成分作用于人体多个靶标，从而发挥不同的生物效应。以单个活性成分及其靶点研究的模式不能准确反映中药复方的复杂药理作用和整体性。研究者认为，中药复方的整体性本质上是"药物系统-生物系统"。因此，有必要应用整合的研究策略，解析中药复方与生物效应间的联系，确定中药复方的作用靶标与调控网络，从而反映出中药复方的作用特点。多种组学技术、系统生物学和网络药理学的发展，也为从生物系统角度认识中药复方与机体的交互规律提供了可能，这些新技术和新概念的研究方法也渐渐被广泛应用到中药复方的研究中。

丹红注射液（Dan Hong Injection，DHI）是由中药丹参和红花经现代工艺提取制成的中药注射剂，其功能为活血化瘀、通脉舒络，常用于瘀血闭阻所致的胸痹及中风。近年来已对其药理作用开展了广泛的研究，研究结果表明：①可以通过调节电压门控钙离子通道抑制钙离子内流，产生血管扩张作用；②对血管内皮具有一定的保护作用，能够改善高血压病人的血管内皮功能，降低炎症反应及NT-pro BNP，还能促进鸡胚绒毛尿囊膜血管新生；③对心肌细胞具有一定的保护作用，能够改善低氧、复氧和过氧化氢导致的损伤心肌细胞的存活状态，减少低氧、复氧导致的细胞色素C释放与凋亡；④可以通过抗炎作用而发挥抗缺血性脑卒中作用，能够剂量依赖性地减轻脑梗死体积和前炎症细胞因子水平，改善神经功能，并恢复脑葡萄糖代谢；⑤可减轻大鼠局灶性脑缺血再灌注后血管内皮炎症反应程度；⑥能通过促进骨成型蛋白质-7（BMP-7）和转化生长因子-β1（TGF-β1）的表达，发挥神经保护作用；⑦能有效抑制凋亡诱导因子的表达，从而减少神经元的凋亡；⑧能通过上调大鼠脑缺血周围皮质区神经生长相关蛋白-43（GAP-43）和mRNA水平，促进轴突再生，加速神经功能恢复，对脑缺血后的神经再生具有一定的促进作用。

虽然研究者对DHI的作用已开展了一系列的研究，但其对机体的调节作用到底如何，还需在整体层次上开展研究。本部分将在系统评价DHI药理作用的基础之上，利用蛋白质组学等技术方法，对DHI直接调控的靶标和作用网络开展深入研究，为中药复方复杂体系解析提供技术方法，为中药复方调控网络分析提供有效的研究策略。

一、DHI抗心肌肥大作用研究

本部分研究采用ET-1诱导hiPS-CMs所致的心肌肥大模型，运用无标记电阻实时细胞分析（real time cellular analysis，RTCA）评价手段，考察不同剂量DHI对肥大心肌细胞收缩功能的干预作用。

1. 实验材料与方法

（1）实验细胞、试剂与药品。hiPS-CMs（2×10^6，北京赛贝生物技术有限公司）；DHI（山东丹红制药有限公司，合格证号：Z20026866，批号：13062020）；ET-1（美国R&D公司）；波生坦（美国密理博西格玛公司）。

（2）心肌肥大模型制备。hiPS-CMs培养环境为37℃，5% CO_2。通过xCELLigence RTCA Cardio实时无标记心肌细胞功能分析仪监测细胞活力，细胞指数（cell index）达标后开始制备心肌肥大模型。使用ET-1（10 nmol/L）持续干预hiPS-CMs 24 h，观察细胞收缩功能、形态和心肌损伤蛋白的变化。

（3）细胞分组与给药。将hiPS-CMs分为对照组、模型组、阳性药波生坦组、DHI各剂量组（0.04、0.08、0.16、0.32、0.63、1.25、2.5、5.0 μg/ml）。使用波生坦、各剂量DHI对hiPS-CMs进行预处理后，采用ET-1干预细胞24 h。

（4）指标检测。

1）细胞活力评估。采用xCELLigence RTCA Cardio实时无标记心肌细胞功能分析仪实时动态监测hiPS-CMs的细胞活力，通过观察反映细胞贴壁状态的参数细胞指数，评估不同剂量DHI对细胞活力的影响。

2）细胞收缩表型评估。通过实时动态监测肥大hiPS-CMs的跳动频率（beating rate）、振幅（amplitude）、收缩上升斜率（rising slope）、下降斜率（falling slope）等参数，观察不同剂量DHI对心肌肥大细胞收缩功能的影响。

（5）统计学方法。通过xCELLigence RTCA Cardio软件采集数据并分析，再通过Prism 6.0软件进行进一步的统计分析。数值通过均数±标准差来表示，并通过方差分析进行检验。$P<0.05$认为差异具有统计学意义。

2. 结果

与模型组比较，DHI在不同时间点（3、6、12、24 h）对心肌肥大细胞的收缩功能均具有正向促进作用；与阳性药波生坦组比较，DHI组未见显著差异。以3 h为例，观察不同剂量DHI（0.04、0.08、0.16、0.32、0.63、1.25、2.5、5.0 μg/ml）对心肌肥大细胞收缩功能的影响。结果表明，在DHI 2.5、5.0 μg/ml剂量下，心肌肥大细胞的收缩振幅及上升斜率均增加，提示DHI对心肌肥大细胞收缩功能具有良好的调节作用，且该作用呈剂量依赖性。（图7-1）

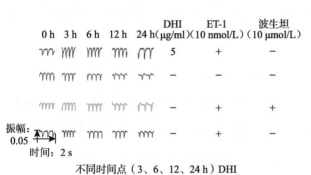

不同时间点（3、6、12、24 h）DHI
对心肌肥大细胞收缩功能的影响

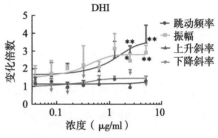

不同剂量（0.04、0.08、0.16、0.32、0.63、
1.25、2.5、5.0 μg/ml）DHI对心肌肥大细胞
收缩功能的影响（以3 h为例）

共有4个评价指标，包括心肌跳动频率、振幅、上升斜率及下降斜率。

与模型组比较，$^*P<0.05$，$^{**}P<0.01$。

图7-1 DHI对心肌肥大细胞收缩功能的影响

二、DHI对心肌肥大细胞形态结构、NPPB基因及BNP蛋白调节作用的研究

本部分研究是在本节"一"的基础之上，研究DHI对心肌肥大细胞形态结构、利钠肽B（NPPB）基因及BNP蛋白的调节作用。

1. 实验材料与方法

（1）实验细胞、试剂与药品。hiPS-CMs（2×10^6，北京赛贝生物技术有限公司）；DHI（山东丹红制药有限公司，合格证号：Z20026866，批号：13062020）；ET-1（美国R&D公司）；波生坦（美国密理博西格玛公司）。

（2）实验仪器。ImageXpress XLS宽场高内涵成像分析系统（美国分子仪器公司）。

（3）心肌肥大模型制备。操作同本节"一"的"1.（2）"项。

（4）细胞分组与给药。操作同本节"一"的"1.（3）"项。

（5）指标检测。通过ImageXpress XLS 宽场高内涵成像分析系统检测细胞辅肌动蛋白α2（ACTN2）和心肌肌钙蛋白T（TNNT2）水平，以评估DHI干预后，肥大hiPS-CMs细胞ACTN2和TNNT2的表达变化。使用波生坦、各剂量DHI预处理hiPS-CMs后，采用ET-1干预细胞24 h。然后，将hiPS-CMs固定在4％甲醛中，使用0.1％Triton-X100进行细胞通透，使用5％BSA封闭。使用抗ACTN2抗体、抗TNNT2抗体4℃孵育细胞过夜。使用二抗孵育细胞1 h。使用Hoechst标记细胞核。通过ImageXpress XLS宽场高内涵成像分析系统进行拍照分析。

从hiPS-CMs中分离出总RNA，使用Revert Aid-First Strand cDNA Synthesis试剂盒进行逆转录。通过Taq DNA PCR试剂盒在qRT-PCR检测系统的20 μl反应体系中进行RT-PCR检测。NPPB和β-肌动蛋白的引物序列由生工生物工程（上海）股份有限公司合成。qRT-PCR反应如下：95℃初始变性2 min，然后在95℃变性15 s，56℃退火15 s，72℃退火35 s 40个循环，在4℃保存。不含逆转录酶和模板的反应用作阴性对照，所有反应重复进行3次。通过$2^{-\Delta CT}$法计算表达水平，并进行统计学分析。

通过ImageXpress XLS宽场高内涵成像分析系统检测细胞BNP水平，以评估DHI干预后肥大hiPS-CMs细胞BNP的表达变化。使用波生坦、各剂量DHI预处理hiPS-CMs后，采用ET-1干预细胞24 h。然后，将hiPS-CMs固定在4％甲醛中，使用0.1％Triton-X100进行细胞通透，使用5％BSA封闭。使用抗BNP抗体4℃孵育细胞过夜。使用二抗孵育细胞1 h。使用Hoechst标记细胞核。通过ImageXpress XLS宽场高内涵成像分析系统进行拍照分析。

（6）统计学方法。通过ImageXpress XLS宽场高内涵成像分析系统软件采集数据并分析，再通过Prism 6.0软件进行进一步的统计分析。数值通过均数±标准差来表示，并通过方差分析进行检验。$P<0.05$认为差异具有统计学意义。

2. 结果

（1）DHI对心肌肥大细胞的调节作用。观察不同剂量DHI对心肌肥大细胞面积的影响，与模型组比较，DHI在1.25、2.5、5.0 μg/ml剂量下对ET-1引起的心肌细胞面积增大有明显的抑制作用（$P<0.05$，图7-2）。

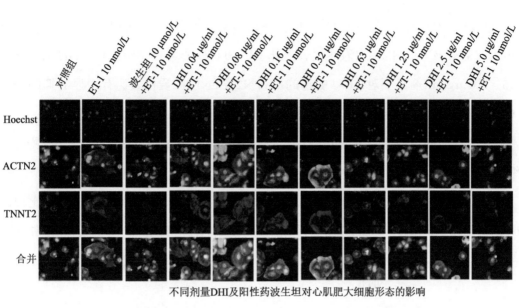

不同剂量DHI及阳性药波生坦对心肌肥大细胞形态的影响

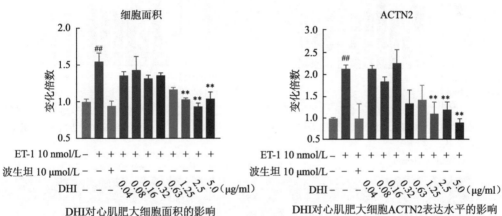

DHI对心肌肥大细胞面积的影响

DHI对心肌肥大细胞ACTN2表达水平的影响

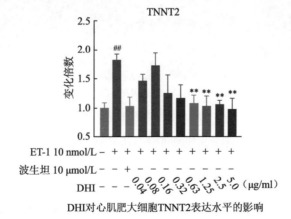

DHI对心肌肥大细胞TNNT2表达水平的影响

与对照组比较，$^{\#\#}P<0.05$；与模型组比较，$^{**}P<0.05$。

图7-2　DHI抑制ET-1引起的hiPS-CMs细胞面积增大及ACTN2、TNNT2水平上调

（2）DHI对心肌肥大细胞骨架相关蛋白的调节作用。与对照组比较，ET-1刺激引起ACTN2及TNNT2蛋白表达显著上升（$P<0.05$）；与模型组比较，DHI在1.25、2.5、5.0 μg/ml剂量下对ET-1引起的ACTN2及TNNT2蛋白表达有明显的抑制作用（$P<0.05$，图7-2）。

（3）DHI对心肌肥大细胞NPPB基因调节作用的研究。采用RT-PCR法检测心肌细胞NPPB基因表达，与对照组比较，模型组hiPS-CMs NPPB基因表达显著上升（$P<0.05$）。观察不同剂量DHI对心肌肥大细胞NPPB基因的影响，与模型组比较，DHI 2.5、5.0 μg/ml组可抑制心肌肥大细胞NPPB基因的异常表达（$P<0.05$）。（图7-3）

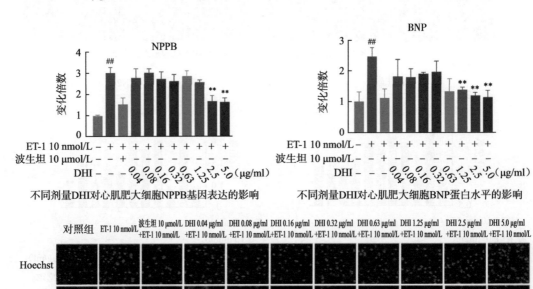

不同剂量DHI对心肌肥大细胞NPPB基因表达的影响　　不同剂量DHI对心肌肥大细胞BNP蛋白水平的影响

DHI对心肌肥大细胞BNP蛋白水平的影响

与对照组比较，$^{##}P<0.05$；与模型组比较，$^{**}P<0.05$。

图7-3　DHI抑制心肌肥大细胞NPPB基因表达及BNP蛋白水平的上升

（4）DHI对心肌肥大细胞BNP调节作用的研究。采用高内涵分析（HCA）法检测心肌细胞BNP表达水平，与对照组比较，模型组hiPS-CMs BNP表达显著上升（$P<0.05$）。观察不同剂量DHI对心肌肥大细胞BNP蛋白水平的影响，与模型组比较，DHI 1.25、2.5、5.0 μg/ml组可抑制心肌肥大细胞BNP蛋白水平的异常上升（$P<0.05$）。

与阳性药波生坦组比较，差异无统计学意义（$P>0.05$）。（图7-3）

三、DHI抗心肌肥大作用机制与蛋白质调控网络研究

本部分研究是在前期研究的基础之上，利用蛋白质组学技术方法，对DHI抗心肌肥大的作用机制与蛋白质调控网络开展研究。

1. 实验材料与方法

（1）实验细胞、试剂与药品。HEK293/Gα15/AT1、HEK293/Gα15/ETA和HEK293/Gα15/ETB细胞系［辉源生物科技（上海）有限公司］；hiPS-CMs（北京赛贝生物技术有限公司）；DHI（山东丹红制药有限公司，合格证号：Z20026866，批号：13062020）；ET-1（美国R&D 公司）；波生坦（美国密理博西格玛公司）；血管紧张素Ⅱ（Ang Ⅱ）（美国西格玛公司）；替米沙坦（德国Boehringer Ingelheim公司）。

（2）心肌肥大模型制备。操作同本节"一"的"1.（2）"项。

（3）受体过表达细胞系的培养。将HEK293/Gα15/AT1、HEK293/Gα15/ETA及HEK293/Gα15/ETB细胞接种于96孔板上，培养环境为37℃、5% CO_2。

（4）指标检测。

1）钙通量高通量药物筛选（HTS）测定。HEK293/Gα15/AT1、HEK293/Gα15/ETA及HEK293/Gα15/ETB细胞接种后，采用FlexStation Ⅱ读取孔中的细胞内钙离子通量。用激动剂ET-1或Ang Ⅱ激动细胞进行测定。对于激动剂的测定，采用不同剂量的DHI干预细胞。对于拮抗剂的测定，将细胞与DHI预温育10 min。将波生坦和替米沙坦作为参考化合物。

2）蛋白质组学分析（LC-MS/MS分析）。对收集的细胞样本进行酶切，然后将肽段样品溶解于0.1%FA的水溶液中。采用配备Easy-nLC 1000 HPLC系统的Orbitrap Fusion质谱仪（美国赛默飞公司）进行LC-MS/MS分析。质谱条件：AGC设为$5e^3$，最大填充时间为35 ms，动态排除时间为18 s。使用Proteome Discoverer 1.4.1.14软件，利用NCBI RefSeq蛋白质数据库（下载于2017-4-7），对轨道阱获得的MS/MS图谱进行搜索。参数设置如下：将母离子的质量误差设置为10 ppm，子离子的质量误差设置为

0.5 Da；允许2个漏切位点；可变修饰为乙酰化（蛋白质N端）和氧化（M）；肽段和蛋白质水平上的FDR为1%；重复进行3次实验。

（5）统计及生物信息分析。通过FlexStation Ⅱ采集数据，进行SoftMax Pro分析，并进一步通过Prism 6.0进行统计分析。数值通过均数±标准差来表示，并通过方差分析进行检验。$P<0.05$认为差异具有统计学意义。

使用t检验进行差异表达蛋白质的统计分析，具有2倍以上变化且$P<0.05$的蛋白质被认为差异有统计学意义。同时，进行差异表达蛋白质的富集分析。多重检验校正基于Benjamini-Hochberg校正方法。使用ClueGO进行蛋白质组数据的功能注释，并用Cytoscape V 3.4.0绘图。

为了构建"受体–相互作用–肥大相关基因（HYPs）"信号转导网络，使用人类表型本体（human phenotype ontology，HPO）项"左心室肥大"和"心肌肥大"等相关OMIM术语收集了277个HYPs。蛋白质之间的相互作用用STRING检索，仅考虑置信度大于0.5的相互关系。基于ET-1拮抗受体及其相互作用体之间的共表达相互作用和肥大相关蛋白及其相互作用体之间的共表达相互作用构建网络。

2. 结果

（1）DHI抗心肌肥大直接靶标的筛选。通过蛋白质组学的初步分析，观察ET-1刺激hiPS-CMs后及DHI干预肥大hiPS-CMs后，心肌细胞蛋白表达的变化。通过数据富集，我们发现，DHI对心肌肥大细胞蛋白表达的调节作用主要与ETA、ETB及AT1受体相关（图7-4）。

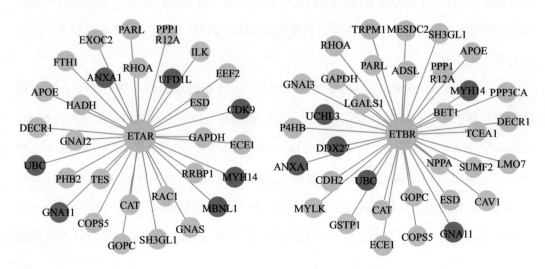

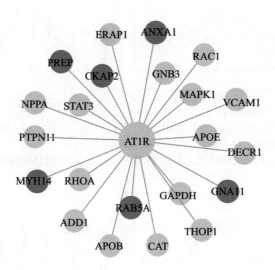

黄色，受体；蓝色，关联蛋白；红色，DHI干预后具有显著变化的蛋白质。

图7-4 DHI干预心肌肥大细胞相关G蛋白偶联受体及关联蛋白

（2）DHI抗心肌肥大直接靶标的验证。

1）DHI对ETB受体的拮抗作用。DHI对ETB受体有拮抗作用（图7-5）。作为参考的激动剂和拮抗剂，ET-1激动ETB受体的半数效应浓度（EC_{50}）剂量为11.6 nmol/L，波生坦拮抗ETB受体的半抑制浓度（IC_{50}）剂量为616.5 nmol/L。DHI拮抗ETB受体的IC_{50}剂量为25.67 μg/ml。

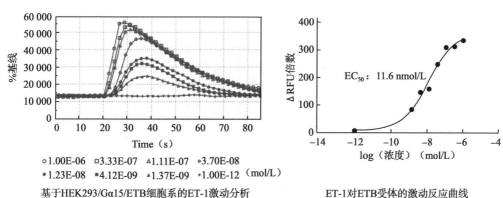

○1.00E-06 □3.33E-07 △1.11E-07 ◇3.70E-08
●1.23E-08 ▲4.12E-09 ▼1.37E-09 ＋1.00E-12 （mol/L）

基于HEK293/Gα15/ETB细胞系的ET-1激动分析　　　ET-1对ETB受体的激动反应曲线

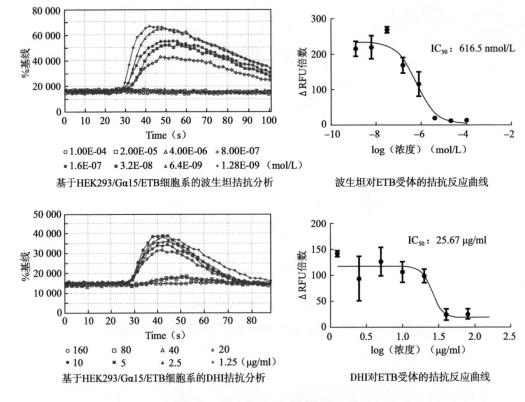

基于HEK293/Gα15/ETB细胞系的波生坦拮抗分析 ○ 1.00E-04 ■ 2.00E-05 ▲ 4.00E-06 ◆ 8.00E-07 ● 1.6E-07 ■ 3.2E-08 ▲ 6.4E-09 ＋ 1.28E-09（mol/L）

波生坦对ETB受体的拮抗反应曲线

基于HEK293/Gα15/ETB细胞系的DHI拮抗分析 ○ 160 □ 80 △ 40 ◇ 20 ● 10 ■ 5 ▲ 2.5 ＋ 1.25（μg/ml）

DHI对ETB受体的拮抗反应曲线

图7-5 DHI对ETB受体的拮抗作用

2）DHI对AT1受体的拮抗作用。DHI对AT1受体有拮抗作用（图7-6）。作为参考的激动剂和拮抗剂，Ang Ⅱ激动AT1受体的EC_{50}剂量为2.34 nmol/L，替米沙坦拮抗AT1受体的IC_{50}剂量为69.82 nmol/L。DHI拮抗AT1受体的IC_{50}剂量为1.101 μg/ml。

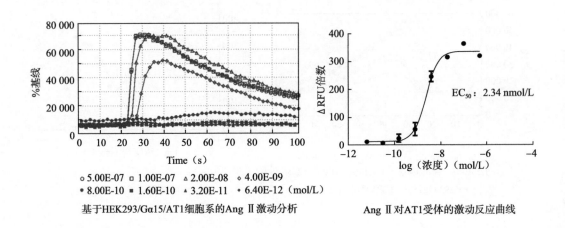

基于HEK293/Gα15/AT1细胞系的Ang Ⅱ激动分析 ○ 5.00E-07 □ 1.00E-07 △ 2.00E-08 ◇ 4.00E-09 ● 8.00E-10 ■ 1.60E-10 ▲ 3.20E-11 ＋ 6.40E-12（mol/L）

Ang Ⅱ对AT1受体的激动反应曲线

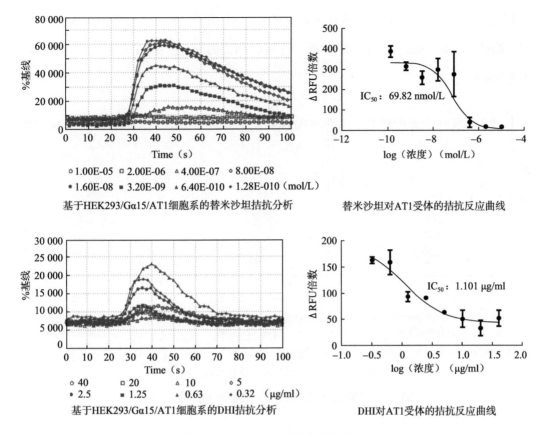

基于HEK293/Gα15/AT1细胞系的替米沙坦拮抗分析　替米沙坦对AT1受体的拮抗反应曲线

基于HEK293/Gα15/AT1细胞系的DHI拮抗分析　DHI对AT1受体的拮抗反应曲线

图7-6　DHI对AT1受体的拮抗作用

（3）DHI对心肌肥大细胞蛋白表达的整体调节作用。本研究共分析了2 870个蛋白质，其中716个蛋白质与心肌肥大直接相关。与对照组比较，模型组hiPS-CMs的蛋白质组表达发生改变；与模型组比较，阳性药波生坦组抑制模型组上调异常蛋白表达，从蛋白质组整体表达分析来看，DHI组与阳性药波生坦组作用相似。（图7-7）

（4）DHI对心肌肥大细胞周期、RNA过程、线粒体代谢及细胞架功能通路的调节作用。通过生物信息学方法对心肌肥大细胞表达有差异的蛋白质进行功能富集，总结分析其生物学通路变化。GO富集分析用于评估差异表达蛋白质的作用。与对照组比较，一方面，在RNA加工中具有作用的差异表达蛋白质被上调；另一方面，涉及细胞周期和WNT信号通路的差异表达蛋白质被下调。这些结果表明，在病理进展期间RNA被加工活化，而细胞周期相关蛋白被抑制。与模型组比较，波生坦可调节参与几种机制的蛋白质的表达，包括DNA损伤、对细胞应激和细胞周期的反应。在本研究中，DHI发挥了与波生坦类似的作用。此外，DHI参与了RNA转运和线粒体功能蛋白质表达。根据不同的变化趋势，蛋白质表达在热图中被分为7个类别。例如，与模型组相比，与细胞周期抑制、RNA过程和细胞内钙通量等机制相关的蛋白质在DHI的干预中被下调。（图7-8）

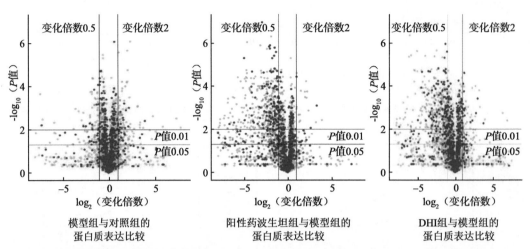

模型组与对照组的
蛋白质表达比较

阳性药波生坦组与模型组的
蛋白质表达比较

DHI组与模型组的
蛋白质表达比较

红色，表达有显著性差异的蛋白质（倍率变化＞2，*P*≤0.05）；绿色，表达无显著性差异的蛋白质；
蓝色，心肌肥大相关蛋白及其关联蛋白。

图7-7　心肌肥大细胞在不同干预条件下的蛋白质表达

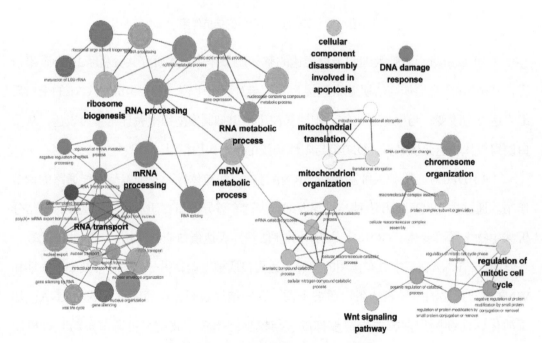

模型组与对照组比较差异表达蛋白质的GO通路

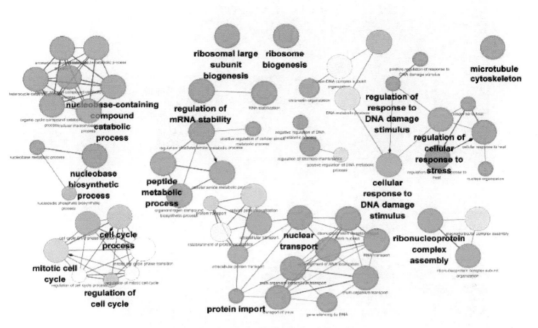

阳性药波生坦组与模型组比较差异表达蛋白质的GO通路

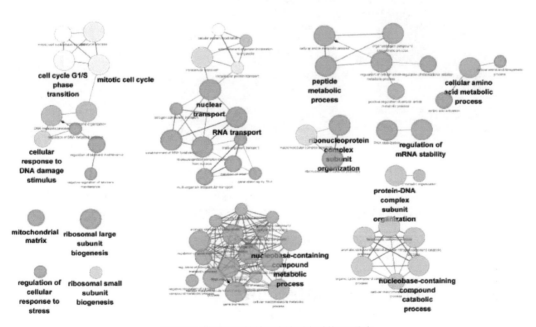

DHI组与模型组比较差异表达蛋白质的GO通路

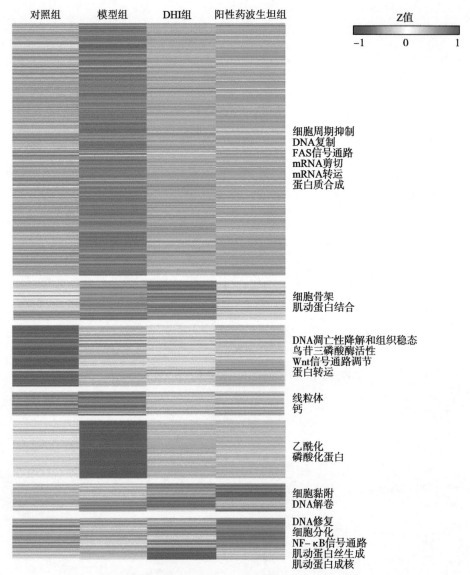

对照组　模型组　DHI组　阳性药波生坦组

Z值
-1　0　1

细胞周期抑制
DNA复制
FAS信号通路
mRNA剪切
mRNA转运
蛋白质合成

细胞骨架
肌动蛋白结合

DNA凋亡性降解和组织稳态
鸟苷三磷酸酶活性
Wnt信号通路调节
蛋白转运

线粒体
钙

乙酰化
磷酸化蛋白

细胞黏附
DNA解卷

DNA修复
细胞分化
NF-κB信号通路
肌动蛋白丝生成
肌动蛋白成核

差异表达蛋白质的聚类分析结果蛋白质的表达水平使用Z值进行归一化

红色，该生物学过程中70%的差异表达蛋白质被上调；绿色，该生物学过程中70%的差异表达蛋白质被下调。节点的颜色梯度表示重要性，其大小代表了该生物学过程中蛋白质的数量。

图7-8　肥大hiPS-CMs差异表达蛋白质的生物学过程

四、DHI抗心肌肥大作用研究小结

本部分对DHI抗心肌肥大的作用开展了研究。研究发现，DHI对心肌肥大细胞的收缩功能具有良好的调节作用，且该作用呈剂量依赖性。对ET-1引起的心肌细胞面积增大有明显的抑制作用，可抑制肥大心肌细胞NPPB基因的异常表达，抑制肥大心肌细胞

BNP蛋白水平的异常上升。利用蛋白质组学技术方法对DHI干预心肌肥大细胞作用的调控网络进行了整合分析发现，DHI对心肌肥大细胞蛋白表达的调节作用主要与ETA、ETB及AT1受体相关。DHI还参与调节了多种功能蛋白质的表达，包括DNA损伤、对细胞应激和细胞周期的反应、RNA转运和线粒体功能蛋白质表达等，这为揭示DHI的复杂调控作用提供了科学依据。

参考文献

［1］LI L, XU J, HE L, et al. The role of autophagy in cardiac hypertrophy［J］. Acta Biochim Biophys Sin（Shanghai）, 2016, 48（6）: 491-500.

［2］WILLENBROCK R, PHILIPP S, MITROVIC V, et al. Neurohumoral blockade in CHF management［J］. J Renin Angiotensin Aldosterone Syst, 2000, 1（S1）: 24-30.

［3］LI M, WANG F, HUANG Y, et al. Systemic exposure to and disposition of catechols derived from Salvia miltiorrhiza roots (Danshen) after intravenous dosing DanHong injection in human subjects, rats, and dogs［J］. Drug Metab Dispos, 2015, 43（5）: 679-690.

［4］LI X, DU F, JIA W, et al. Simultaneous determination of eight Danshen polyphenols in rat plasma and its application to a comparative pharmacokinetic study of DanHong injection and Danshen injection［J］. J Sep Sci, 2017, 40（7）: 1470-1481.

［5］ZHU J, YI X, HUANG P, et al. Drug-protein binding of Danhong injection and the potential influence of drug combination with aspirin: Insight by ultrafiltration LC-MS and molecular modeling［J］. J Pharm Biomed Anal, 2017, 134: 100-107.

［6］DUAN Z Z, LI Y H, LI Y Y, et al. Danhong injection protects cardiomyocytes against hypoxia/reoxygenation- and H_2O_2-induced injury by inhibiting mitochondrial permeability transition pore opening［J］. J Ethnopharmacol, 2015, 175: 617-625.

［7］XI B, WANG T, LI N, et al. Functional cardiotoxicity profiling and screening using the xCELLigence RTCA Cardio System［J］. J Lab Autom, 2011, 16（6）: 415-421.

［8］RIBEIRO EDE A JR, PINOTSIS N, GHISLENI A, et al. The structure and regulation of human muscle alpha-actinin［J］. Cell, 2014, 159（6）: 1447-1460.

［9］FREY N, LUEDDE M, KATUS H A. Mechanisms of disease: hypertrophic cardiomyopathy［J］. Nat Rev Cardiol, 2011, 9（2）: 91-100.

［10］KOSTIN S, HEIN S, ARNON E, et al. The cytoskeleton and related proteins in the human failing heart［J］. Heart Fail Rev, 2000, 5（3）: 271–280.

［11］LIPPI G, SANCHIS–GOMAR F. Monitoring B–type natriuretic peptide in patients undergoing therapy with neprilysin inhibitors. An emerging challenge?［J］. Int J Cardiol, 2016, 219: 111–114.

［12］TANAKA A, YUASA S, MEARINI G, et al. Endothelin–1 induces myofibrillar disarray and contractile vector variability in hypertrophic cardiomyopathy–induced pluripotent stem cell–derived cardiomyocytes［J］. J Am Heart Assoc, 2014, 3（6）: e001263.

［13］REHSIA N S, DHALLA N S. Potential of endothelin–1 and vasopressin antagonists for the treatment of congestive heart failure［J］. Heart Fail Rev, 2010, 15（1）: 85–101.

［14］CHANG Y K, CHOI H, JEONG J Y, et al. Co–inhibition of angiotensin Ⅱ receptor and endothelin–1 attenuates renal injury in unilateral ureteral obstructed mice［J］. Kidney Blood Press Res, 2016, 41（4）: 450–459.

［15］SALAZAR N C, CHEN J, ROCKMAN H A. Cardiac GPCRs: GPCR signaling in healthy and failing hearts［J］. Biochim Biophys Acta, 2007, 1768（4）: 1006–1018.

［16］LEHMANN L H, STANMORE D A, BACKS J. The role of endothelin–1 in the sympathetic nervous system in the heart［J］. Life Sci, 2014, 118（2）: 165–172.

［17］MAO H P, WANG X Y, GAO Y H, et al. Danhong injection attenuates isoproterenol–induced cardiac hypertrophy by regulating p38 and NF–kappab pathway［J］. J Ethnopharmacol, 2016, 186: 20–29.

［18］WEI J, ZHANG Y, JIA Q, et al. Systematic investigation of transcription factors critical in the protection against cerebral ischemia by Danhong injection［J］. Sci Rep, 2016, 6: 29823.

［19］CHEN Y, ZHANG H, LIU E, et al. Homocysteine regulates endothelin type B receptors in vascular smooth muscle cells［J］. Vascul Pharmacol, 2016, 87: 100–109.

［20］SCHORLEMMER A, MATTER M L, SHOHET R V. Cardioprotective signaling by endothelin［J］. Trends Cardiovasc Med, 2008, 18（7）: 233–239.

［21］SHIHOYA W, NISHIZAWA T, OKUTA A, et al. Activation mechanism of endothelin ETB receptor by endothelin–1［J］. Nature, 2016, 537（7620）: 363–368.

［22］RODRIGUEZ–PASCUAL F, BUSNADIEGO O, LAGARES D, et al. Role of endothelin in the cardiovascular system［J］. Pharmacol Res, 2011, 63（6）: 463–472.

［23］OIKONOMIDIS D L, BALTOGIANNIS G G, KOLETTIS T M. Do endothelin receptor antagonists have an antiarrhythmic potential during acute myocardial infarction? Evidence from experimental studies［J］. J Interv Card Electrophysiol, 2010, 28（3）: 157-165.

［24］DURIK M, SEVA PESSOA B, ROKS A J. The renin-angiotensin system, bone marrow and progenitor cells［J］. Clin Sci（Lond）, 2012, 123（4）: 205-223.

［25］IBARRA C, VICENCIO J M, VARAS-GODOY M, et al. An integrated mechanism of cardiomyocyte nuclear $Ca^{(2+)}$ signaling［J］. J Mol Cell Cardiol, 2014, 75: 40-48.

［26］ZHANG H, HAN G W, BATYUK A, et al. Structural basis for selectivity and diversity in angiotensin II receptors［J］. Nature, 2017, 544（7650）: 327-332.

［27］KUMAR R, THOMAS C M, YONG Q C, et al. The intracrine renin-angiotensin system［J］. Clin Sci（Lond）, 2012, 123（5）: 273-284.

［28］SIRYK-BATHGATE A, DABUL S, LYMPEROPOULOS A. Current and future G protein-coupled receptor signaling targets for heart failure therapy［J］. Drug Des Devel Ther, 2013, 7: 1209-1222.

［29］BKAILY G, NADER M, AVEDANIAN L, et al. G-protein-coupled receptors, channels, and Na^+-H^+ exchanger in nuclear membranes of heart, hepatic, vascular endothelial, and smooth muscle cells［J］. Can J Physiol Pharmacol, 2006, 84（3-4）: 431-441.

［30］FOGLIA M J, POSS K D. Building and re-building the heart by cardiomyocyte proliferation［J］. Development, 2016, 143（5）: 729-740.

［31］SZIBOR M, POLING J, WARNECKE H, et al. Remodeling and dedifferentiation of adult cardiomyocytes during disease and regeneration［J］. Cell Mol Life Sci, 2014, 71（10）: 1907-1916.

［32］LYON R C, ZANELLA F, OMENS J H, et al. Mechanotransduction in cardiac hypertrophy and failure ［J］. Circ Res, 2015, 116（8）: 1462-1476.

［33］TORREALBA N, ARANGUIZ P, ALONSO C, et al. Mitochondria in structural and functional cardiac remodeling［J］. Adv Exp Med Biol, 2017, 982: 277-306.

［34］CARVAJAL K, MORENO-SANCHEZ R. Heart metabolic disturbances in cardiovascular diseases［J］. Arch Med Res, 2003, 34（2）: 89-99.

［35］HE W T, MORI M, YU X F, et al. Higher BNP levels within physiological range correlate with beneficial nonfasting lipid profiles in the elderly: a cross-sectional study［J］. Lipids Health Dis,

2016, 15: 3.

[36] CHEN Q W, EDVINSSON L, XU C B. Role of ERK/MAPK in endothelin receptor signaling in human aortic smooth muscle cells [J]. BMC Cell Biol, 2009, 10: 52.

[37] HELANDER H M, KOIVURANTA K T, HORELLI-KUITUNEN N, et al. Molecular cloning and characterization of the human mitochondrial 2,4-dienoyl-CoA reductase gene (DECR) [J]. Genomics, 1997, 46 (1): 112-119.

[38] HE Y, WAN H, DU Y, et al. Protective effect of Danhong injection on cerebral ischemia-reperfusion injury in rats [J]. J Ethnopharmacol, 2012, 144 (2): 387-394.

[39] LIANG P, LAN F, LEE A S, et al. Drug screening using a library of human induced pluripotent stem cell-derived cardiomyocytes reveals disease-specific patterns of cardiotoxicity [J]. Circulation, 2013, 127 (16): 1677-1691.

[40] COX J, MANN M. MaxQuant enables high peptide identification rates, individualized p.p.b.-range mass accuracies and proteome-wide protein quantification [J]. Nat Biotechnol, 2008, 26 (12): 1367-1372.

[41] YU Y, SUN S, WANG S, et al. Liensinine- and neferine-induced cardiotoxicity in primary neonatal rat cardiomyocytes and human-induced pluripotent stem cell-derived cardiomyocytes [J]. Int J Mol Sci, 2016, 17 (2): 186.

[42] ZHANG M, WU H, GUO F, et al. Identification of active components in Yixinshu Capsule with protective effects against myocardial dysfunction on human induced pluripotent stem cell-derived cardiomyocytes by an integrative approach [J]. Mol Biosyst, 2017, 13 (8): 1469-1480.

[43] ZHANG M Y, YU Y Y, WANG S F, et al. Cardiotoxicity evaluation of nine alkaloids from Rhizoma Coptis [J]. Hum Exp Toxicol, 2018, 37 (2): 185-195.

[44] BINDEA G, MLECNIK B, HACKL H, et al. ClueGO: a Cytoscape plug-in to decipher functionally grouped gene ontology and pathway annotation networks [J]. Bioinformatics, 2009, 25 (8): 1091-1093.

[45] SHANNON P, MARKIEL A, OZIER O, et al. Cytoscape: a software environment for integrated models of biomolecular interaction networks [J]. Genome Res, 2003, 13 (11): 2498-2504.

[46] SZKLARCZYK D, MORRIS J H, COOK H, et al. The STRING database in 2017: quality-controlled protein-protein association networks, made broadly accessible [J]. Nucleic Acids Res, 2017, 45

（D1）：D362-D368.

第二节　丹红注射液抗脑缺血关键靶标转录因子系统分析研究

脑缺血是一种严重的神经系统疾病，可导致病人大面积脑损伤、残疾甚至死亡。因此，对脑缺血病理级联过程进行系统性研究，将有助于阐述新的治疗靶标，发现新的治疗策略。据文献报道，脑缺血事件中包含了炎症、兴奋毒性、线粒体去极化、氧化应激和细胞凋亡等多个过程。在参与脑缺血发病过程的信号分子中，转录因子参与调节多种细胞过程，是一类重要的调控分子，可能成为潜在的治疗靶标。例如，芳烃受体（aryl hydrocarbon receptor，AHR）在大脑中动脉栓塞（MCAO）模型急性缺血性损伤中具有重要的调节作用，低氧诱导因子-1α（HIF-1α）和Notch-1的协同作用加快了脑缺血大脑神经细胞的死亡。近来，研究还发现高迁移蛋白I-Y对脑缺血血管新生具有调节作用。虽然已有文献报道了转录因子与脑缺血的关系，但尚缺乏系统的研究报道，还需要进一步开展研究工作，以寻找更多的潜在治疗靶点。

网络药理学或微阵列分析的方法比较适于开展转录因子与脑缺血关系的全面分析研究。基于系统生物学和网络药理学方法，可以系统地研究转录因子的数量及参与了脑缺血病理进程的转录因子的种类。虽然这种方法已然比较可靠，但是利用网络预测的信息仍需进一步分析，结果也需进行严格的实验验证。

对脑缺血过程中的转录因子进行高通量定量分析是另一种全面研究其在脑缺血过程中作用的策略。但由于转录因子的丰度较低，难以进行高通量的分析和定量。监测转录因子的结合活性，也就是对活化的转录因子进行整合分析，具有较大的研究意义。为了满足对活化转录因子进行通量分析的要求，研究者人工合成了catTFRE，并将其成功地应用于活性转录因子的大规模检测。最重要的是catTFRE可以定量测量转录因子活性的变化，这对于系统阐明转录因子在脑缺血过程中的作用，并揭示相应的治疗药物靶标具有重要的意义。本部分研究我们将利用高通量的转录因子富集分析策略，对脑缺血及DHI干预后转录因子的变化进行通量分析与验证，以揭示DHI的干预靶标，从而发现新的脑缺血干预靶标。

一、DHI抗脑缺血关键靶标转录因子系统分析研究

对脑缺血病理级联过程的系统研究有助于发现新的治疗脑缺血的药物靶标。虽然已经发现一些转录因子与脑缺血过程密切相关，但尚缺乏系统的实验研究。虽然一些多靶点的复方药物可以有效地干预脑缺血，但其作用机制，尤其是靶标转录因子依然不明确。因此，本部分研究结合网络药理学和新的高通量转录因子富集分析策略对DHI干预脑缺血过程中的靶标转录因子进行系统研究。该研究策略具有高分析通量、深度覆盖及高定量精确度的特点，特别适合多靶点复方药物的分析。本部分研究将系统阐述DHI治疗脑缺血的关键靶标转录因子，并揭示一些新的干预脑缺血的作用靶标。

1. 实验材料与方法

（1）实验药品与试剂。catTFRE DNA由美国金斯瑞公司合成；catTFRE的生物素引物由美国西格玛公司合成；免疫磁珠（M-280抗生蛋白链霉素）购自美国英杰公司；测序级猪胰蛋白购自美国普洛麦格公司；DHI由山东丹红制药有限公司提供；试验中所用的去离子水（R>18.2 MΩ）由密理博净化系统净化；核提取试剂盒（美国赛默飞公司）、EMSA试剂盒（皮尔斯技术公司）；其他的化学品均为分析纯试剂。

（2）实验仪器。LTQ-Orbitrap Velos质谱仪（美国赛默飞公司）、ABI 7900 PCR仪。

（3）小鼠动物实验。雄性C57BL/6小鼠（北京维通利华实验动物技术有限公司），6~8周龄，采用单纤维丝阻塞中动脉的方法制作永久MCAO模型。采用5%的水合氯醛麻醉小鼠。在左眼和耳之间开一个短且垂直的切口，分离出颈总动脉（CCA）、颈外动脉（ECA）和颈内动脉（ICA），将有机硅层尼龙缝线从ECA和ICA根部穿过，同时，将有机硅层尼龙纤维从CCA分叉处插入并推进9 mm以永久阻塞大脑中动脉，采用激光多普勒流量测定法检测病变部位血流，以确保大脑中动脉完全阻塞。手术应在15 min之内完成，并在手术过程中将小鼠体温控制在（37±0.5）℃。假手术组按上述实验步骤处理，但不插入线栓。

基于文献报道，我们在MCAO术后6 h，对MCAO小鼠进行Longa神经功能评分。然后用异氟烷处死小鼠，取出大脑并切片（1 mm），立即在37℃用0.5%的2,3,5-三苯基氯化四氮唑（TTC）固定15 min，并计算脑梗死面积。

将小鼠随机分为DHI干预的假手术组（pre-DHI）、DHI干预的模型组（DHI）、假手术组、模型组及阳性药金纳多组。在DHI干预的模型组中，为评估DHI对脑梗死的保护作用，小鼠MCAO术后立刻腹腔注射DHI 5 ml/kg/次，每天早、晚各1次，连续给药8天。DHI干预的假手术组同样给予DHI 5 ml/kg/次，用法同DHI干预的模型组。

（4）转录因子富集与酶切。根据试剂盒使用说明，采用核提取试剂盒提取小鼠脑组织细胞核。生物素化的DNA被预固定在免疫磁珠上，然后与核蛋白提取物混合。混合物用EDTA/EGTA调节至终浓度1 mmol/L，用NaCl调节盐浓度至200～250 mmol/L。混合溶液在4℃下孵育2 h。去除上清液，免疫磁珠用NETN［100 mmol/L NaCl，20 mmol/L Tris-HCl，0.5 mmol/L EDTA和0.5%（v/v）P-40］清洗2次，用PBS清洗2次。磁珠用胰蛋白酶浸泡过夜。

（5）液质分析与蛋白定量。胰蛋白酶水解肽段液质分析条件如下。液相条件：色谱柱为C_{18}柱（内径75 μm，外径360 μm，颗粒直径3 μm，流速350 nl/min）。质谱条件：质谱仪为LTQ-Orbitrap Velos质谱仪，离子源为纳米电喷雾离子源，喷雾电压为1 800 V，无鞘气，离子传输管温度为350℃，扫描范围为m/z 375～1 600（m/z 400时，分辨率为60 000），碰撞能量为35%，激活时间为5 ms，扫描阈值为500。蛋白质鉴定软件：Proteome Discovery V 1.3。搜索工具：MASCOT。搜索数据库：RefSeq Protein Database（更新于2014-11-17）。质谱误差设置为20 ppm，母离子为0.5 Da，选择氧化和乙酰化可变修饰、氨基甲酰化固定修饰。蛋白质鉴定的FDR控制在1%。转录因子类别根据TFClass判定。

iBAQ采用自编软件运行。简单来说，首先汇总蛋白质鉴定总强度，然后除以肽段数。蛋白质理论酶切时，氨基酸长度选择6～30个，无漏切位点。

（6）DHI化学成分结构信息。DHI组成中药化学成分结构信息（*.mol或者*.sdf格式）收集于TCM Database@Taiwan（http://tcm.cmu.edu.tw/，更新于2012-6）中。该网站是全球最大的非商业性中药数据网站。共收集丹参化学成分结构信息101个，红花化学成分结构信息22个。

（7）缺血性中风的已知治疗靶标。从DrugBank数据库（http://www.drugbank.ca/，3.0版）和OMIM数据库（http://www.omim.org/，最后一次更新于2013-11-30）收集缺血性中风的已知治疗靶标。去冗余后共收集到62个缺血性中风的已知治疗靶标。

（8）PPI数据。PPI数据收集于Reactome（http://www.reactome.org/，37版）和STRING（http://string-db.org/，9.1版）中。

（9）DHI靶标预测。丹参、红花化学成分靶标预测采用基因GO公司的MetaDrug软件。MetaDrug软件预测化学成分靶标的方法分为3种：①基于MetaBase数据库，其包含了化合物-蛋白质相互作用数据；②基于蛋白质-靶蛋白亲和力定量构效关系进行预测；③基于化学成分及其主要代谢物与数据库中存在的化合物的结构相似性预测化合物及其代谢物的靶标，通过数据库中结构相似的化合物来推测某一化合物的假定靶标。

（10）网络构建。利用DHI化学成分及其相应靶标、已知脑缺血治疗靶标、模型组和假手术组中差异表达的转录因子，建立了2个网络：转录因子-候选靶标-已知治疗缺血性脑卒中的靶标网络和化学成分-主要候选靶标-主要候选转录因子网络。

（11）网络拓扑结构分析。网络中的每一个节点包含4个拓扑结构参数，分别为"度（degree）""关联度（betweenness）""紧密度（closeness）"和"K值"，该研究将采用这4个参数来评估DHI治疗靶标和假手术组、DHI干预组中差异转录因子拓扑结构的重要性。这2个网络中的每一个节点"i"，"度"被定义为连接节点"i"的数目，"关联度"被定义为通过节点"i"的边的数量，"紧密度"被定义为从节点"i"到其他所有节点的距离总和的倒数。"度""关联度"和"紧密度"表示PPI网络中心与蛋白质拓扑特征的重要程度。"K值"分析是一个反复的过程，在该过程中，节点将按照连接最少的顺序从网络中移除，用来衡量节点的中心性。为了评价网络中的主要节点，将选择其4个特性值是否高于相对应的中位数作为评价指标。

（12）电泳迁移率变动分析（electrophoretic mobility shift assay，EMSA）实验。小鼠脑蛋白细胞核提取采用前述核蛋白提取试剂盒。EMSA实验采用化学发光EMSA试剂盒。聚核苷酸正义链序列为：ATF1，5′-ATGACGTCAATGACGTCAATGACGTCA-3′，ATF1突变DNA，5′-ACGATGTCAACGATGTCAACGATGTCA-3′；PBX1，5′-ATCAATCAAATCAATCAAATCAATCAA-3′，PBX1突变DNA，5′-ACATATAACACATATAACACATATAAC-3′。核蛋白（6 μg）与10倍的缓冲液、2.5%丙三醇、5 mmol/L氯化镁、50 ng聚（脱氧肌苷-脱氧胞苷）酸钠盐［poly（dI-dC）］、0.05%乙基苯基聚乙二醇（NP-40）混合后，与10 fmol生物素标记DNA探针于室温下孵育15 min。将DNA

探针、蛋白混合物用5%SDS在100 V电泳60 min。然后，转移至尼龙薄膜（通用电气医疗集团），进行化学发光检测分析。

（13）qPCR实验。qPCR引物见表7-1，仪器为ABI 7900 PCR仪。采用SYBR FAST qPCR Master Mix（美国应用生物系统公司）。每个mRNA的表达值以GAPDH的mRNA为准进行归一化处理。Ct的变化（ΔCt）采用公式如下，比率由$2^{-\Delta Ct}$计算。各组间基因表达的差异取相对值，以假手术组为1。实验平行进行了3组，结果采用单因素方差分析（$P<0.05$）。

$$\Delta Ct = （靶标基因的Ct）-（GAPDH的Ct）$$

表7-1　qPCR引物

基因	正向引物	反向引物
PF4	CCCGAAGAAAGCGATGGAGAT	CTTCAGGGTGGCTATGAGCTG
HSP70	GGGAGGACTTCGACAACCG	CTCTTGGCCCTCTCACACG
NQO1	AGTCCATTCCAGCTGACAACC	ACTCCTTTTCCCATCCTCGTG
GST	TGACCTGGCAAGGTTACGAAG	AGTTTCATCCCGTCGATCTCTA
GAPDH	GCCCAGCAAGGATACTGAGA	GGTATTCGAGAGAAGGGAGGG

2. 结果与讨论

（1）小鼠MCAO模型脑缺血损伤后转录因子的变化。首先我们采用高通量转录因子富集分析策略和基于iBAQ的蛋白质准确定量方法，计算脑缺血后活性转录因子的变化情况。基于文献提示，考虑到脑缺血后的治疗窗口，模型制作完成6 h后，我们分析了其中活性转录因子的变化情况。同时，为获得更准确的定量结果，单个转录因子的iBAQ值由所有鉴定蛋白质的总iBAQ值进行均一化，以避免可能出现的实验偏差。

MCAO术后6 h，Longa神经功能评分和脑切片TTC染色同时显示严重的脑缺血（图7-9）。当分析3个脑缺血小鼠大脑的混合样本和3个假手术小鼠大脑的混合样本后，共鉴定了250个活化转录因子。文献显示，在每个组织中，能表达200～300个转录因子。因此，采用具有深度覆盖检测能力的高通量转录因子富集分析策略，可以系统地阐述脑缺血进程中转录因子的作用，并揭示干预脑缺血的候选靶标。

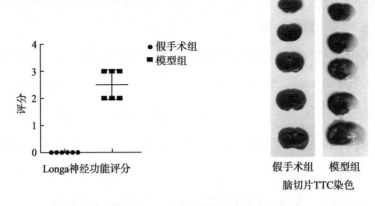

图7-9　MCAO术后6 h的Longa神经功能评分和脑切片TTC染色结果

　　在鉴定的250个活性转录因子中，47个转录因子只在假手术组中表达，19个转录因子只在模型组中表达。另外，与假手术组相比，模型组中91个转录因子（91/184，几乎是50%）的变化率为1.3倍，41个转录因子的变化率为0.7倍，这表明许多转录因子可能被激活并参与脑损伤进程。部分模型组中活性转录因子的变化情况与假手术组中的变化情况具有显著的差异（$P<0.05$，图7-10）。采用Gofact工具研究活性转录因子的生物学过程和分子功能，发现其在多种细胞过程中发挥作用，如对DNA损伤刺激的反应、细胞周期、蛋白或ATP结合、白细胞激活及其他的生物学过程等（图7-10）。同时，文献报道的一些已知的转录因子靶标也发生了改变。例如，芳烃受体细胞核转运蛋白和高迁移蛋白I–Y分别上调了3.3倍和4.7倍，这表明该实验采用的方法对活性转录因子可以进行准确定量，进而发现新的候选治疗靶标。

　　通过对模型组与假手术组中活性转录因子的差异比较，我们发现也有许多转录因子并没有发生明显的活性改变（大于4倍，$P<0.05$）。实际上，采用catTFRE和基于绝对强度的蛋白质定量策略，分析的是当转录因子受到干扰时，其与特定DNA序列结合活性的变化。在某些情况下，转录因子结合活性的变化并不高。因此，为了找到新的潜在治疗靶点，我们采用了变化倍数大于1.3或小于0.7的标准，这样就覆盖了模型组和假手术组中75%的活性转录因子用于候选靶标预测。

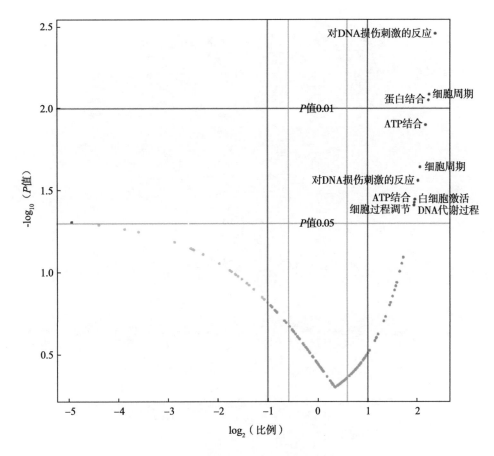

图7-10　脑缺血后转录因子的变化情况

（2）DHI关键靶标转录因子预测。采用网络药理学策略，预测DHI干预脑缺血的关键转录因子。首先利用DHI中的57个化学成分，共预测到了660个候选靶标。为了阐明脑缺血中151个差异表达活性转录因子与DHI治疗作用的关系，我们建立了转录因子–候选靶标–已知治疗缺血性脑卒中的靶标的网络。

该网络包含了553个节点（在脑缺血中差异表达的151个转录因子、62个已知的治疗靶标和340个DHI的候选治疗靶标）和2 204个界点。通过4个网络拓扑特性（分别为"度""关联度""紧密度"和"K值"）来确定潜在靶标和差异表达转录因子。共确定了175个主要节点（图7-11），其"度""关联度""紧密度"和"K值"等参数均大于相应的中位值。在这些主要节点中，包括140个主要的候选靶标和14个主要的差异表达转录因子。

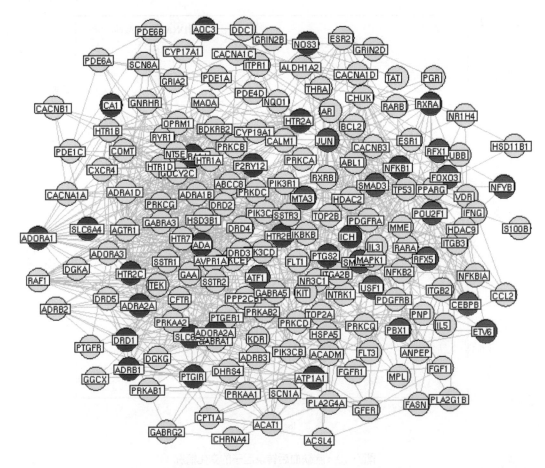

图7-11　转录因子（红色）-候选靶标（黄色）-已知治疗缺血性脑卒中的靶标（紫色）相互作用关系网络

（3）DHI干预脑缺血效果评价。为了对预测的DHI干预脑缺血的关键转录因子进行实验验证，我们首先评价了DHI干预脑缺血的效果。脑缺血模型制作完成后6 h，通过Longa神经功能评分，模型组显示出严重的脑缺血症状；而DHI干预的模型组和阳性药金纳多组可显著降低Longa神经功能评分，这表明二者具有改善神经系统功能的作用。另外，8天（192 h）生存率实验显示，在未经过药物治疗时，约50%的MCAO小鼠在24 h内死亡，剩余小鼠均在144 h内死亡；而DHI干预的模型组和阳性药金纳多组可显著延长动物的存活时间。即使在术后192 h，仍有超过30%的经DHI和金纳多治疗的MCAO小鼠存活。这表明DHI具有较好的脑缺血保护作用。（图7-12）

为进一步研究DHI在保护MCAO模型小鼠上的药理作用，对另一组接受DHI干预的小鼠，在MCAO手术后6 h将其处死，取出大脑，用TTC染色。经过DHI干预的小鼠大脑，经TTC染色显示，其脑梗死面积小于未经过任何干预的小鼠。另外，其脑梗死面积显示，DHI干预的模型组和阳性药金纳多组具有显著的保护脑缺血的作用。（图7-12）

因此，上述试验均显示DHI具有可靠的保护脑缺血的作用。其作用机制已被多位研究者报道，包括抗纤维蛋白溶解、抗氧化、激活核因子E2相关因子2（nuclear factor erythroid-2-related factor2，Nrf2）信号通路和抑制血小板活性等。本实验中，我们重点关注DHI干预保护脑缺血的关键转录因子。

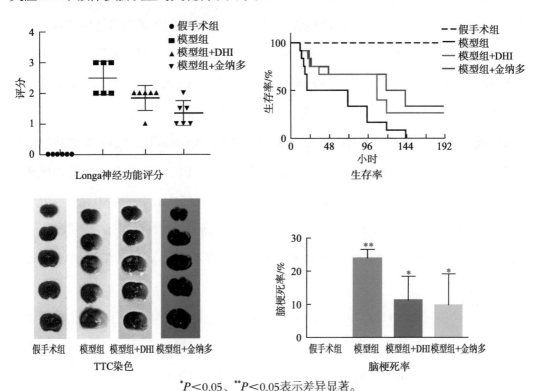

$^*P<0.05$、$^{**}P<0.05$表示差异显著。

图7-12 DHI干预脑缺血效果评价

（4）DHI干预脑缺血关键转录因子的进一步验证。基于DHI对脑缺血可靠的干预保护作用，为进一步验证DHI治疗脑缺血的关键转录因子，我们采用catTFRE和基于iBAQ的蛋白质定量策略，对经过DHI干预的3个脑缺血混合样品进行了分析，以全面测定转录因子活性的变化。同时，为进一步验证这些关键转录因子，我们进行了一组平行试验：给予假手术组相同剂量的DHI，采用相同的方法对其进行高通量分析，检测其转录因子活性的变化。此外，为获得准确的定量分析结果，选择PSM作为另一定量参数。结果显示，MCAO手术6 h后，共检测到297个活性转录因子，来自DHI干预的

MCAO小鼠、未经DHI干预的MCAO小鼠、未经DHI干预的假手术组和DHI干预的假手术组。对297个基于iBAQ和PSM定量信息的转录因子进行聚类分析后发现，2种方法都检测出16个显著变化的转录因子，这些可能是DHI治疗缺血性脑卒中的关键转录因子。

基于网络预测和实验验证的2种方法均显示，PBX1和ATF1是DHI治疗缺血性脑卒中的关键转录因子。PBX1与5′–ATCAATCAA–3′相结合，可能是在同源蛋白MEIS1复合体中。血小板因子4（PF4）的激活转录因子，在巨噬细胞的基因表达中具有重要作用。另外，PBX与发展纹状神经元的MEIS2有着重要的联系，有文献指出其在中风后表达能产生新的大脑皮层细胞。ATF1与cAMP应答分子（CRE）结合（consensus：5′–GTGACGT［AC］［AG］–3′），该分子存在于许多细胞和病毒的启动过程中。它能调节蛋白激酶A（PKA）诱导的对CRE报告基因的刺激，控制铁蛋白重链和其他抗氧化解毒基因的表达，触发细胞增殖和转化。通过网络预测，PBX1和ATF1是主要的候选靶标；实验验证结果显示，在DHI干预的MCAO小鼠、未经DHI干预的MCAO小鼠和未经DHI干预的假手术组、DHI干预的假手术组中，它们的转录活性均有明显的改变。因此，我们得出结论，PBX1和ATF1是DHI调节保护脑缺血的关键候选靶标转录因子。

为进一步验证PBX1和ATF1是否是DHI治疗脑缺血的关键转录因子，我们采用电泳迁移实验进行了分析验证。与未经DHI干预的MCAO小鼠相比，DHI干预的MCAO小鼠的PBX1和ATF1表现出较强的结合性。在DHI干预与未经DHI干预的假手术组中也获得了同样的结果。此外，对于DHI干预的MCAO小鼠下游效应的变化，采用qPCR来进行检测。PF4被PBX1激活，DHI干预的MCAO小鼠的mRNA表达有所不同。ATF1的下游效应，如HSP70、NADPH脱氢酶（NQO1）和谷胱甘肽巯基转移酶（GST）同样显示出明显的改变。因此，该实验也证明了PBX1和ATF1是DHI治疗作用的标靶转录因子。（图7-13）

此外，实验结果显示，除了PBX1和ATF1，核转录因子Y–γ（nuclear transcription factor Y subunit gamma，NFYC）、POU结构域3类转录因子1（POU domain, class 3, transcription factor 1，POU3F1）、POU结构域3类转录因子2（POU domain, class 3, transcription factor 2，POU3F2）、POU结构域3类转录因子3（POU domain, class 3,

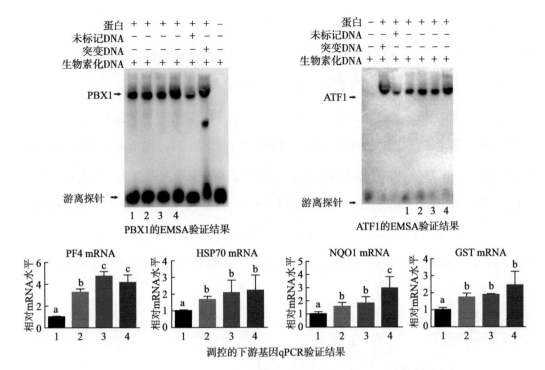

1. 假手术组; 2. 模型组; 3. DHI干预的模型组; 4. DHI干预的假手术组。

a、b、c表示差异显著（P<0.05）。

图7-13　PBX1和ATF1的验证结果

transcription factor 3，POU3F3）、DNA结合蛋白1（DNA-binding protein Special AT-rich sequence-binding protein 1，SATB1）和DNA结合蛋白2（DNA-binding protein Special AT-rich sequence-binding protein 2，SATB2）也可能是DHI干预调节脑缺血的重要转录因子。NFYC是异源三聚体特异性序列转录因子的组成成分，能特异性识别5′-CCAAT-3′序列的启动因子。POU3F1可与八聚体基序（5′-ATTTGCAT-3′）结合，并被认为参与早期的胚胎形成与神经发生。POU3F2能优先与具有GCAT和TAAT结构的序列结合。POU3F3与转录因子SOX11和SOX4具有协同作用，在神经发育上发挥着重要作用。SATB1与具有AT-rich序列的DNA结合，在细胞凋亡过程中的细胞核结构和核染色质组织中起作用。SATB2与具有葡萄糖-磷酸盐结构的双链DNA结合，控制核基因的表达。初步的研究结果显示，NFYC上调，可通过MCAO小鼠大脑海马区促凋亡细胞Bim促使神经细胞凋亡。此外，脑缺血后3～6 h，POU3F3可适时诱导海马CA1亚区的形成，其表达受限于神经活动和改变。同时，实验证明，POU3F3/POU3F2可以正向调控SATB2，实验验证结果显示，SATB2和POU3F3的表达方式相似。这6个转录因子在脑缺血及DHI干预作用中的机制有待于进一步的实验研究。然而，考虑到DHI干预的MCAO小鼠和DHI干预的假手术组中，这6个转录因子转录活性均有明显的改变，我们推测这6个转录因子可能也是DHI干预保护脑缺血的关键转录因子。

为进一步阐明8个主要靶标转录因子与DHI主要候选靶标、脑缺血已知治疗靶标的关系，我们建立了这些基因的相互作用网络（图7-14）。在这8个主要靶标转录因子中，PBX1、NFYC和ATF1与DHI候选靶标有着直接的相互作用关系。特别是ATF1、HTR2C和ATP1A1，不仅与DHI的候选靶标有相互作用，而且与已知的治疗脑缺血的靶标亦有相互作用。通过富集分析，我们发现8个主要靶标转录因子的相互作用广泛参与到MAPK信号通路、神经营养蛋白信号通路和NF-κB激活信号通路，而这些通路在脑缺血的病理过程中有着重要作用。

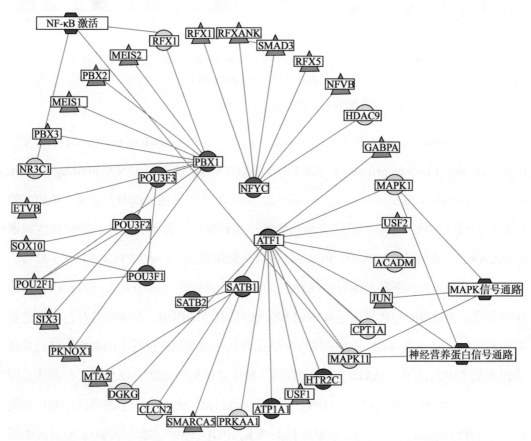

红色，关键转录因子；黄色，DHI潜在靶标；紫色，脑缺血已知治疗靶标；粉色，差异表达转录因子；蓝色，脑缺血关键信号通路。

图7-14 靶标转录因子与DHI主要候选靶标、脑缺血已知治疗靶标的关系

最后，我们建立了DHI化学成分-主要候选靶标/主要转录因子的关系网络（图7-15），该网络包含74个节点、2味药材（丹参、红花）、33个化合物、8个转录因子、10个DHI候选靶标、2个已知的治疗靶标、27个其他区分表达的转录因子和145个界点。我们发现丹参（22个化学成分）和红花（11个化学成分）分别通过相应的候选靶标，与PBX1、NFYC和ATF1有相互作用关系，这表明这3个主要转录因子可能与DHI治疗脑缺血有着更为密切的关系。

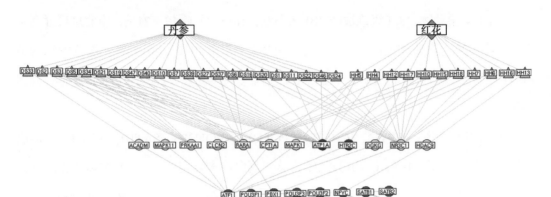

红色，关键转录因子；黄色，丹红潜在靶标；紫色，脑缺血已知治疗靶点；粉色，差异转录因子；
绿色，丹参和红花化学成分。

图7-15　DHI化学成分-主要候选靶标/主要转录因子的关系网络

3. 小结

本部分研究利用网络药理学和catTFRE相结合的策略，对DHI干预脑缺血的关键靶标转录因子进行了系统研究。该策略具有高分析通量、深度覆盖及高定量精确度的特点，非常适合分析多成分、多靶点的药物。本部分研究通过采用catTFRE和精确定量的方法分析了MCAO模型中转录因子活性的变化，同时，采用网络药理学策略预测DHI调节保护脑缺血的关键转录因子。最后对DHI治疗脑缺血的药理作用进行了实验验证。实验结果显示，PBX1、ATF1和其他6个转录因子，是DHI调节保护脑缺血的候选靶标转录因子。本研究系统地报道了DHI调节保护脑缺血的关键转录因子，并揭示了其治疗脑缺血的新的候选靶点。

二、DHI抗脑缺血关键靶标转录因子验证研究

在前述研究中，我们已利用高通量蛋白质组学方法鉴定出了DHI干预脑缺血的关键靶标转录因子NFYC、POU3F1、POU3F2、POU3F3、SATB1和SATB2。本部分研究将基于上述研究结果，对DHI抗缺血性脑卒中的关键靶标进行进一步的筛选和验证。

1. 实验材料与方法

（1）实验动物。SPF级雄性C57BL/6小鼠，16只，体重19～21 g，由北京维通利华实验动物技术有限公司提供，许可证号：SCXK（京）2012-0001。在室温为24℃的清洁笼中饲养，术前12 h小鼠可自由活动，禁食、不禁水，每组小鼠称重后随机分组并编号。

（2）实验试剂。NFYC、POU3F1、POU3F2、POU3F3、SATB1、SATB2、β-肌动蛋白、核纤层蛋白B（amin B）抗体（美国蛋白技术公司）。MAP2抗体（美国艾博抗公司）。引物、探针［生工生物工程（上海）股份有限公司］。TRNzol Universal总RNA提取试剂、FastQuant cDNA第一链合成试剂盒、SuperReal荧光定量预混试剂增强版（SYBR Green）［天根生化科技（北京）有限公司］。

丙烯酰胺/甲叉双丙烯酰胺（29∶1）溶液（40%）、Tris-甘氨酸电泳缓冲液（pH 8.3）、Tris×HCl/SDS（pH 8.8）、Tris×HCl/SDS（pH 6.8）、蛋白上样缓冲液、TBST WB漂洗液等试剂购自生工生物工程（上海）股份有限公司。

PVDF（美国密理博公司）；TEMED（美国西格玛公司）；ECL Plus超敏发光液（美国密理博公司）；BCA蛋白浓度试剂盒（美国赛默飞公司）；核蛋白提取试剂盒（美国艾跃公司）；LightShift chemiluminescent EMSA试剂盒（皮尔斯技术公司）。

（3）实验仪器。YM-1000Y超声波细胞粉碎机（上海豫明仪器有限公司）；TS-100型脱色摇床（海门市其林贝尔仪器制造有限公司）；电泳仪电源（北京市六一仪器厂，现北京六一生物科技有限公司）；Mini-PROTEAN Tetra电泳槽［伯乐生命医学产品（上海）有限公司］；Trans-Blot电泳转印槽组件［伯乐生命医学产品（上海）有限公司］；Flurochem数字凝胶成像系统（美国阿尔法创新技术公司）；常规手术器械及显微手术器械［显微眼科剪、眼科直剪、显微直镊、普通弯镊、止血钳、显微弯镊，上海医疗器械（集团）有限公司手术器械厂］；连续变倍显微镜与万能支架（XTL-

2400，上海精密仪器仪表有限公司）；激光多普勒血流仪（PeriFlux 5000，瑞典帕瑞医学公司）。

（4）实验药品。DHI购自山东步长制药有限公司。

（5）小鼠MCAO模型建立。称重小鼠，以5%的水合氯醛按0.08 ml/10 g进行腹腔注射麻醉。使小鼠仰卧于手术台上，颈部备皮消毒。将小鼠颈部正中切开，用镊子钝性分离下颌腺体，并在右侧肩胛舌骨肌、胸骨舌骨肌和二腹肌形成的三角内，分离出右侧CCA、ICA和ECA。术中利用电凝笔烫断游离出的小动脉分支。在分离过程中，应避免损伤舌神经、咽神经、迷走神经和气管。用5-0真丝手术线分别结扎ECA、CCA，并在CCA上另打一手术活结。在显微镜下用动脉夹夹住ICA，在CCA近心端做一细小切口，将线栓缓慢地插入ICA，直到8 mm标记处为止，然后扎紧活结，将分离的腺体归位，缝合皮肤，置于恒温清洁笼中饲养。小鼠手术过程中应保持25℃左右的室温。假手术组按上述实验步骤处理，但不插入线栓。弃去手术时间超过15 min或手术过程中有出血的小鼠。

（6）动物分组与给药。将小鼠随机分为DHI干预的假手术组、DHI干预的模型组、假手术组、模型组及阳性药金纳多组。其中DHI干预的假手术组造模前3天开始按0.05 ml/10 g给予DHI，每天2次，连续3天。造模后立即对各组动物腹腔注射给药，假手术组和模型组给予等体积的生理盐水；梗死6 h后进行Longa神经功能评分，并处死小鼠，取出脑组织。

（7）免疫印迹法检测小鼠脑组织各关键转录因子的表达。造模小鼠断头后，迅速取出小鼠脑组织，经液氮速冻后迅速转移至−80℃冰箱保存。取出新鲜冰冻的脑组织称重，按核蛋白提取试剂盒说明书的步骤分别提取各组小鼠脑组织的核蛋白与胞浆蛋白。计算出各组小鼠脑组织的核蛋白与胞浆蛋白浓度（BCA法），各泳道样本蛋白的上样量为30 μg，以10% SDS-PAGE分离，再用半干转膜法转移至PVDF膜上，用0.5%脱脂奶粉封闭1 h后，按其说明书比例对目标蛋白质抗体进行稀释，并在4℃孵育过夜。用含吐温−20的TBS（TBST）漂洗4次，每次5 min，加入二抗孵育，密封，于室温在摇床上缓慢摇动1 h，TBST漂洗4次，用ECL试剂孵育1～5 min，放于化学发光成像系统中成像并扫描，用Image J软件进行分析。以目的条带与内参条带灰度的比值表示待测蛋白质的含量，并将假手术组的比值作为100%对其他组进行校正。

（8）EMSA实验。根据Uniprot数据库和文献，设计合成针对POU3F家族、SATB家族和NFYC转录因子特异结合序列的探针（表7-2）。探针共分为3类，包括生物素链接的探针、正常结合的探针和突变关键位点的探针。对于各组提取的核蛋白，每个泳道的上样量为6 μg，其他步骤按LightShift化学发光EMSA试剂盒说明书操作。以6%的非变性聚丙烯酰胺凝胶电泳分离，100 V恒压电泳45～60 min，并将蛋白质电转至尼龙膜（恒电流380 mA，电转45 min）。然后将膜取出，置于培养皿中，放入紫外线灯下（距离10～20 cm），交联10 min。按化学发光法检测生物素标记，放于化学发光成像系统中成像并扫描，用Image J软件进行分析。以目的条带与内参条带灰度的比值表示待测蛋白质的含量，并将假手术组的比值作为100%对其他组进行校正。

表7-2　各转录因子合成探针的序列

探针名称	探针序列
SATB1-F1-5′Biotin	TCCAATTAATAAATACATAATTGAATTAGTG
SATB1-R1-5′Biotin	CACTAATTCAATTATGTATTTATTAATTGGA
SATB1-F1	TCCAATTAATAAATACATAATTGAATTAGTG
SATB1-R1	CACTAATTCAATTATGTATTTATTAATTGGA
SATB1-F1-Mut	TCCAATTCGTAAATACTGAACTGAATTAGTG
SATB1-R1-Mut	CACTAATTCAGTTCAGTATTTACGAATTGGA
SATB-F1-Mut2	TCCACTTCGTAGTTACTGAACTGACTTAGTG
SATB-R1-Mut2	CACTAAGTCAGTTCAGTAACTACGAAGTGGA
POU3F-F1-5′Biotin	GAGAGGAATTTGCATTTCCACCGACCTTCC
POU3F-R1-5′Biotin	GGAAGGTCGGTGGAAATGCAAATTCCTCTC
POU3F-F1	GAGAGGAATTTGCATTTCCACCGACCTTCC
POU3F-R1	GGAAGGTCGGTGGAAATGCAAATTCCTCTC
POU3F-F1-Mut	GAGAGGTTACATCGTACTCACCGACCTTCC
POU3F-R1-Mut	GGAAGGTCGGTGAGTACGATGTAACCTCTC
NFYC-F-5′Biotin	CTAGCTCCGGCGCCCAATCACCGCGGG
NFYC-R-5′Biotin	CCCGCGGTGATTGGGCGCCGGAGCTAG

探针名称	探针序列
NFYC–F	CTAGCTCCGGCGCCCAATCACCGCGGG
NFYC–R	CCCGCGGTGATTGGGCGCCGGAGCTAG
NFYC–F–Mut	CTAGCTCCGGCGCGAGCTCACCGCGGG
NFYC–R–Mut	CCCGCGGTGAGCTCGCGCCGGAGCTAG

（9）下游基因靶点的预测。根据TRRUST数据库（http://www.grnpedia.org/trrust/），预测分析SATB1可能调控的下游基因靶点，并将下游基因靶点导入STRING数据库进行分析，"Organism"项选择"homo sapiens"，预测分析其可能相互作用的靶点，并分析其相关的信号通路。

（10）采用实时荧光定量PCR技术验证靶点。将取材后的脑组织用液氮粉碎后，取适量放置于无RNA酶的1.5 ml离心管中。加入Trizol总RNA提取试剂剧烈摇晃，静置5 min，然后加入氯仿，振荡混匀，室温静置5 min。以12 000 r/min于4℃离心15 min。将上清液转移至新的1.5 ml离心管中，加入等体积的异丙醇，室温静置10 min。离心管以12 000 r/min于4℃离心10 min。然后弃去上清液，将异丙醇除尽，加入75%的无水乙醇，放入离心机中，以12 000 r/min于4℃离心5 min。弃去上清液，待沉淀干燥后加入焦碳酸二乙酯（DEPC）处理水，于–80℃长期保存。

设计并合成引物（表7-3）。按FastQuant cDNA第一链合成试剂盒说明书，将模板RNA在冰上解冻；5×gDNA缓冲液、快速定量PCR预混液（FQ-RT Primer Mix）、10×快速定量PCR缓冲液、无RNA酶ddH$_2$O在室温（15～25℃）解冻，解冻后迅速置于冰上。按照基因组DNA的去除体系配制混合液，充分混匀。离心并于42℃孵育3 min。然后置于冰上。按照反转录反应体系配制混合液。将反转录反应中的预混液，加到gDNA去除步骤的反应液中，充分混匀。于42℃孵育15 min、95℃孵育3 min后放于冰上。按SuperReal荧光定量预混试剂盒说明书建立实时PCR反应体系，即2×SuperReal荧光定量预混试剂10 μl，正向引物0.6 μl，反向引物0.6 μl，用无RNA酶水补足至20 μl。采用两步法PCR反应程序进行反应：95℃，15 min，1次循环；95℃，10 s，60～66℃，30 s，40次循环。

表7-3 PCR引物序列

基因名称	序列
IL4-F	GGTCTCAACCCCCAGCTAGT
IL4-R	GCCGATGATCTCTCTCAAGTGAT
IL5-F	CTCTGTTGACAAGCAATGAGACG
IL5-R	TCTTCAGTATGTCTAGCCCCTG
BCL2-F	GTCGCTACCGTCGTGACTTC
BCL2-R	CAGACATGCACCTACCCAGC

2. 结果

（1）SATB1转录因子在各组小鼠脑组织蛋白质中的变化情况。免疫印迹试验结果显示，在胞浆蛋白中，与模型组比较，DHI干预的模型组SATB1在小鼠脑组织中的表达水平下降，且差异具有统计学意义（$P<0.05$）。在核蛋白中，与假手术组比较，模型组SATB1有下降趋势，但差异无统计学意义；而与模型组比较，DHI干预的模型组SATB1的表达水平上升，且差异具有统计学意义（$P<0.05$）。（图7-16）

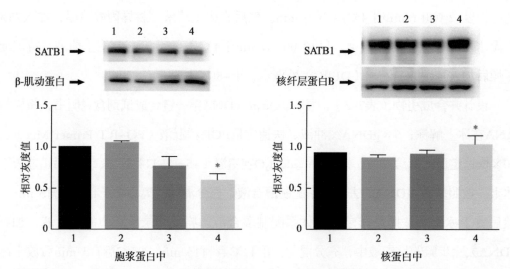

1. 假手术组；2. 模型组；3. DHI干预的假手术组；4. DHI干预的模型组。与模型组比较，*$P<0.05$。

图7-16 各组小鼠脑组织中SATB1的表达情况

（2）SATB2转录因子在各组小鼠脑组织蛋白质中的变化情况。免疫印迹试验结果显示，在胞浆蛋白中，各组SATB2在小鼠脑组织中的表达水平变化不大，差异无统计学意义。在核蛋白中，与假手术组比较，模型组SATB2有下降趋势，但差异无统计学意义；而与模型组比较，DHI干预的模型组SATB2的表达水平上升，且差异具有统计学意义（$P<0.05$）。（图7-17）

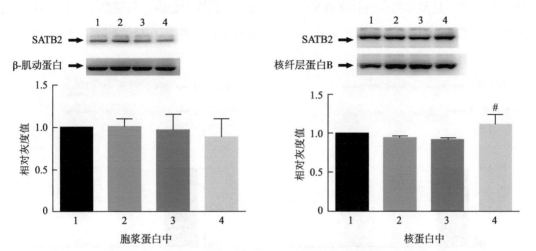

1. 假手术组；2. 模型组；3. DHI干预的假手术组；4. DHI干预的模型组。与模型组比较，$^{\#}P<0.05$。

图7-17 各组小鼠脑组织中SATB2的表达情况

（3）POU3F1转录因子在各组小鼠脑组织蛋白质中的变化情况。免疫印迹试验结果显示，在胞浆蛋白中，各组POU3F1在小鼠脑组织中的表达水平变化不大，差异无统计学意义。在核蛋白中，与假手术组比较，模型组POU3F1有下降趋势，但差异无统计学意义；而与模型组比较，DHI干预的模型组POU3F1的表达水平上升，且差异具有统计学意义（$P<0.05$）。（图7-18）

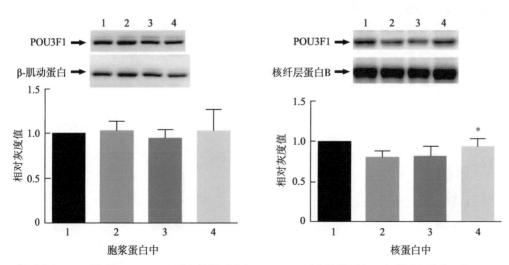

1. 假手术组；2. 模型组；3. DHI干预的假手术组；4. DHI干预的模型组。与模型组比较，$^{*}P<0.05$。

图7-18 各组小鼠脑组织中POU3F1的表达情况

（4）POU3F2转录因子在各组小鼠脑组织蛋白质中的变化情况。免疫印迹试验结果显示，在胞浆蛋白中，与模型组比较，DHI干预的模型组POU3F2在小鼠脑组织中的表达水平下降，且差异具有统计学意义（$P<0.05$）。在核蛋白中，与模型组比较，DHI干预的模型组POU3F2的表达水平上升，且差异具有统计学意义（$P<0.05$）。（图7-19）

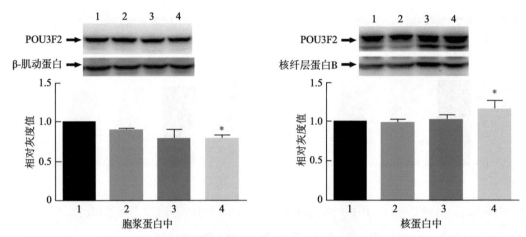

1. 假手术组；2. 模型组；3. DHI干预的假手术组；4. DHI干预的模型组。与模型组比较，*$P<0.05$。

图7-19　各组小鼠脑组织中POU3F2的表达情况

（5）POU3F3转录因子在各组小鼠脑组织蛋白质中的变化情况。免疫印迹试验结果显示，在胞浆蛋白中，各组POU3F3在小鼠脑组织中的表达水平变化不大，差异无统计学意义。在核蛋白中，与假手术组比较，模型组POU3F3有上升趋势，但差异无统计学意义；而与模型组比较，DHI干预的模型组POU3F3的表达水平上升，且差异具有统计学意义（$P<0.05$）。（图7-20）

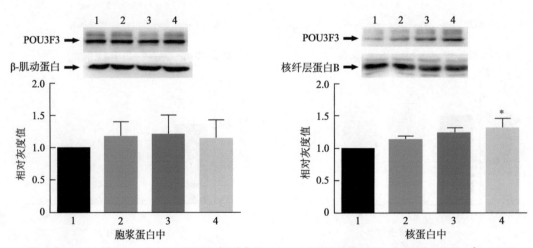

1. 假手术组；2. 模型组；3. DHI干预的假手术组；4. DHI干预的模型组。与模型组比较，*$P<0.05$。

图7-20　各组小鼠脑组织中POU3F3的表达情况

（6）NFYC转录因子在各组小鼠脑组织蛋白质中的变化情况。免疫印迹试验结果显示，在胞浆蛋白和核蛋白中，各组NFYC在小鼠脑组织中的表达水平变化不大，差异无统计学意义（图7-21）。

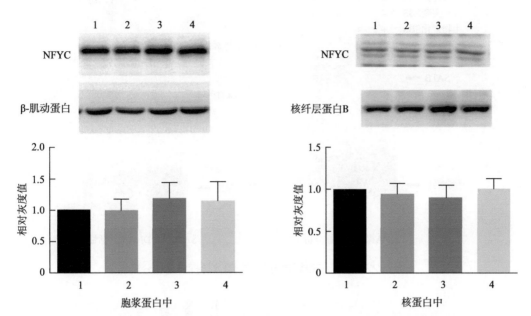

1. 假手术组；2. 模型组；3. DHI干预的假手术组；4. DHI干预的模型组。

图7-21 各组小鼠脑组织中NFYC的表达情况

（7）SATB家族转录因子结合DNA探针活性分析。根据Uniprot数据库和文献，SATB1和SATB2属于SATB家族，其转录因子结合DNA探针的核心序列相同，故本研究对这2个转录因子采用了相同的DNA探针进行EMSA实验。实验结果表明，所设计的DNA探针具有一定的特异性。与假手术组相比，模型组的SATB结合DNA探针活性下降；而给予DHI后，与模型组比较，SATB结合DNA探针的活性有所上调。（图7-22）

（8）POU3F家族转录因子结合DNA探针活性分析。根据Uniprot数据库和文献，POU3F1、POU3F2和POU3F3属于POU3F家族，其转录因子结合DNA探针的核心序列相同，故本研究对这3个转录因子采用了相同的DNA探针进行EMSA实验。实验结果表明，所设计的DNA探针具有一定的特异性（图7-23泳道1~4）。与假手术组比较，模型组的POU3F结合DNA探针活性下降；而给予DHI后，与模型组比较，POU3F结合DNA探针的活性有所上调（图7-23泳道5~8）。

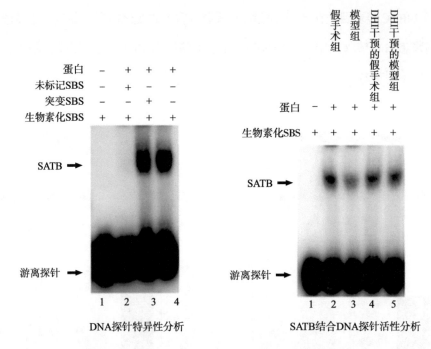

图7-22 SATB家族转录因子结合DNA探针活性分析

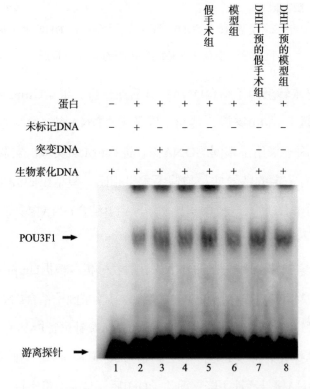

图7-23 POU3F家族转录因子结合DNA探针活性分析

（9）下游基因的预测情况。STRING数据库分析结果显示，与SATB1可能存在相互作用的靶点有B细胞淋巴瘤2蛋白（BCL2）、IL-4等。KEGG信号通路富集到与凋亡、炎症反应相关的信号通路等。（图7-24）

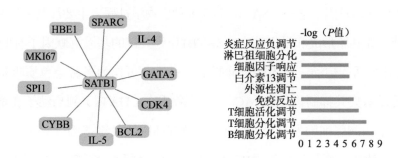

图7-24　与SATB1可能存在相互作用的靶点及KEGG信号通路富集分析

（10）各组SATB1、BCL2和IL-4表达水平分析。实时荧光PCR结果显示，与假手术组比较，模型组SATB1有上升趋势，BCL2有下降趋势；而与模型组比较，DHI干预组BCL2的表达水平上升，且差异具有统计学意义（$P<0.05$）。与假手术组比较，模型组IL-4有下降趋势；而与模型组比较，DHI干预组IL-4的表达水平上升，且差异具有统计学意义（$P<0.05$）。这提示，SATB1可能通过调控凋亡途径发挥抗缺血性脑卒中的作用。（图7-25）

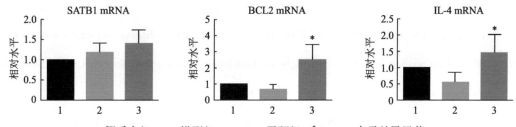

1. 假手术组；2. 模型组；3. DHI干预组。*$P<0.05$表示差异显著。

图7-25　各组SATB1、BCL2和IL-4表达水平分析

3. 讨论

本研究通过免疫印迹试验、EMSA实验和实时荧光PCR实验，分别从转录因子蛋白质表达水平、转录因子结合DNA探针活性等角度考察了与DHI干预缺血性脑卒中相关的靶标转录因子及其下游调控基因的变化。结果显示，核蛋白SATB1和POU3F1在小鼠脑组织中的表达情况和结合DNA探针的活性一致。

SATB1主要在胸腺、脾、淋巴结中表达，在脑中也有低水平表达，在细胞内定位于细胞核中。在肿瘤和T细胞免疫方面的研究中，SATB1可调控多种前凋亡基因，缺乏SATB1的细胞对凋亡是非常敏感的。但是目前尚缺乏SATB1与缺血性脑卒中的联系的研究。作为重要的转录因子之一，SATB1参与多种生物学过程，主要涉及免疫系统和肿瘤方面的调节。在胚胎形成和淋巴瘤中，SATB1作为关键的基因沉默因子有助于RNA介导的X染色体失活的启动。作为转录抑制子，SATB1可作为多种染色质重构酶的停泊位点，也可以募集共抑制物（HDACs）和共激活物（HATs）到启动子和增强子上。SATB1可调节由胸腺细胞发育成熟为免疫细胞T细胞的关键基因。SATB1不仅是压缩染色质的关键物质，而且还能诱导IL-4、IL-5、IL-13和c-Maf等炎性因子的表达，参与T细胞的活化。

POU3F1在细胞内定位于细胞核中。POU3F1能结合到八聚体基序（5′-ATTTGCAT-3′），可能涉及早期胚胎形成和神经发生，如前脑发育、髓鞘形成、施万细胞形成等过程。POU3F1在胚胎干细胞和大脑的发育中有表达。本部分研究初步证实了SATB1和POU3F1在缺血性脑卒中中的作用，下一步将通过过表达和干扰表达等途径，进一步考察它们在缺血性脑卒中中的作用。

参考文献

［1］LLOYD-JONES D, ADAMS R, CARNETHON M, et al. Heart disease and stroke statistics—2009 update: a report from the American Heart Association Statistics Committee and Stroke Statistics Subcommittee［J］. Circulation, 2009, 119（3）.

［2］CUARTERO M I, BALLESTEROS I, DE LA PARRA J, et al. L-kynurenine/aryl hydrocarbon receptor pathway mediates brain damage after experimental stroke［J］. Circulation, 2014, 130（23）: 2040-2051.

［3］MOSKOWITZ M A, LO E H, IADECOLA C. The science of stroke: mechanisms in search of treatments［J］. Neuron, 2010, 67（2）: 181-198.

［4］KADONAGA J T. Regulation of RNA polymerase Ⅱ transcription by sequence specific DNA binding factors［J］. Cell, 2004, 116（2）: 247-257.

［5］CHENG Y L, PARK J S, MANZANERO S, et al. Evidence that collaboration between HIF-1α and

Notch-1 promotes neuronal cell death in ischemic stroke [J]. Neurobiol Dis, 2014, 62: 286-295.

[6] CAMSÓS, GUBERN C, SOBRADO M, et al. The high-mobility group I-Y transcription factor is involved in cerebral ischemia and modulates the expression of angiogenic proteins [J]. Neuroscience, 2014, 269: 112-130.

[7] HU G, WU Z, YANG F, et al. Ginsenoside Rd blocks AIF mitochondrio-nuclear translocation and NF-κB nuclear accumulation by inhibiting poly (ADP-ribose) polymerase-1 after focal cerebral ischemia in rats [J]. Neurol Sci, 2013, 34 (12): 2101-2106.

[8] WANG Y, WAN C, YU S, et al. Upregulated expression of NF-YC contributes to neuronal apoptosis via proapoptotic protein bim in rats' brain hippocampus following middle cerebral artery occlusion (MCAO) [J]. J Mol Neurosci, 2014, 52 (4): 552-565.

[9] CAMÓS S, GUBERN C, SOBRADO M, et al. Oct-2 transcription factor binding activity and expression up-regulation in rat cerebral ischemia is associated with a diminution of neuronal damage in vitro [J]. Neuromolecular Med, 2014, 16 (2): 332-349.

[10] YOSHIKAWA A, KAMIDE T, HASHIDA K, et al. Deletion of Atf6 α impairs astroglial activation and enhances neuronal death following brain ischemia in mice [J]. J Neurochem, 2015, 132 (3): 342-353.

[11] SHI H, JING X, WEI X, et al. S-allyl cysteine activates the Nrf2-dependent antioxidant response and protects neurons against ischemic injury in vitro and in vivo [J]. J Neurochem, 2015, 133 (2): 298-308.

[12] SEHARA Y, SAWICKA K, HWANG J Y, et al. Survivin is a transcriptional target of STAT3 critical to estradiol neuroprotection in global ischemia [J]. J Neurosci, 2013, 33 (30): 12364-12374.

[13] NGUYEN L P, BRADFIELD C A. The search for endogenous activators of the aryl hydrocarbon receptor [J]. Chem Res Toxicol, 2008, 21 (1): 102-116.

[14] HOPKINS A L. Network pharmacology: the next paradigm in drug discovery [J]. Nat Chem Biol, 2008, 4 (11): 682-690.

[15] CSERMELY P, KORCSMÁROS T, KISS H J, et al. Structure and dynamics of molecular networks: a novel paradigm of drug discovery: a comprehensive review [J]. Pharmacol Ther, 2013, 138 (3): 333-408.

[16] ZHANG Y, GUO X, WANG D, et al. A systems biology–based investigation into the therapeutic effects of Gansui Banxia Tang on reversing the imbalanced network of hepatocellular carcinoma [J] . Sci Rep, 2014, 4: 4154.

[17] PULLIAM J V, XU Z, FORD G D, et al. Computational identification of conserved transcription factor binding sites upstream of genes induced in rat brain by transient focal ischemic stroke [J] . Brain Res, 2013, 1495: 76–85.

[18] BOOKOUT A L, JEONG Y, DOWNES M, et al. Anatomical profiling of nuclear receptor expression reveals a hierarchical transcriptional network [J] . Cell, 2006, 126 (4) : 789–799.

[19] DING C, CHAN D W, Liu W, et al. Proteome–wide profiling of activated transcription factors with a concatenated tandem array of transcription factor response elements [J] . Proc Natl Acad Sci USA, 2013, 110 (17) : 6771–6776.

[20] SUN M, ZHANG J J, SHAN J Z, et al. Clinical observation of Danhong Injection (herbal TCM product from Radix Salviae miltiorrhizae and Flos Carthamitinctor II) in the treatment of traumatic intracranial hematoma [J] . Phytomedicine, 2009, 16 (8) : 683–689.

[21] LIU H, WANG S, SUN A, et al. Danhong inhibits oxidized low–density lipoprotein–induced immune maturation of dentritic cells via a peroxisome proliferator activated receptor γ –mediated pathway [J] . J Pharmacol Sci, 2012, 119 (1) : 1–9.

[22] HE Y, WAN H, DU Y, et al. Protective effect of Danhong injection on cerebral ischemia–reperfusion injury in rats [J] . J Ethnopharmacol, 2012, 144 (2) : 387–394.

[23] GUO H, LI M J, LIU Q Q, et al. Danhong injection attenuates ischemia/reperfusion–induced brain damage which is associating with Nrf2 levels in vivo and in vitro [J] . Neurochem Res, 2014, 39 (9) : 1817–1824.

[24] LONGA E Z, WEINSTEIN P R, CARLSON S, et al. Reversible middle cerebral artery occlusion without craniectomy in rats [J] . Stroke, 1989, 20 (1) : 84–91.

[25] GAO J, CHEN C, CHEN J X, et al. Synergism and rules of the new combination drug Yiqijiedu formulae (YQJD) on ischemic stroke based on amino acids (AAs) metabolism [J] . Sci Rep, 2014, 4: 5149.

[26] ASTRUP J, SIESJÖB K, SYMON L. Thresholds in cerebral ischemia – the ischemic penumbra [J] .

Stroke, 1981, 12（6）: 723–725.

［27］MEMEZAWA H, SMITH M L, SIESJÖB K. Penumbral tissues salvaged by reperfusion following middle cerebral artery occlusion in rats［J］. Stroke, 1992, 23（4）: 552–559.

［28］PACIARONI M, CASO V, AGNELLI G. The concept of ischemic penumbra in acute stroke and therapeutic opportunities［J］. Eur Neurol, 2009, 61（6）: 321–330.

［29］WINGENDER E, SCHOEPS T, HAUBROCK M, et al. TFClass: a classification of human transcription factors and their rodent orthologs［J］. Nucleic Acids Res, 2015, 43（Database issue）: D97–D102.

［30］SCHWANHÄUSSER B, BUSSE D, LI N, et al. Global quantification of mammalian gene expression control［J］. Nature, 2011, 473（7347）: 337–342.

［31］CHEN C Y. TCM Database@Taiwan: the world's largest traditional Chinese medicine database for drug screening in silico［J］. PLoS One, 2011, 6（1）: e15939.

［32］WISHART D S, KNOX C, GUO A C, et al. DrugBank: a knowledgebase for drugs, drug actions and drug targets［J］. Nucleic Acids Res, 2008, 36（Database issue）: D901–D906.

［33］HAMOSH A, SCOTT A F, AMBERGER J S, et al. Online mendelian inheritance in Man (OMIM), a knowledgebase of human genes and genetic disorders［J］. Nucleic Acids Res, 2005, 33（Database issue）: D514–D517.

［34］MATTHEWS L, GOPINATH G, GILLESPIE M, et al. Reactome knowledgebase of human biological pathways and processes［J］. Nucleic Acids Res, 2009, 37（Database issue）: D619–D622.

［35］SZKLARCZYK D, FRANCESCHINI A, WYDER S, et al. STRING v10: protein–protein interaction networks, integrated over the tree of life［J］. Nucleic Acids Res, 2015, 43（Database issue）: D447–D452.

［36］WANG Y, LIU Z, LI C, et al. Drug target prediction based on the herbs components: the study on the multitargets pharmacological mechanism of qishenkeli acting on the coronary heart disease［J］. Evid Based Complement Alternat Med, 2012, 2012: 698531.

［37］WUCHTY S, ALMAAS E. Evolutionary cores of domain co–occurrence networks［J］. BMC Evol Biol, 2005, 5: 24.

［38］DING C, JIANG J, WEI J, et al. A fast workflow for identification and quantification of proteomes［J］.

Mol Cell Proteomics, 2013, 12（8）：2370–2380.

［39］WEI J, ZHANG F, ZHANG Y, et al. Proteomic investigation of signatures for geniposide–induced hepatotoxicity［J］. J Proteome Res, 2014, 13（12）：5724–5733.

［40］ZHU W, SMITH J W, HUANG C M. Mass spectrometry–based label–free quantitative proteomics［J］. J Biomed Biotechnol, 2010, 2010：840518.

［41］VAQUERIZAS J M, KUMMERFELD S K, TEICHMANN S A, et al. A census of human transcription factors: function, expression and evolution［J］. Nat Rev Genet, 2009, 10（4）：252–263.

［42］ASHBURNER M, BALL C A, BLAKE J A, et al. Gene ontology: tool for the unification of biology. The Gene Ontology Consortium［J］. Nat Genet, 2000, 25（1）：25–29.

［43］KANG X, ZHONG W, LIU J, et al. Zinc supplementation reverses alcohol–induced steatosis in mice through reactivating hepatocyte nuclear factor–4alpha and peroxisome proliferator–activated receptor–alpha［J］. Hepatology, 2009, 50（4）：1241–1250.

［44］CASTELLANA N E, SHEN Z, HE Y, et al. An automated proteogenomic method uses mass spectrometry to reveal novel genes in Zea mays［J］. Mol Cell Proteomics, 2014, 13（1）：157–167.

［45］LI X, JIANG J, ZHAO X, et al. N–glycoproteome analysis of the secretome of human metastatic hepatocellular carcinoma cell lines combining hydrazide chemistry, HILIC enrichment and mass spectrometry［J］. PLoS One, 2013, 8（12）：e81921.

［46］OKADA Y, NAGAI R, SATO T, et al. Homeodomain proteins MEIS1 and PBXs regulate the lineage–specific transcription of the platelet factor 4 gene［J］. Blood, 2003, 101（12）：4748–4756.

［47］ARVIDSSON A, COLLIN T, KIRIK D, et al. Neuronal replacement from endogenous precursors in the adult brain after stroke［J］. Nat Med, 2002, 8（9）：963–970.

［48］HAILEMARIAM K, IWASAKI K, HUANG B W, et al. Transcriptional regulation of ferritin and antioxidant genes by HIPK2 under genotoxic stress［J］. J Cell Sci, 2010, 123（Pt 22）：3863–3871.

［49］KIM D K, HAN S B, HONG S T, et al. Expression of Sox11 and Brn transcription factors during development and following transient forebrain ischemia in the rat［J］. Neurosci Lett, 2008, 433（3）：259–264.

［50］WANG Y, WAN C, YU S, et al. Upregulated expression of NF–YC contributes to neuronal apoptosis via proapoptotic protein bim in rats' brain hippocampus following middle cerebral artery occlusion (MCAO) [J]. J Mol Neurosci, 2014, 52（4）: 552–565.

[51] DOMINGUEZ M H, AYOUB A E, RAKIC P. POU-Ⅲ transcription factors (Brn1, Brn2, and Oct6) influence neurogenesis, molecular identity, and migratorydestination of upper-layer cells of the cerebral cortex [J]. Cereb Cortex, 2013, 23（11）: 2632–2643.

[52] CHEN Z B, HUANG D Q, NIU F N, et al. Human urinary kallidinogenase suppresses cerebral inflammation in experimental stroke and downregulates nuclear factor-kappaB [J]. J Cereb Blood Flow Metab, 2010, 30（7）: 1356–1365.

[53] DONG H J, SHANG C Z, PENG D W, et al. Curcumin attenuates ischemia-like injury induced IL-1β elevation in brain microvascular endothelial cells via inhibiting MAPK pathways and nuclear factor-κB activation [J]. Neurol Sci, 2014, 35（9）: 1387–1392.

[54] NITO C, KAMADA H, ENDO H, et al. Role of the p38 mitogen-activated protein kinase/cytosolic phospholipase A2 signaling pathway in blood-brain barrier disruption after focal cerebral ischemia and reperfusion [J]. J Cereb Blood Flow Metab, 2008, 28（10）: 1686–1696.

[55] SAWE N, STEINBERG G, ZHAO H. Dual roles of the MAPK/ERK1/2 cell signaling pathway after stroke [J]. J Neurosci Res, 2008, 86（8）: 1659–1669.

[56] LONGA E Z, WEINSTEIN P R, CARLSON S, et al. Reversible middle cerebral artery occlusion without craniectomy in rats [J]. Stroke, 1989, 20（1）: 84.

[57] NIE H, MAIKA S D, TUCKER P W, et al. A role for SATB1, a nuclear matrix association region-binding protein, in the development of CD8SP thymocytes and peripheral T lymphocytes [J]. J Immunol, 2005, 174（8）: 4745–4752.

[58] GALANDE S, DICKINSON L A, MIAN I S, et al. SATB1 cleavage by caspase 6 disrupts PDZ domain-mediated dimerization, causing detachment from chromatin early in T-cell apoptosis [J]. Mol Cell Biol, 2001, 21（16）: 5591–5604.

[59] WOLF M, LOMMES P, SOCK E, et al. Replacement of related POU transcription factors leads to severe defects in mouse forebrain development [J]. Dev Biol, 2009, 332（2）: 418–428.

[60] DARBAS A, JAEGLE M, WALBEEHM E, et al. Cell autonomy of the mouse claw paw mutation [J]. Dev Biol, 2004, 272（2）: 470–482.

［61］JAEGLE M, GHAZVINI M, MANDEMAKERS W, et al. The POU proteins Brn-2 and Oct-6 share important functions in Schwann cell development ［J］. Gene Dev, 2003, 17（11）: 1380-1391.

［62］HARA Y, ROVESCALLI A C, KIM Y, et al. Structure and evolution of four POU domain genes expressed in mouse brain ［J］. Proc Natl Acad Sci USA, 1992, 89（8）: 3280-3284.

［63］SUZUKI N, ROHDEWOHLD H, NEUMAN T, et al. Oct-6: a POU transcription factor expressed in embryonal stem cells and in the developing brain ［J］. EMBO J, 1990, 9（11）: 3723-3732.

［64］AGRELO R, SOUABNI A, NOVATCHKOVA M, et al. SATB1 defines the developmental context for gene silencing by Xist in lymphoma and embryonic cells ［J］. Dev Cell, 2009, 16（4）: 507-516.

［65］SEO J, LOZANO M M, DUDLEY J P. Nuclear matrix binding regulates SATB1-mediated transcriptional repression ［J］. J Biol Chem, 2005, 280（26）: 24600-24609.

［66］PURBEY P K, SINGH S, NOTANI D, et al. Acetylation-dependent interaction of SATB1 and CtBP1 mediates transcriptional repression by SATB1 ［J］. Mol Cell Biol, 2009, 29（5）: 1321-1337.

［67］FESSING M Y, MARDARYEV A N, GDULA M R, et al. p63 regulates Satb1 to control tissue-specific chromatin remodeling during development of the epidermis ［J］. J Cell Biol, 2011, 194（6）: 825-839.

［68］NIE H, YAO X, MAIKA S D, et al. SATB1 is required for CD8 coreceptor reversal ［J］. Mol Immunol, 2008, 46（1）: 207-211.

［69］NIE H, MAIKA S D, TUCKER P W, et al. A role for SATB1, a nuclear matrix association region-binding protein, in the development of CD8SP thymocytes and peripheral T lymphocytes ［J］. J Immunol, 2005, 174（8）: 4745-4752.

［70］CAI S, HAN H J, KOHWI-SHIGEMATSU T. Tissue-specific nuclear architecture and gene expression regulated by SATB1 ［J］. Nat Genet, 2003, 34（1）: 42-51.

第三节　蛋白质组与转录组整合的丹红注射液抗氧化应激损伤关键转录因子研究

正常情况下，体内ROS的产生和清除处于动态平衡状态，于人体无害。然而，体内氧化系统与抗氧化系统的平衡可能被各种内源性或外源性有害刺激打破，这些刺激会产生大量超过抗氧化清除能力的ROS，氧化产生DNA损伤、蛋白质异常、脂质过氧化，最终导致不可逆转的氧化损伤。氧化应激诱导的损伤可存在于许多疾病中，如心力衰竭、动脉粥样硬化、AD、糖尿病、高血压、帕金森病和肿瘤。值得注意的是，在药物性心肌损伤、心肌缺血/再灌注损伤和心脏移植心肌组织中，氧化应激是心肌细胞凋亡的主要诱因。尽管心肌细胞已经进化出抗氧化酶催化、DNA修复自噬等氧化还原敏感机制，但积累的ROS仍会损伤细胞结构和功能，阻碍心肌细胞的收缩功能和能量供应，导致心肌重塑和心力衰竭。研究表明转录因子在氧化应激的发病过程中起着至关重要的调节作用。例如，AHR是一种用于各种化学物质的胞质传感器，能够通过调节细胞色素P450家族的酶（如CYP1A1），介导大量外源物质的氧化应激损伤。Nrf2可识别基因中的抗氧化反应元件，上调抗氧化基因、细胞存活基因和DNA修复相关基因，促进细胞在氧化应激中存活。此外，特异性地阻断线粒体中的肌细胞增强因子2D（myocyte enhancer factor 2D，MEF2D）可提高细胞中的过氧化氢水平，减少ATP的产生，降低细胞对应激诱导死亡的抵抗力。此外，FOXO1和FOXO3属于叉头转录调节家族，通过调节抗氧化剂和细胞存活途径来促进心肌细胞在氧化应激中的存活。肌球蛋白轻链2（myosin light chain 2，MYL2）是维持心脏发育和功能的收缩蛋白，在缺血再灌注损伤后可激活心肌细胞NADPH氧化酶2（NADPH oxidase 2，NOX2）基因转录，增强氧化应激。虽然研究者已经对转录因子在氧化应激中的作用进行了一些研究，但有必要对其进行更加全面的研究，以了解氧化应激中多个转录因子的作用。系统研究转录因子在氧化应激损伤中的作用，可以揭示氧化应激损伤的机制，并有助于寻找治疗相关心血管疾病的关键靶标。

大规模系统定量分析氧化应激中的转录因子有利于全面研究转录因子在氧化应激中的作用。然而，转录因子的低丰度使转录因子定量分析变得困难，限制了对其功能的大规模解析研究。为此，研究者合成了catTFRE，用于规模化定量分析转录因子的转录活性，这使系统阐明转录因子在氧化应激中的机制成为可能。此外，高通量RNA-seq技术也是分析整个转录组图谱的有利工具，并已被广泛应用于各种病理过程的研究。应用catTFRE和RNA-seq方法，基于其高通量、深度覆盖和高准确度的特点，有助于我们更精确、可靠地分析生物过程，从而整合分析转录因子的基因表达水平和活性，分析转录因子在氧化应激中的作用，并进一步揭示相应的潜在治疗靶点。

在本研究中，我们结合catTFRE和高通量Illumina RNA-seq技术，综合分析了DHI保护心肌细胞免受过氧化氢损伤的关键转录因子。利用高通量的全转录组分析和大规模的转录因子定量分析，本研究初步筛选出关键转录因子，然后利用网络药理学策略进一步筛选出关键转录因子，并在hiPS-CMs中进行验证。同时，采用该策略对比研究DHI与褪黑素抗氧化损伤的关键转录因子，从而为心血管疾病提供潜在的治疗靶标。

1. 实验方法

（1）H9c2和hiPS-CMs细胞培养。H9c2细胞购自中国协和医科大学（现北京协和医学院），用含胎牛血清［10%（v/v）］、青霉素（100 μg/ml）和链霉素（100 μg/ml）的高葡萄糖DMEM组织培养液，在5% CO_2、37℃条件下培养，每隔3天更换一次培养基，直至细胞达到80%的成活率。hiPS-CMs细胞购自北京赛贝生物技术有限公司（货号：CA2001106），并按照推荐的程序用37℃的水浴从冷冻保存的小瓶中快速解冻。将培养板用50 μl人工基膜溶液以1∶100的稀释度在37℃下预处理4 h，然后将hiPS-CMs在37℃、5% CO_2培养箱中孵育。每隔2天更换一次新鲜培养基，持续5～7天，直至达到稳定的细胞状态。

（2）细胞活力、生化分析和F-肌动蛋白、细胞凋亡检测［膜联蛋白V（Annexin V）-碘化丙啶（PI）染色］。用3-（4,5-二甲基-2-噻唑）-2,5-二苯基-2H-四唑盐（MTT，M2128；美国西格玛公司）法检测细胞活力。在96孔培养板中培养5 000个H9c2细胞，加入不同剂量的DHI（0.625、1.25、2.5、5、10、20、40、80 μl/ml）24 h，以寻找DHI的合适剂量。为探讨DHI对H9c2细胞的干预作用，先用DHI预处理H9c2细胞24 h，然后用过氧化氢处理H9c2细胞1 h。处理后，加入二甲基亚砜（DMSO），与MTT溶液（200 μl/ml）孵育3 h后，在570 nm处进行检测。至于F-肌动蛋白染色，加入多聚甲醛［4%（v/v）］固定细胞样品30 min，然后用0.1%聚乙二醇辛基苯基醚（Triton X-100）孵育15 min，罗丹明磷脂素（PHDR1，细胞骨架）负载30 min，然后用4,6-二脒基-2-苯基吲哚（DAPI，美国西格玛公司）对细胞核进行染色，最后在共聚焦显微镜（LSM510，德国卡尔蔡司公司）下观察。为了进行生化分析，通过胰蛋白酶消化收集细胞样品，利用离心和超声波破碎细胞沉淀物得到细胞裂解物，分析总超氧化物歧化酶（T-SOD）和丙二醛（MDA）的含量。应用膜联蛋白V-异硫氰酸荧光素（Annexin

V-FITC）和碘化丙啶（PI）染色观察细胞凋亡。在胰蛋白酶处理后加入500 μl结合缓冲液收集细胞，然后加入5 μl Annexin V和5 μl PI在室温下避光孵育10 min，使用BD Accuri C6流式细胞仪（美国贝顿·迪金森公司）进行分析。对于hiPS-CMs的Annexin V-FITC和PI染色，也采用同样办法进行观察。

（3）免疫印迹试验、免疫荧光染色和EMSA试验。使用RIPA裂解缓冲液（R0020，北京索莱宝科技有限公司）和0.1%PMSF（北京索莱宝科技有限公司）裂解细胞。将细胞裂解液与SDS缓冲液混合煮沸，进行免疫印迹分析。本实验使用的抗体为BAX和BCL-2。与一抗孵育24 h后，加入辣根过氧化物酶标记的抗兔或鼠二次抗体孵育1 h，然后用ChemiDoc XRS+分子成像仪（XRS，X射线光谱仪，美国伯乐公司）进行检测。

对MEF2D和cAMP依赖的ATF2进行免疫荧光染色，用多聚甲醛［10%（v/v）］固定，用Triton X-100［0.5%（v/v）］渗透30 min，然后用驴血清［10%（v/v）］封闭1 h。分别加入一抗，即切割的脱天蛋白酶-3（美国蛋白技术公司 25546-1-AP，1∶500）、MEF2D（sc-136196，1∶100）、ATF2（ab47476，1∶500）、APEX1（美国蛋白技术公司 10203-1，1∶100）、PBX3（美国蛋白技术公司 12571-1-AP，1∶100），4℃下孵育24 h，取二抗（1∶200）和PHDR1，在37℃避光负载1 h，最后用DAPI染色细胞核，在共聚焦显微镜（LSM510，德国卡尔蔡司公司）下进行观察。

在进行EMSA实验时，应用核蛋白提取试剂盒（美国赛默飞公司）按照操作手册进行提取。然后使用LightShift化学发光EMSA试剂盒（皮尔斯技术公司）进行EMSA实验。用于EMSA的寡核苷酸的正义链序列如下：MEF2D，5'-AGCTTCGCTCTAAAAATAACCCTGATC-3'，Mut-DNA of MEF2D，5'-AGCTTCGCTCTGAGGCTCACACTGATC-3'；ATF2，5'-AGAGATTGCCTGACGTCAGAGAGCTAG-3'，Mut-DNA of ATF2，5'-AGAGATTGCCCTAGCTCTACGAGCTAG-3'。其中6 μg的核蛋白与5 mmol/L氯化镁、0.05% NP-40、2.5%甘油、50 ng聚（脱氧肌苷-脱氧胞苷）酸钠盐和10×结合缓冲液（美国赛默飞公司）孵育，然后与生物素标记的DNA探针（10 fmol）在室温下反应15 min，完成结合过程。DNA探针/蛋白质复合物用5%SDS在100 V下分离60 min，然后转移到尼龙膜上。最后用化学发光法对尼龙膜进行可视化分析。

（4）RNA提取、文库构建和测序。RNA-seq测序由北京诺禾致源生物信息科技有限公司完成，在Illumina HiSeq 4000平台上进行测序，并产生150 bp的配对末端读数。为了进行转录本组装和定量，将对齐的读数映射到大鼠参考基因组。通过HTseq V0.6.1对映射到每个基因的读数进行计数。计算FPKM以估计基因表达水平，表示为每百万碱基对测序的转录本序列的每千碱基片段数。使用Edger软件分析差异表达。使用ClueGO对RNA-seq数据进行功能注释，并使用Cytoscape V3.4.0进行可视化展示。

（5）catTFRE及LC-ESI-MS/MS分析。应用核蛋白提取试剂盒按照操作说明提取细胞样品的核蛋白。将生物素化的DNA预固定在免疫磁珠上，然后与核蛋白提取物混合。混合物用EDTA/EGTA调节至终浓度1 mmol/L，用NaCl调节盐浓度至200~250 mmol/L。混合溶液在4℃下孵育2 h。去除上清液，免疫磁珠用NETN［100 mmol/L NaCl，20 mmol/L Tris-HCl，0.5 mmol/L EDTA和0.5%（v/v）P-40］清洗2次，用PBS清洗2次。磁珠用胰蛋白酶浸泡过夜。

采用配备Easy-nLC 1000 HPLC系统的Orbitrap Fusion质谱仪（美国赛默飞公司）进行LC-MS/MS分析。质谱条件：AGC设为5e^3，最大填充时间为35 ms，动态排除时间为18 s。使用Proteome Discoverer 1.4.1.14软件，利用NCBI RefSeq蛋白质数据库（下载于2017-4-7），对轨道阱获得的MS/MS图谱进行搜索。参数设置如下：母离子的质量误差设置为10 ppm，子离子的质量误差设置为0.5 Da；允许2个漏切位点；可变修饰为乙酰化（蛋白质N端）和氧化（M）；肽段和蛋白质水平上的FDR为1%。转录因子根据TFClass进行分析。

iBAQ采用自编软件运行。简单来说，首先汇总蛋白质鉴定总强度，然后除以肽段数。蛋白质理论酶切时，氨基酸长度选择6~30个，无漏切位点。

（6）转录因子网络构建。根据从CellNet获得的转录因子调控关系和方向，将关键转录因子分为两类：激活子和抑制子，前者的转录活性与下游靶基因的表达呈正相关，后者的转录活性与下游靶基因的表达呈负相关。对于一个转录因子，找到该转录因子的所有目标基因，用T表示这些目标基因在2种情况下的表达变化（如模型组与对照组或DHI组与模型组），设G表示所有表达基因在2种情况下的表达倍数变化。测试T和G的均值之间是否存在显著性差异。如果T的均值大于G的均值且有显著性差异（排列检验的$P<0.05$），则T的基因显著上调，反之则下调。激活转录因子下游基因的表达变化与转录因子转录活性的变化相一致，而抑制转录因子下游基因的表达变化与转录因子转录活性的变化相反。CellNet提出相关评分来评估转录因子和目标基因之间的调控方向。对于激活转录因子，只考虑具有正相关得分的目标，而对于抑制转录因子，则考虑负相关的目标。基因调控网络是通过人与小鼠的同源映射，从CellNet的小鼠基因调控网络得到的。该网络包含20 722个靶基因和1 268个转录因子之间的717 140个推测的定向调控关系。

（7）数据分析。采用SPSS 17.0软件（单因素方差分析，LSD多重比较，$P<0.05$）对数据进行分析，用均值±标准差表示。

2. 结果

（1）DHI抗氧化应激损伤及其转录组分析。研究发现，DHI具有明显的保护心肌细胞免受氧化应激损伤的作用，主要体现在增加细胞存活率、提高抗氧化酶活力、维持细胞骨架和降低细胞凋亡等。在此基础上，采用Illumina RNA-seq二代测序技术，对其中重要的生物学过程进行分析后，我们发现，DHI能够下调细胞凋亡、MAPK级联反应、ERK1级联反应和ERK2级联反应，上调DNA修复、DNA损伤检查点和细胞周期等生物学过程（图7-26）。

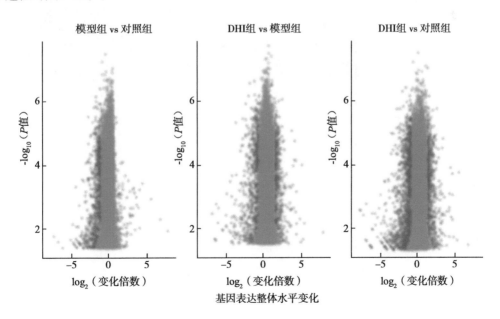

红色，差异表达的基因；绿色，差异不显著的基因。

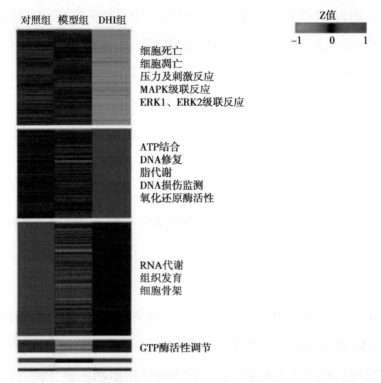

聚类分析

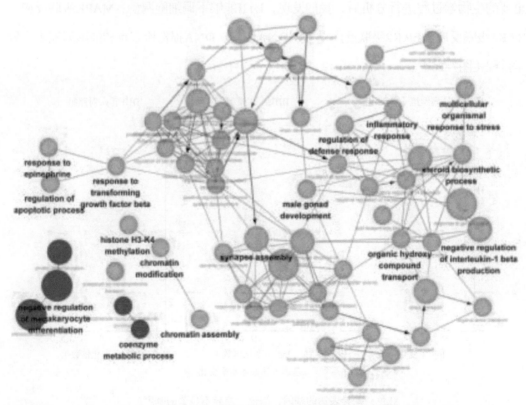

模型组与对照组差异表达基因的富集分析

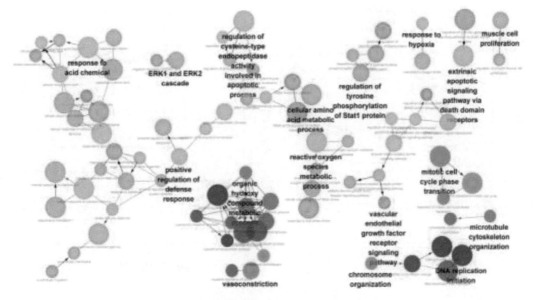

DHI组与模型组差异表达基因的富集分析

红色，上调；绿色，下调。

图7-26　RNA-seq定量分析结果

（2）转录因子参与DHI抗氧化应激损伤的过程。通过对DHI成分的作用靶标进行分析，我们发现，DHI成分的靶标在"transcription factor activity"（GO：0001071）上有富集，这说明DHI能够显著干预转录因子的活性，可能与其抗氧化应激损伤的作用有关。为了进一步探究DHI抗氧化应激的分子机制，我们采用catTFRE法对转录因子的活性情况进行大规模的定量分析，发现通过过氧化氢诱导后共鉴定出205个转录因子。与对照组相比，在过氧化氢处理组中鉴定出57个被激活的转录因子（倍数变化＞2）和51个被抑制的转录因子（倍数变化＜0.5）。DHI能够上调34个转录因子（倍数变化＞2），下调38个转录因子（倍数变化＜0.5）。值得注意的是，在205个检测到的转录因子中，相比模型组，DHI能够回调33个与凋亡相关的转录因子（图7-27）。

（3）基于转录因子活性和其下游靶基因构建多组学整合策略。为了发现过氧化氢诱导氧化应激模型中的关键转录因子，我们分析了转录因子活性和其下游靶基因，并绘制转录因子与其下游基因的关系图（图7-28）。

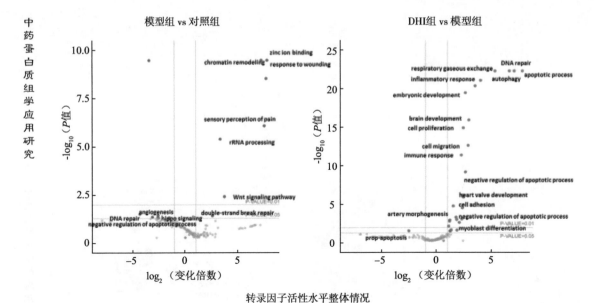

转录因子活性水平整体情况

聚类分析

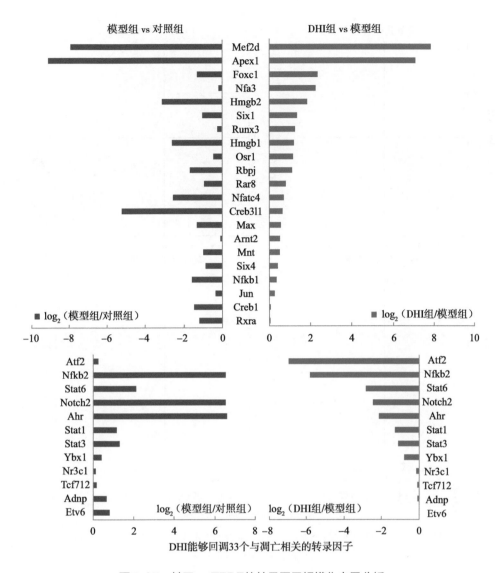

图7-27 基于catTFRE的转录因子规模化定量分析

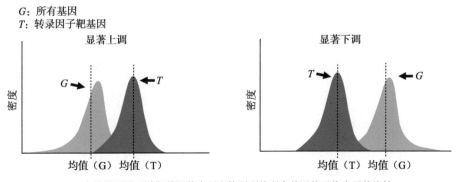

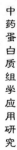

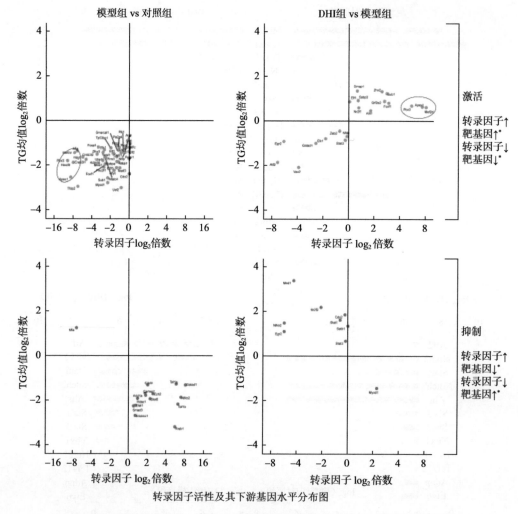

转录因子活性及其下游基因水平分布图

X轴，转录因子活性水平；Y轴，下游基因的平均水平；绿色，激活转录因子；
红色，抑制转录因子。

图7-28 转录因子活性与其下游基因表达水平的关系

基于转录因子调控的方向和其下游靶基因的表达水平，将转录因子分为两类，即激活的转录因子和抑制的转录因子。值得注意的是，大多数激活的转录因子在过氧化氢处理后被抑制，大多数抑制的转录因子在过氧化氢处理后被激活。而DHI处理后，上调了12个激活转录因子，下调了8个抑制转录因子，这表明DHI在转录因子水平上对过氧化氢诱导的损伤有一定的回调作用。在转录因子-靶基因调控网络中，与对照组相比，模型组中58个转录因子（绿色和黄色节点）有显著改变。与模型组相比，DHI能显著改变27个转录因子（红色和黄色节点），其中13个转录因子（黄色节点）为共同调节的转录因子（图7-29）。因此，通过整合转录因子活性及其下游基因表达，这13个共同调控的转录因子为过氧化氢诱导氧化应激损伤中的关键转录因子。

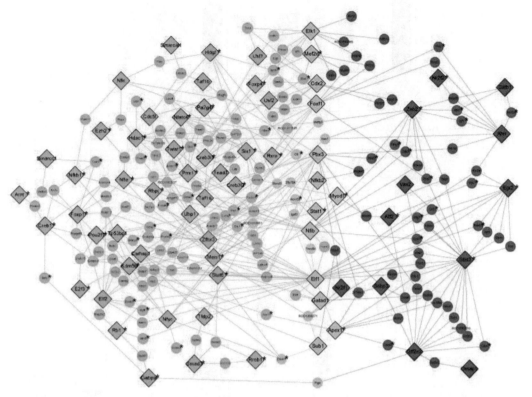

绿色，转录因子仅在模型组与对照组相比时显著改变；红色，转录因子仅在DHI组与模型组相比时显著改变；黄色，转录因子既在DHI组与模型组相比时显著改变，又在模型组与对照组相比时显著改变；星形，与凋亡过程有关。

图7-29　转录因子与差异表达基因的调控关系网络

（4）基于整合研究策略探究褪黑素抗氧化应激损伤的关键转录因子。我们采用一个典型的抗氧化剂褪黑素来分析过氧化氢损伤过程中的关键转录因子。研究表明，褪黑素能够促进细胞存活，减少细胞凋亡。与DHI相同的是，褪黑素也可下调细胞凋亡、上调细胞周期和细胞骨架等生物学过程。进一步分析发现，16个转录因子既在模型组与对照组，也在给药组与模型组中显著改变，即为关键的转录因子。值得注意的是，其中7个转录因子也是DHI中关键的转录因子，并且褪黑素与DHI都可激活APEX1、ELF1和FOXF1，抑制STAT1、ELK1和NFID。而鉴定出的STAT1已经被证实与氧化应激相关，且褪黑素能够下调STAT1活性，这些数据表明DHI与褪黑素对某些转录因子具有相同的调控作用，且通过构建的整合方法能够有效地找到关键的转录因子（图7-30）。

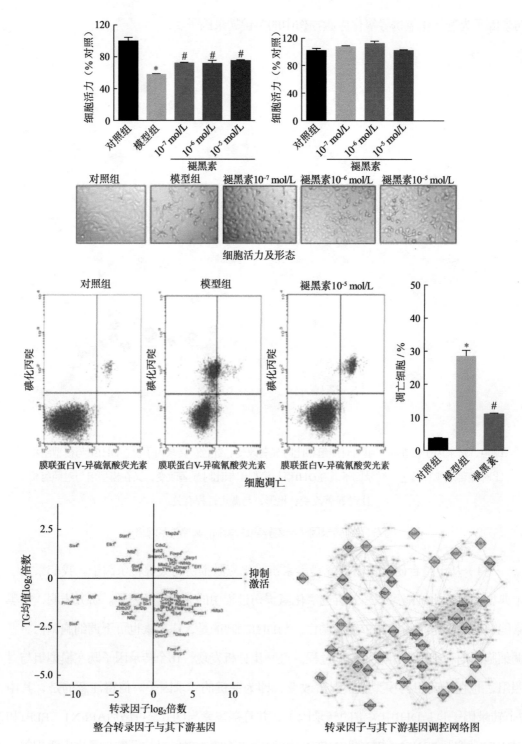

蓝色，仅在褪黑素与模型组相比时显著改变的转录因子；粉色，既在褪黑素与模型组相比时显著改变，也在模型组与对照组相比时显著改变的转录因子。

与对照组比较，*$P<0.05$；与模型组比较，#$P<0.005$。

图7-30　采用褪黑素对整合研究方法的有效性进行验证

（5）潜在关键转录因子活性的验证。最后，我们在hiPS-CMs模型中验证了DHI抗氧化应激损伤的作用，并对关键转录因子如APEX1、MEF2D和PBX3的活性进行验证，其活性变化趋势与catTFRE的结果一致（图7-31）。通过进一步分析APEX1、MEF2D和PBX3的下游基因，我们发现下游基因的功能主要集中于DNA修复和抗凋亡。

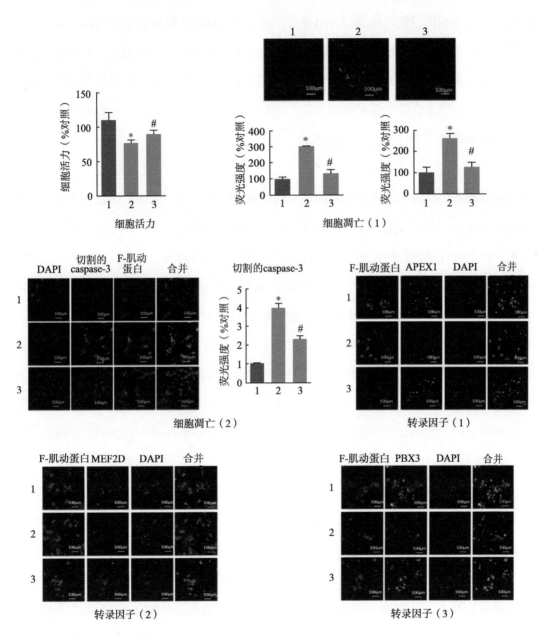

1. 对照组；2. 模型组；3. DHI组。绿色，APEX1、PBX3和MEF2D；红色，F-肌动蛋白；蓝色，细胞核。与对照组比较，*P<0.05；与模型组比较，#P<0.05。

图7-31 在hiPS-CMs模型中验证的DHI抗氧化应激损伤及其关键转录因子的活性变化结果

3. 讨论

氧化应激在心血管疾病的许多病理过程中起着至关重要的作用。本研究对氧化应激过程中的基因表达和转录因子进行大规模的定量分析，以发现过氧化氢诱导的心肌细胞氧化应激相关的关键转录因子。研究发现过氧化氢导致了细胞活力降低和细胞凋亡增加，但这种损伤过程可以通过DHI进行干预。并且DHI可以逆转33个与凋亡相关的转录因子，占凋亡相关转录因子中的大多数。通过蛋白质组与转录组整合分析转录因子活性及其靶基因，筛选出13个关键转录因子，其中7个转录因子也被发现与在过氧化氢诱导的损伤中褪黑素介导的保护作用有关。最后，APEX1、MEF2D和PBX3的转录活性在hiPS-CMs模型中得到了进一步的验证。

为了验证整合研究方法的有效性，本研究采用典型的抗氧化剂褪黑素来揭示过氧化氢诱导的损伤反应中的关键转录因子。与DHI的结果一致，褪黑素预处理下调了与细胞凋亡、细胞对刺激的反应和活性氧代谢过程相关的基因，上调了与细胞周期、染色体组织和脂质代谢过程相关的基因，这表明DHI和褪黑素调节了一些相似的细胞过程。通过整合分析转录因子活性及其下游基因，本研究在褪黑素介导的保护作用中鉴定出16个关键转录因子，其中7个转录因子也被鉴定为DHI介导的保护中的关键转录因子，包括APEX1、NFIB、ELF1、FOXF1、STAT1、CDX2和ELK1，这表明褪黑素可能通过与DHI相似的机制来对抗过氧化氢诱导的氧化应激。需要注意的是，DHI和褪黑素均可激活APEX1、ELF1、FOXF1，而抑制STAT1、ELK1和NFIB，这表明DHI和褪黑素对这些关键转录因子的调节作用相似。作为DHI和褪黑素介导的保护中被识别的关键转录因子，STAT1可通过ROS依赖的方式被激活，并且STAT1激活致敏细胞凋亡。褪黑素可以在肝脏缺血/再灌注损伤中减弱STAT1激活水平，保护神经元免受氧化应激，这与本研究的结果一致，即褪黑素可使STAT1失活。此外，DNA-裂解酶（APEX1）是一种多功能蛋白质，通过DNA修复和细胞氧化还原稳态调节在细胞对氧化应激的反应中发挥核心作用。ETS相关转录因子ELF-1（ELF1）是ETS家族蛋白质，是造血干细胞发育过程中的重要调节因子，可与BRCA2启动子（-61～-53）结合，激活BRCA2转录，促进DNA修复和维持染色体稳定性。ETS结构域蛋白ELK1是一种对氧化应激敏感并受ERK 1/2途径调控的转录因子，ELK1的下调减弱了氧化应激，减少了动脉粥样硬化的发生和发展。褪黑素和DHI中氧化应激的降低伴随着对ELK1的抑制。此外，DHI和褪黑素调控相似的生物学过程，如下调细胞凋亡等，并且有7个相同的关键转录因子，使它们在促进DNA修复的同时抑制细胞凋亡。

在本研究中，用过氧化氢处理的细胞表现出典型的凋亡特征，如细胞形态萎缩、裂解的胱天蛋白酶–3水平增加、细胞凋亡率增加，而这些可以被DHI干预。研究发现，DHI干预了48个凋亡相关转录因子中的33个，这表明其在抵抗细胞凋亡方面具有重要的调节作用。例如，DHI可以上调同源盒蛋白SIX1和叉头盒蛋白C1（FOXC1）在过氧化氢处理中被抑制的活性。据报道，SIX1可以通过降低胱天蛋白酶–3的水平来抑制凋亡，并可抵抗肿瘤坏死因子相关的凋亡，而FOXC1属于FOX家族的转录因子，FOXC1的转录调控对细胞生存和抵抗氧化应激诱导的凋亡至关重要。在鉴定的关键转录因子中，过氧化氢处理降低了抗凋亡转录因子（包括APEX1、MEF2D和PBX3）的转录活性，而增加了促进凋亡的转录因子（如ATF2、STAT1和STAT3）的转录活性。除了减少细胞凋亡，DHI还可以激活DNA修复过程，如RNA-seq结果所示。重要的是，ROS使DNA断裂，而DNA损伤会产生更多的ROS，这导致了损伤过程的恶性循环。本研究中DHI可启动DNA修复，如DNA修复相关基因五环三萜合酶1基因（*Pen1*）、DNA聚合酶 ε 基因（*Pole*）、尿嘧啶DNA糖基化酶基因（*Ung*）、MAGUK p55支架蛋白2基因（*Mpp2*）和脑信号蛋白6C基因（*Sema6c*）在DHI干预后表达升高。因此，综合考虑整体基因表达和转录因子活性的广泛分布，DHI可以通过下调凋亡过程、上调DNA修复等生物学过程来干预过氧化氢诱导的氧化应激损伤。

本研究在DHI介导的保护中共鉴定出13个转录因子，其中APEX1、PBX3、MEF2D的活性及其下游基因表达在过氧化氢处理下持续显著下调，DHI干预后这些转录因子的活性及其下游基因表达显著回调，这表明这3个转录因子可能是氧化应激损伤中最关键的转录因子。APEX1是一种多功能蛋白质，可通过DNA修复和细胞氧化还原稳态调节，在细胞对氧化应激的反应中发挥核心作用。最近的研究表明，APEX1的抗氧化作用依赖于NRF-2水平，过表达APEX1可以逆转体外咪康唑刺激和心肌缺血再灌注对心肌细胞产生O^{2-}及诱导凋亡的作用。这与本研究的结果一致，即APEX1在过氧化氢诱导的氧化应激中对心肌细胞有保护作用。在APEX1的下游基因中，过氧化氢处理组*Asxl1*（一种抗凋亡基因）的基因表达降低，而参与DNA修复过程的*Pen1*、*Pole*和*Ung*的基因表达则通过DHI处理而增加。因此，过氧化氢处理可下调抗凋亡因子，包括下调APEX1的转录活性和ASXL1的表达，而DHI可激活APEX1，上调DNA修复相关基因，如*Pen1*、*Pole*和*Ung*，以抵抗氧化应激损伤。MEF2D与5′–YTA［AT］4TAR–3′序列特异性结合，该序列在许多肌肉特异型的、生长因子诱导型的和应激诱导型的蛋白质中广泛存在，与细胞生长、存活和凋亡等功能相关。在脑中，MEF2D在帕金森病中显示了重要的神经保护作用。在心脏中，没有压力的情况下，整体MEF2D缺失不会影响心脏的生存能力，并且敲除小鼠中的MEF2D导致心脏纤维化的情况较为少见。然而，新生儿心肌细胞中长时间的MEF2D缺乏触发了明显的程序性细胞凋亡，这表明MEF2D潜在重要的抗凋亡功能，这与本研究的结果是一致的。PBX3可通过与序列5′–ATCAATCAA–3′直接结合来增加HOX蛋白的DNA结合或转录活性，其也是HOXA9在白血病发生中的关键辅助因子，可抑制白血病细胞凋亡。最近的研究表明，PBX3是4个微小核糖核酸（miRNAs）协同作用的靶标，并可驱动类似干细胞的转录程序，在生物学过程中显示出重要的作用。值得注意的是，PBX3的下游基因，如促进生存的基因B细胞淋巴瘤9基因（*Bcl9*）、脂肪酸转运基因（*Fat1*）和Rho鸟嘌呤核苷酸交换因子12基因（*Arhgef12*），在过氧化氢处理中都显著减少，而抗凋亡基因如*Arhgef12*、MAGE家族蛋白D2基因（*Maged2*）和着丝粒蛋白F基因（*Cenpf*）在DHI中显著增加。这表明PBX3在氧化应激中具有潜在的保护作用。这是第一次研究发现PBX3可能在氧化应激中发挥重要作用，并且是抑制相关损伤的潜在靶点。

4. 小结

本研究整合高通量Illumina RNA–seq转录组技术和catTFRE转录因子蛋白质组学技术方法，系统研究了过氧化氢诱导的心肌细胞氧化应激中的关键转录因子。通过对转录因子及其靶基因转录活性的综合研究，建立了心肌细胞对过氧化氢诱导的氧化应激反应的重要转录因子靶标网络，筛选出了13个关键转录因子，其中7个转录因子是褪黑素介导的保护过氧化氢诱导损伤的关键转录因子。这些发现在转录因子水平上系统解析了DHI与褪黑素抗心肌细胞氧化应激损伤的关键靶标，为心血管疾病提供了新的潜在治疗靶点。

参考文献

［1］LI L, XU J, HE L, et al. The role of autophagy in cardiac hypertrophy［J］. Acta Biochim Biophys Sin（Shanghai），2016，48（6）：491–500.

［2］RIAZ S, ZEIDAN A, MRAICHE F. Myocardial proteases and cardiac remodeling［J］. J Cell

Physiol, 2017, 232（12）: 3244–3250.

［3］WILLENBROCK R, PHILIPP S, MITROVIC V, et al. Neurohumoral blockade in CHF management ［J］. J Renin Angiotensin Aldosterone Syst, 2000, 1（S1）: 24–30.

［4］LI M, WANG F, HUANG Y, et al. Systemic exposure to and disposition of catechols derived from Salvia miltiorrhiza roots (Danshen) after intravenous dosing DanHong injection in human subjects, rats, and dogs ［J］. Drug Metab Dispos, 2015, 43（5）: 679–690.

［5］LI X, DU F, JIA W, et al. Simultaneous determination of eight Danshen polyphenols in rat plasma and its application to a comparative pharmacokinetic study of DanHong injection and Danshen injection ［J］. J Sep Sci, 2017, 40（7）: 1470–1481.

［6］ZHU J, YI X, HUANG P, et al. Drug–protein binding of Danhong injection and the potential influence of drug combination with aspirin: insight by ultrafiltration LC–MS and molecular modeling ［J］. J Pharm Biomed Anal, 2017, 134: 100–107.

［7］DUAN Z Z, LI Y H, LI Y Y, et al. Danhong injection protects cardiomyocytes against hypoxia/ reoxygenation– and H_2O_2–induced injury by inhibiting mitochondrial permeability transition pore opening ［J］. J Ethnopharmacol, 2015, 175: 617–625.

［8］XI B, WANG T, LI N, et al. Functional cardiotoxicity profiling and screening using the xCELLigence RTCA Cardio System ［J］. J Lab Autom, 2011, 16（6）: 415–421.

［9］RIBEIRO EDE A JR, PINOTSIS N, GHISLENI A, et al. The structure and regulation of human muscle alpha–actinin ［J］. Cell, 2014, 159（6）: 1447–1460.

［10］FREY N, LUEDDE M, KATUS H A. Mechanisms of disease: hypertrophic cardiomyopathy ［J］. Nat Rev Cardiol, 2011, 9（2）: 91–100.

［11］KOSTIN S, HEIN S, ARNON E, et al. The cytoskeleton and related proteins in the human failing heart ［J］. Heart Fail Rev, 2000, 5（3）: 271–280.

［12］LIPPI G, SANCHIS–GOMAR F. Monitoring B–type natriuretic peptide in patients undergoing therapy with neprilysin inhibitors. An emerging challenge? ［J］. Int J Cardiol, 2016, 219: 111–114.

［13］TANAKA A, YUASA S, MEARINI G, et al. Endothelin–1 induces myofibrillar disarray and contractile vector variability in hypertrophic cardiomyopathy–induced pluripotent stem cell–derived cardiomyocytes ［J］. J Am Heart Assoc, 2014, 3（6）: e001263.

［14］REHSIA N S, DHALLA N S. Potential of endothelin-1 and vasopressin antagonists for the treatment of congestive heart failure［J］. Heart Fail Rev, 2010, 15（1）: 85-101.

［15］CHANG Y K, CHOI H, JEONG J Y, et al. Co-inhibition of angiotensin II receptor and endothelin-1 attenuates renal injury in unilateral ureteral obstructed mice［J］. Kidney Blood Press Res, 2016, 41（4）: 450-459.

［16］SALAZAR N C, CHEN J, ROCKMAN H A. Cardiac GPCRs: GPCR signaling in healthy and failing hearts［J］. Biochim Biophys Acta, 2007, 1768（4）: 1006-1018.

［17］LEHMANN L H, STANMORE D A, BACKS J. The role of endothelin-1 in the sympathetic nervous system in the heart［J］. Life Sci, 2014, 118（2）: 165-172.

［18］MAO H P, WANG X Y, GAO Y H, et al. Danhong injection attenuates isoproterenol-induced cardiac hypertrophy by regulating p38 and NF-kappab pathway［J］. J Ethnopharmacol, 2016, 186: 20-29.

［19］WEI J, ZHANG Y, JIA Q, et al. Systematic investigation of transcription factors critical in the protection against cerebral ischemia by Danhong injection［J］. Sci Rep, 2016, 6: 29823.

［20］CHEN Y, ZHANG H, LIU E, et al. Homocysteine regulates endothelin type B receptors in vascular smooth muscle cells［J］. Vascul Pharmacol, 2016, 87: 100-109.

［21］SCHORLEMMER A, MATTER M L, SHOHET R V. Cardioprotective signaling by endothelin［J］. Trends Cardiovasc Med, 2008, 18（7）: 233-239.

［22］SHIHOYA W, NISHIZAWA T, OKUTA A, et al. Activation mechanism of endothelin ETB receptor by endothelin-1［J］. Nature, 2016, 537（7620）: 363-368.

［23］RODRIGUEZ-PASCUAL F, BUSNADIEGO O, LAGARES D, et al. Role of endothelin in the cardiovascular system［J］. Pharmacol Res, 2011, 63（6）: 463-472.

［24］OIKONOMIDIS D L, BALTOGIANNIS G G, KOLETTIS T M. Do endothelin receptor antagonists have an antiarrhythmic potential during acute myocardial infarction? Evidence from experimental studies［J］. J Interv Card Electrophysiol, 2010, 28（3）: 157-165.

［25］DURIK M, SEVA PESSOA B, ROKS A J. The renin-angiotensin system, bone marrow and progenitor cells［J］. Clin Sci（Lond）, 2012, 123（4）: 205-223.

［26］IBARRA C, VICENCIO J M, VARAS-GODOY M, et al. An integrated mechanism of cardiomyocyte nuclear $Ca^{(2+)}$ signaling［J］. J Mol Cell Cardiol, 2014, 75: 40-48.

[27] ZHANG H, HAN G W, BATYUK A, et al. Structural basis for selectivity and diversity in angiotensin II receptors [J]. Nature, 2017, 544 (7650): 327-332.

[28] KUMAR R, THOMAS C M, YONG Q C, et al. The intracrine renin-angiotensin system [J]. Clin Sci (Lond), 2012, 123 (5): 273-284.

[29] SIRYK-BATHGATE A, DABUL S, LYMPEROPOULOS A. Current and future G protein-coupled receptor signaling targets for heart failure therapy [J]. Drug Des Devel Ther, 2013, 7: 1209-1222.

[30] BKAILY G, NADER M, AVEDANIAN L, et al. G-protein-coupled receptors, channels, and Na$^+$-H$^+$ exchanger in nuclear membranes of heart, hepatic, vascular endothelial, and smooth muscle cells [J]. Can J Physiol Pharmacol, 2006, 84 (3-4): 431-441.

[31] FOGLIA M J, POSS K D. Building and re-building the heart by cardiomyocyte proliferation [J]. Development, 2016, 143 (5): 729-740.

[32] SZIBOR M, POLING J, WARNECKE H, et al. Remodeling and dedifferentiation of adult cardiomyocytes during disease and regeneration [J]. Cell Mol Life Sci, 2014, 71 (10): 1907-1916.

[33] LYON R C, ZANELLA F, OMENS J H, et al. Mechanotransduction in cardiac hypertrophy and failure [J]. Circ Res, 2015, 116 (8): 1462-1476.

[34] TORREALBA N, ARANGUIZ P, ALONSO C, et al. Mitochondria in structural and functional cardiac remodeling [J]. Adv Exp Med Biol, 2017, 982: 277-306.

[35] CARVAJAL K, MORENO-SANCHEZ R. Heart metabolic disturbances in cardiovascular diseases [J]. Arch Med Res, 2003, 34 (2): 89-99.

[36] HE W T, MORI M, YU X F, et al. Higher BNP levels within physiological range correlate with beneficial nonfasting lipid profiles in the elderly: a cross-sectional study [J]. Lipids Health Dis, 2016, 15: 3.

[37] CHEN Q W, EDVINSSON L, XU C B. Role of ERK/MAPK in endothelin receptor signaling in human aortic smooth muscle cells [J]. BMC Cell Biol, 2009, 10: 52.

[38] HELANDER H M, KOIVURANTA K T, HORELLI-KUITUNEN N, et al. Molecular cloning and characterization of the human mitochondrial 2,4-dienoyl-CoA reductase gene (DECR) [J]. Genomics, 1997, 46 (1): 112-119.

[39] HE Y, WAN H, DU Y, et al. Protective effect of Danhong injection on cerebral ischemia-reperfusion

injury in rats [J]. J Ethnopharmacol, 2012, 144 (2): 387-394.

[40] LIANG P, LAN F, LEE A S, et al. Drug screening using a library of human induced pluripotent stem cell-derived cardiomyocytes reveals disease-specific patterns of cardiotoxicity [J]. Circulation, 2013, 127 (16): 1677-1691.

[41] COX J, MANN M. MaxQuant enables high peptide identification rates, individualized p.p.b.-range mass accuracies and proteome-wide protein quantification [J]. Nat Biotechnol, 2008, 26 (12): 1367-1372.

[42] YU Y, SUN S, WANG S, et al. Liensinine- and neferine-induced cardiotoxicity in primary neonatal rat cardiomyocytes and human-induced pluripotent stem cell-derived cardiomyocytes [J]. Int J Mol Sci, 2016, 17 (2): 186.

[43] ZHANG M, WU H, GUO F, et al. Identification of active components in Yixinshu Capsule with protective effects against myocardial dysfunction on human induced pluripotent stem cell-derived cardiomyocytes by an integrative approach [J]. Mol Biosyst, 2017, 13 (8): 1469-1480.

[44] ZHANG M Y, YU Y Y, WANG S F, et al. Cardiotoxicity evaluation of nine alkaloids from Rhizoma Coptis [J]. Hum Exp Toxicol, 2018, 37 (2): 185-195.

[45] BINDEA G, MLECNIK B, HACKL H, et al. ClueGO: a Cytoscape plug-in to decipher functionally grouped gene ontology and pathway annotation networks [J]. Bioinformatics, 2009, 25 (8): 1091-1093.

[46] SHANNON P, MARKIEL A, OZIER O, et al. Cytoscape: a software environment for integrated models of biomolecular interaction networks [J]. Genome Res, 2003, 13 (11): 2498-2504.

[47] SZKLARCZYK D, MORRIS J H, COOK H, et al. The STRING database in 2017: quality-controlled protein-protein association networks, made broadly accessible [J]. Nucleic Acids Res, 2017, 45 (D1): D362-D368.

第四节　丹红注射液抗脑缺血大鼠海马组织损伤的蛋白质组研究

前述研究中我们基于蛋白质组学技术策略，探讨了DHI在干预心肌肥大、脑缺血及抗氧化应激过程中蛋白质及转录因子靶标的变化情况。实际上，脑缺血的病理过程是一个复杂的酶促级联反应，局部脑低灌注可引发能量代谢障碍、兴奋性氨基酸释放、炎症反应，导致血脑屏障破坏，造成大脑皮质、小脑、丘脑、纹状体、海马体等区域的神经元受损。前期已有文献报道，DHI具有舒张血管、保护血管内皮细胞、抗氧化、抗炎、抑制细胞凋亡及保护神经等方面的作用，由此可以看出DHI抗脑缺血的相关作用可能表现在多个方面。基于此，本研究在明确DHI抗脑缺血药效的基础上，进一步利用蛋白质组学技术方法，考察DHI在干预脑缺血病理过程中对海马组织损伤方面的作用及相应蛋白质组的变化情况，从而部分揭示DHI的药效作用特点，并为后续研究DHI抗脑缺血分子作用机制奠定基础。

1. 实验材料与方法

（1）实验动物。SPF级健康雄性SD大鼠，7周龄，体重250～270 g。由北京维通利华实验动物技术有限公司提供，动物合格证号：SCXK（京）2012-0001。置于温度为（25±2）℃的饲养室，动物均自由饮水进食。适应性饲养3天后，进行相关动物实验。其实验操作过程依照中国中医科学院中药研究所动物福利伦理委员会的要求执行。

（2）实验药品与试剂。DHI（规格为10 ml/支，山东步长制药有限公司，批号：15031031）；金纳多注射液（规格为5 ml/支，台湾济生化学制药厂股份有限公司，批号：HA079）；0.9%NaCl（石家庄四药有限公司，批号：1409143203）；水合氯醛（北京索莱宝科技有限公司，批号：811B0220）；2,3,5-氯化三苯基四氮唑（南京绿合生化技术有限公司，批号：1201G038）；4%多聚甲醛（北京索莱宝科技有限公司，批号：20150424）；蛋白酶抑制剂cocktail；NaCl；盐酸；氢氧化钠；十二烷基硫酸钠（Sodium dodecyl sulfate，SDS）；尿素；DTT；3-［3-（胆酰胺丙基）二甲氨基］丙磺酸钠盐｛3-［3-（cholamidopropyl）dimethyl-ammonio）-1-propanesulfonate，CHAPS｝；IAA；碳酸氢铵；胰蛋白酶（美国普洛麦格公司）；Ultimate XB-C_{18}树脂（美国Welch公司）；乙腈；FA；GPC4、APC、GSK-3β、CSNK1G1、CTBP2、ACTA2、AKT1、EEF2、PRKAA1、SOS1、RAP1A、FLNC和GADPH、β-肌动蛋白、β-微管蛋白内参抗体（美国赛斯泰克公司）；GSK-3β抑制剂XXVI（$C_{21}H_{18}N_4O$）（美国默克公司）。

（3）实验仪器。扫描仪（明基电通股份有限公司，型号：5560）；电热板（北京软隆生物技术有限公司，型号：TMS-202）；分析天平（上海精密科学仪器有限公司，型号：FA2204B）；大鼠MCAO尼龙线栓（规格为2632-100，北京沙东生物技术有限公司）；组织细胞破碎仪（美国Next Advance公司）；NanoDrop分光光度计（美国赛默飞公司）；纳升高效液相色谱仪（EASY-nLC 1000系统，美国赛默飞公司）；Q Exactive质谱仪（美国赛默飞公司）。

（4）MCAO模型制备。手术过程：参照Longa线栓法，用10%水合氯醛（350 mg/kg）麻醉大鼠，使其腹面朝上仰卧位固定于电热板上（术中保持大鼠体温为37℃），颈部备皮消毒。取颈正中切口，钝性分离右侧胸锁乳突肌与胸骨舌骨肌之间的肌间隙，暴露CCA、ECA和ICA，在CCA远心端和近心端及ECA处挂丝线备用。用微动脉夹暂时夹闭ICA后，近心端结扎CCA、ECA，在距CCA分叉部4 mm处剪一小口，并在小口下系一松结。用眼科镊将线栓经该口顺ECA插入，将ECA游离端拉向外上方，使之与ICA走向平行，拉直与ICA的夹角。将线栓顺ICA走行，轻柔、缓慢地推进，插入深度约18 mm（即线栓18 mm标记处到达ICA与CCA分叉处），感到推进有轻度阻力为止，系紧预先打好的松结。剪短留在体内的线栓，逐层缝合切口并消毒。术后使大鼠保持侧卧位，用电热毯加热鼠笼外底部，以维持大鼠体温在37℃左右，注意保持大鼠呼吸通畅。假手术组除不插入线栓外，其余操作同上。

（5）动物分组与给药。将SD大鼠按体重随机分为正常组、假手术组、模型组、DHI组（1.44、0.72、0.36、0.18 ml/kg）和阳性药金纳多组。于造模后15 min和6 h腹腔注射相应浓度剂量的注射液，假手术组和模型组大鼠予以相同体积的0.9%NaCl，并于造模12、24 h后，分别进行神经功能评分，然后处死大鼠，取脑组织，进行TTC染色。蛋白质组分析用样本：于造模后24 h用4℃ 0.9%NaCl进行心脏灌注后，取大脑患侧海马，液氮冻存后，-80℃保存备用。

（6）神经功能评分。采用Longa评分法进行神经功能评估，均由1名观察者采取单盲法进行评分并记录。0分=正常（无神经功能损伤）；1分=患侧前爪不能完全伸展（轻度神经功能缺损）；2分=行走时大鼠向患侧转圈（中度神经功能缺损）；3分=行走时大鼠身体向患侧倾倒（重度神经功能缺损）；4分=不能自发行走，有意识丧失。

（7）脑梗死体积评估。进行神经功能评分后，用TTC法测定脑梗死体积。断头取出全脑，将脑组织放入−20℃冰箱冻存15 min，变硬后取出，自距额极3 mm处开始，从前向后做冠状位连续切片，每片厚度2 mm。将大脑切片浸泡于2%的TTC磷酸缓冲液中，37℃恒温避光12 min，取出观察。正常脑组织染为玫瑰红色，脑梗死区不染色而呈现白色。将脑切片浸泡于4%多聚甲醛磷酸缓冲液内，固定48 h后，将切片按脑的前后顺序排列整齐，并扫描脑片正反面。利用IPWIN32计算机彩色多媒体图像分析系统，测量红、白区域的面积。脑梗死率计算公式如下。

$$梗死率=梗死组织体积/总脑体积×100\%$$

（8）大鼠海马蛋白样本处理。取出海马组织，以1:3的比例将裂解液（8 mol/L尿素，100 mmol/L三羟甲基氨基甲烷，pH 8.0，蛋白酶抑制剂cocktail 1×）加至海马组织中，充分混合后，4℃于组织细胞破碎仪处理3 min，15 000 r/min离心10 min后取上清液，于280 nm波长处进行测定。在获取的上清液中，加入8 mol/L尿素裂解液裂解组织蛋白，加入10 mmol/L DTT 50 μl于56℃水浴1 h进行还原；冷却到室温后，吸干，快速加入40 mmol/L IAA 50 μl，置于暗室进行烷基化，并使用30 mmol/L的DTT对多余的IAA进行反应；加入50 mmol/L 碳酸氢铵稀释上清液中的8 mol/L 尿素至1 mol/L浓度，之后按100:1的比例加入胰蛋白酶进行酶解，4 h后再按100:1的比例加入胰蛋白酶，过夜酶切，次日加入FA至其最终浓度为0.1%，终止酶切。于C_{18}小柱脱盐，冻干备用。

（9）蛋白质组数据采集。使用缓冲液充分溶解冻干后的肽段于13 000 r/min离心5 min，取上清液进行LC–MS/MS分析。应用美国赛默飞公司的高效液相色谱仪EASY–nLC 1000系统进行分离。肽段混合物通过流动相缓冲液A（99.5%水–0.5%FA）被上样到C_{18}反相色谱柱（内径75 μm，长10 cm，粒径3 μm Ultimate XB–C_{18}填料）上，然后调节流动相缓冲液B（99.5%乙腈–0.5%FA）在75 min内从3%逐渐线性梯度洗脱至100%，流速为350 nl/min，时间为90 min。离子传输管温度为350℃，选择数据依赖型采集模式（data dependent acquisition，DDA），喷雾电压为2.0 kV，质谱扫描离子质荷比（m/z）范围为300~1 400，以高能诱导碰撞（HCD）方式进行离子采集和碎裂。归一化碰撞能量为27%，一级全扫描分辨率设置为70 000，离子AGC设置为$3×10^6$个离子，最大注入时间为20 ms，选取丰度最高的前10个母离子进行二级（MS/MS）分析；二级扫描分辨率设置为17 500，AGC设置为$1×10^6$，最大注入时间为60 ms。动态排除时间参数设置为18 s。

（10）蛋白质鉴定和非标定量分析。基于Mascot搜索引擎（V 2.2.06）对质谱数据（Raw格式数据文件）进行搜库分析，使用UniProt提供的大鼠全蛋白序列数据库进行搜库。参数设置：一级离子的质量偏差设置为10 ppm，二级离子的质量偏差设置为20 mmu。允许最大漏切位点数目为2个，肽段长度≥7个氨基酸。可变修饰包括氧化（M）和乙酰化（蛋白质N端）。此外，以得分20进行筛滤，FDR控制在1%。非标定量分析采用峰面积法。一级水平使用Proteome Discoverer 1.4软件以10 ppm质量偏差进行提取（保留m/z和保留时间RT），并用鉴定所有蛋白质的定量信息进行归一化。为了提高数据的可靠性，每组进行3次生物学重复。

（11）生物信息和统计分析。采用SPSS 19.0软件对两组间的数据进行t检验分析，$P<0.05$认为差异具有统计学意义；使用Multi Experiment Viewer软件进行基于差异表达蛋白质的样品聚类分析。分别使用GO、DAVID、OmicsBean、STRING平台分析蛋白质的生物功能、亚细胞定位、相关通路和网络。以峰面积作为蛋白质的表达量，取每组3个样本的算术平均值，将同一蛋白质在不同组中的表达量变化趋势利用统计学软件进行k均值聚类分析。应用OmicsBean分析工具对符合筛选条件的差异蛋白质进行KEGG通路富集分析，检查脑缺血损伤蛋白质子集和DHI修复蛋白质子集可能参与的生物通路，选取二者共同生物通路中的蛋白质上传于STRING分析平台，获得蛋白质相互作用网络结果。

（12）用免疫印迹法检测海马组织差异蛋白质表达。将大鼠断头取脑后，置于冰上迅速分离患侧海马组织，液氮速冻后迅速转移至–80℃冰箱保存。取出新鲜冰冻的海马组织称重，经超声裂解后提取总蛋白质，根据其蛋白质浓度（BCA法）使各样本蛋白质等量，取30 µg蛋白质样品，以10%SDS–PAGE分离，分离的蛋白质采用半干转膜法转移至PVDF膜上，用0.5%脱脂奶粉封闭1 h后，用目标蛋白质抗体4℃孵育过夜。用含吐温–20的PBS（PBST）漂洗3次，每次5 min，加入二抗，密封，室温下缓慢摇动1 h，用PBST漂洗3次，按1∶1（v/v）的比例混合ECL试剂盒中的A、B液后，放于化学发光成像系统成像并扫描，用Bio–Rad Quantity One软件进行分析。以目的条带与内参条带灰度的比值表示待测蛋白质含量，并将假手术组的比值作为100%对其他组进行校正。

2. 结果

（1）DHI对脑缺血大鼠神经功能及脑梗死体积的影响。本研究考察了DHI（1.44、0.72、0.36、0.18 ml/kg）对脑缺血大鼠神经功能及脑梗死体积的影响。与假手术组相比，造模后24 h大鼠神经功能评分及脑梗死体积明显升高；经0.72 ml/kg DHI干预后，大鼠神经功能评分及脑梗死体积均显著下降（$P<0.05$，$P<0.001$）；经0.36 ml/kg DHI干预后，大鼠神经功能评分有下降趋势，脑梗死体积则显著下降（$P<0.05$）；而DHI 1.44 ml/kg组、DHI 0.18 ml/kg组未见显著性差异（图7-32、7-33）。

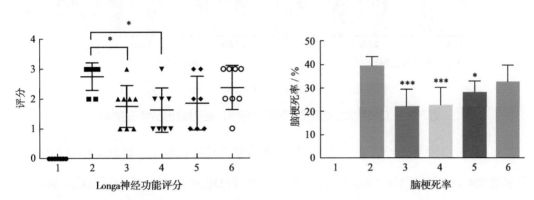

1. 假手术组；2. 模型组；3. 阳性药金纳多组；4. DHI 0.72 ml/kg组；5. DHI 0.36 ml/kg组；6. DHI 0.18 ml/kg组。与模型组比较，$^*P<0.05$，$^{***}P<0.001$。

图7-32　不同剂量DHI对脑缺血大鼠神经功能及脑梗死体积的影响（一）

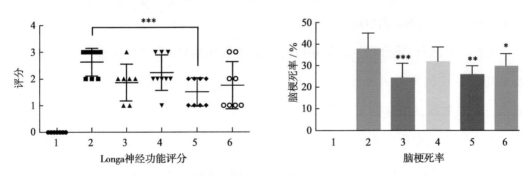

1. 假手术组；2. 模型组；3. 阳性药金纳多组；4. DHI 1.44 ml/kg组；5. DHI 0.72 ml/kg组；6. DHI 0.36 ml/kg组。与模型组比较，$^*P<0.05$，$^{**}P<0.01$，$^{***}P<0.001$。

图7-33　不同剂量DHI对脑缺血大鼠神经功能及脑梗死体积的影响（二）

（2）DHI对大鼠脑缺血不同时间神经功能及脑梗死体积的影响。通过（1）初步确定DHI的给药剂量为0.72 ml/kg，在此基础上考察了DHI干预脑缺血12、24 h大鼠神经功能及脑梗死体积的变化。结果显示，与假手术组同期比较，模型组神经功能评分及脑梗死体积均显著升高；与12 h模型组比较，同期DHI组、阳性药金纳多组脑梗死体积显著下降（$P<0.05$），阳性药金纳多组神经功能评分显著下降（$P<0.05$）；与24 h模型组比较，同期DHI组、阳性药金纳多组神经功能评分及脑梗死体积均显著下降（$P<0.001$，$P<0.01$，图7-34）。

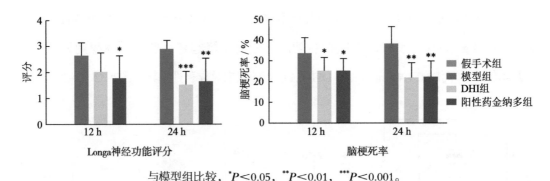

与模型组比较，$^*P<0.05$，$^{**}P<0.01$，$^{***}P<0.001$。

图7-34　DHI对大鼠脑缺血不同时间神经功能及脑梗死体积的影响

（3）蛋白质组分析结果。对所有海马蛋白质样品进行鉴定、数据库检索和分析，共鉴定到4 091个蛋白质（Mascot得分＞20，肽段FDR＜1%）。其中正常组3 108个、假手术组3 083个、模型组3 083个、DHI组3 070个。2 533个蛋白质在上述4组中均被检测到。另外，4组共12个样本，每个生物样本被定量到的蛋白质均约为2 500个；通过单个样本之间蛋白质的质量值比，计算相关系数，结果表明，每组样本之间相关性良好（图7-35），这表明质谱数据重现性很好。

（4）差异蛋白质分析。为了获得脑缺血损伤和修复2个过程中参与的关键蛋白及其功能，我们分为两部分进行筛选，一部分定义为损伤组，另一部分定义为修复组。脑缺血损伤组包括正常组、假手术组和模型组，这3组重叠的蛋白质为2 612个，约占所有鉴定蛋白质的72%，其中差异蛋白质为300个。脑缺血修复组包括假手术组、模型组及DHI组，这3组重叠的蛋白质为2 606个，约占所有鉴定蛋白质的72%，其中差异蛋白质为275个。分别对两部分的差异蛋白质进行聚类分析（图7-36），我们选择损伤组中持续升高或持续降低的差异蛋白质，作为下一步功能分析的对象；我们选择修复组中先上升后下降及先下降后上升的差异蛋白质进行功能分析。

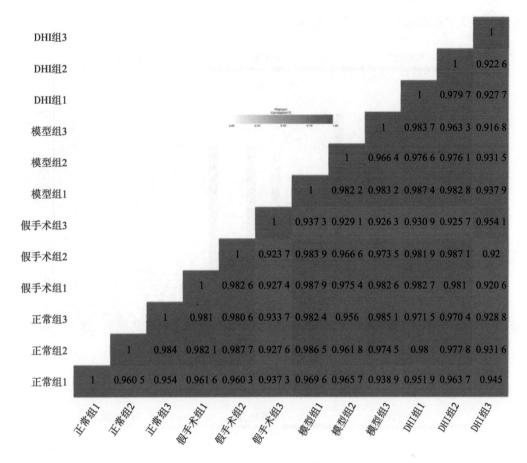

图7-35　海马组织蛋白质数据相关性分析

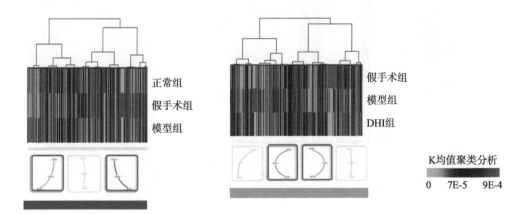

图7-36　差异蛋白质聚类分析结果

利用GO平台分析了蛋白质的细胞定位和功能情况（图7-37）。损伤蛋白质主要位于蛋白质复合体（32%）、细胞外区域（31%）和细胞外区部分（30%）；修复蛋白质主要位于细胞外区域（32%）和细胞外区部分（32%）。可见这两部分差异蛋白质的功能定位主要集中在细胞外区域，约占比90%。

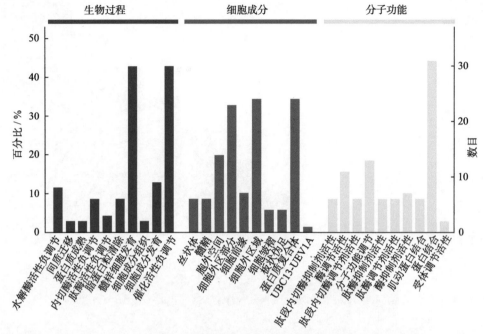

脑缺血损伤相关蛋白细胞定位和功能分析结果

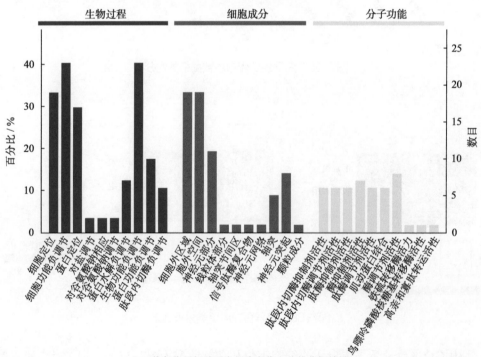

DHI修复作用相关蛋白细胞定位和功能分析结果

图7-37　蛋白质细胞定位和功能分析结果

（5）候选蛋白质筛选及其网络分析。基于损伤和修复阶段的2组亚细胞定位和蛋白质表达聚类分析数据信息，我们选取了参与脑缺血损伤及修复的共同信号通路，即WNT信号通路、AMPK信号通路和MAPK信号通路，将这些富集的信号通路中重叠的蛋白质作为候选蛋白质。将所获得的候选蛋白质通过STRING蛋白相互作用网络分析后，得到蛋白质网络（图7-38）。结果显示，除FLNC和GPC4外，其余候选蛋白质共同组成了蛋白质作用群，且该网络核心由GSK-3β和AKT1组成。

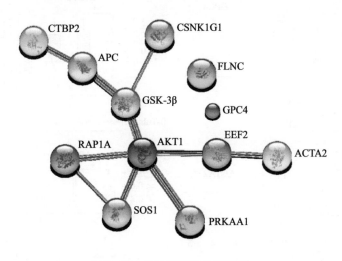

图7-38　候选蛋白互作网络图

（6）候选蛋白质免疫印迹试验分析。本研究采用免疫印迹试验对基于蛋白质组学技术筛选出来的差异蛋白质进行验证。结果显示（图7-39），与假手术组比较，模型组蛋白质α肌动蛋白2（ACTA2）和APC的表达显著降低（$P<0.05$），其余蛋白质的表达均显著升高（$P<0.05$，$P<0.01$），与前述蛋白质组MS相对定量趋势变化一致。DHI干预后，除羧基端结合蛋白2（CTBP2）外，其余蛋白质的表达均显著回调（$P<0.05$，$P<0.01$），这些回调蛋白质的变化也与前述相对定量趋势变化一致。

（7）GSK-3β抑制剂干扰验证。获得的蛋白质相互作用网络以GSK-3β和AKT1为核心，为了进一步验证GSK-3β在网络中的调控作用，本研究开展了基于GSK-3β抑制剂的阻断实验。免疫印迹试验结果（图7-40）显示，与假手术组比较，模型组、DMSO干预的模型组和抑制剂干预的模型组的GSK-3β蛋白质含量明显升高（$P<0.01$），其中模型组的蛋白质表达量最多。与模型组比较，DHI干预的模型组、抑制剂干预的模型组

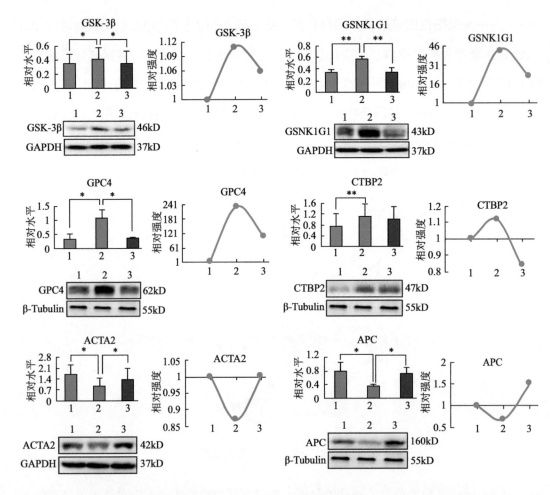

1. 假手术组；2. 模型组；3. DHI组。与模型组比较，*$P<0.05$，**$P<0.01$。

图7-39　候选蛋白质免疫印迹试验及MS相对定量趋势（$n=3$）

和抑制剂-DHI干预的模型组的GSK-3β蛋白质含量显著下降（$P<0.05$），且三者的蛋白质表达量由高至低依次为抑制剂干预的模型组、DHI干预的模型组和抑制剂-DHI干预的模型组。这一结果表明，DHI参与了脑缺血性损伤蛋白质GSK-3β的低表达。

3. 讨论

尽管越来越多的证据表明，脑缺血产生的一系列认知及功能障碍与炎症反应、兴奋性中毒、线粒体去极化、氧化应激和细胞凋亡有关，但是这些系统描述和表征还未在海马组织中得到证实。本研究描述了在脑缺血损伤和修复过程中，大鼠海马组织整个蛋白质表达谱的变化。结果表明，脑缺血损伤蛋白质子集及损伤修复蛋白质子集共同富集的信号通路有3条，即WNT信号通路、AMPK信号通路和MAPK信号通路。对这些富集通

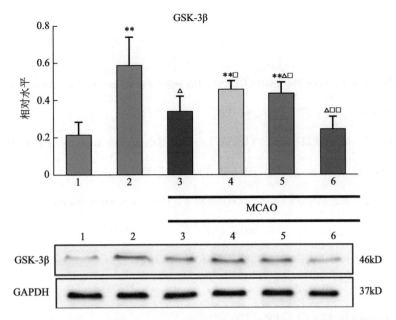

1. 假手术组；2. 模型组；3. DHI干预的模型组；4. DMSO干预的模型组；
5. 抑制剂干预的模型组；6. 抑制剂–DHI干预的模型组。与假手术组比较，
**$P<0.01$；与模型组比较，$^\triangle P<0.05$；与DHI组比较，$^\square P<0.05$，
$^{\square\square}P<0.01$。

图7-40　各组GSK-3β蛋白质表达变化（$n=3$）

路中的蛋白质经蛋白质相互作用网络进行分析，最终获得以GSK–3β和AKT1为中心节点、与其他8个潜在靶标蛋白质共同组成的蛋白质网络作用群，这一结果为揭示脑缺血损伤的调节机制及DHI的作用机制提供了新的视角。

已有文献报道，GSK–3β广泛存在于中枢神经系统中，可通过激活糖原合成酶调节细胞能量代谢过程，在细胞生长、分化、突变和凋亡等生命活动中具有重要的调控作用，是多种信号途径的交汇点。研究显示，GSK–3β参与了脑缺血损伤，激活GSK–3β可引发神经炎症，导致神经元损伤，GSK–3β还可通过BCL-2家族诱导细胞凋亡；抑制GSK–3β可以改善慢性脑缺血引起的认知功能障碍，GSK–3β抑制剂氯化锂可以减少神经元凋亡，且在临床试验中已被证明对脑缺血具有保护作用。本研究利用免疫印迹试验和抑制剂阻断证实了候选蛋白质在脑缺血损伤中的变化情况，此变化情况也正是DHI发挥脑保护作用的环节。本研究不仅初步确定了DHI对脑缺血大鼠海马区损伤的修复关键因子，也为揭示缺血性脑卒中治疗的潜在蛋白质提供了依据。

参考文献

［1］MOSKOWITZ M A, LO E H, IADECOLA C. The science of stroke: mechanisms in search of treatments ［J］. Neuron, 2010, 67（2）: 181–198.

［2］KUNDAJE A, MEULEMAN W, ERNST J, et al. Integrative analysis of 111 reference human epigenomes ［J］. Nature, 2015, 518（7539）: 317–330.

［3］WIŚNIEWSKI J R, ZOUGMAN A, NAGARAJ N, et al. Universal sample preparation method for proteome analysis ［J］. Nature Methods, 2009, 6（5）: 359–362.

［4］BOERSEMA P J, GEIGER T, WIŚNIEWSKI J R, et al. Quantification of the N–glycosylated secretome by super–SILAC during breast cancer progression and in human blood samples ［J］. Mol Cell Proteomics, 2013, 12（1）: 158–171.

［5］LI X, JING J, ZHAO X, et al. In–depth analysis of secretome and N–glycosecretome of human hepatocellular carcinoma metastatic cell lines shed light on metastasis correlated proteins ［J］. Oncotarget, 2016, 7（16）: 22031–22049.

［6］KARAGIANNIS G S, PAVLOU M P, SARAON P, et al. In–depth proteomic delineation of the colorectal cancer exoproteome: mechanistic insight and identification of potential biomarkers ［J］. J Proteomics, 2014, 103（3）: 121–136.

［7］SAEED A I, BHAGABATI N K, BRAISTED J C, et al. TM4 microarray software suite ［J］. Methods Enzymol, 2006, 411: 134–193.

［8］ASHBURNER B M, BALL C A, BLAKE J A, et al. Gene ontology: tool for the unification of biology. The Gene Ontology Consortium ［J］. Nat genet, 2000, 25（1）: 25–29.

［9］HUANG DA W, SHERMAN B T, LEMPICKI R A. Systematic and integrative analysis of large gene lists using DAVID bioinformatics resources ［J］. Nat protoc, 2009, 4（1）: 44–57.

［10］SUN N, SUN W, LI S, et al. Proteomics analysis of cellular proteins co–immunoprecipitated with nucleoprotein of influenza a virus (H7N9) ［J］. Int J Mol Sci, 2015, 16（11）: 25982–25998.

［11］ZHANG F, XU X, ZHOU B, et al. Gene expression profile change and associated physiological and pathological effects in mouse liver induced by fasting and refeeding ［J］. PloS One, 2011, 6（11）: e27553.

［12］DEEB S J, COX J, SCHMIDTSUPPRIAN M, et al. N-linked glycosylation enrichment for in-depth cell surface proteomics of diffuse large B-cell lymphoma subtypes［J］. Mol Cell Proteomics, 2014, 13（1）: 240-251.

［13］MI H, MURUGANUJAN A, CASAGRANDE J T, et al. Large-scale gene function analysis with the PANTHER classification system［J］. Nat Protoc, 2013, 8（8）: 1551-1566.

［14］PAXINOS G, WATSON C R, EMSON P C. AChE-stained horizontal sections of the rat brain in stereotaxic coordinates［J］. J Neurosci Methods, 1981, 3（2）: 129-149.

［15］CHEN H J, SHEN Y C, SHIAO Y J, et al. Multiplex brain proteomic analysis revealed the molecular therapeutic effects of buyang huanwu decoction on cerebral ischemic stroke mice［J］. PloS One, 2015, 10（10）: e0140823.

［16］LEROY K, BRION J P, LEROY K, et al. Brion J-PDevelopmental expression and localization of glycogen synthase kinase-3 in rat brain［J］. J Chem Neuroanat, 1999, 16（4）: 279-293.

［17］KELLY S, ZHAO H, HUA S G, et al. Glycogen synthase kinase 3beta inhibitor Chir025 reduces neuronal death resulting from oxygen-glucose deprivation, glutamate excitotoxicity, and cerebral ischemia ［J］. Exp Neurol, 2004, 188（2）: 378-386.

［18］LUCAS J, HERNANDEZ F, GOMEZ-RAMOS P, et al. Decreased nuclear beta-catenin, tau hyperphosphorylation and neurodegeneration in GSK-3beta conditional transgenic mice［J］. Embo J, 2001, 20（1-2）: 27-39.

［19］KIMURA A, SHINOHARA M, OHKURA R, et al. GSK3β overexpression induces neuronal death and a depletion of the neurogenic niches in the dentate gyrus［J］. Hippocampus, 2011, 21（8）: 910-922.

［20］CHEN L, XIANG Y, KONG L, et al. Hydroxysafflor yellow a protects against cerebral ischemia-reperfusion injury by anti-apoptotic effect through PI3K/Akt/GSK3β pathway in rat［J］. Neurochem Res, 2013, 38（11）: 2268-2275.

［21］YAO Z H, ZHANG J J, XIE X F. Enriched environment prevents cognitive impairment and tau hyperphosphorylation after chronic cerebral hypoperfusion［J］. Curr Neurovasc Res, 2012, 9（3）: 176-184.

［22］LUO J. Lithium-mediated protection against ethanol neurotoxicity［J］. Front Neurosci, 2010, 4:

41.

［23］GOLD A B，HERRMANN N，LANCTÔT K L．Lithium and its neuroprotective and neurotrophic effects: potential treatment for post−ischemic stroke sequelae［J］．Curr Drug Targets，2011，12（2）：243−255.

蛋白质组学在中药复杂作用解析
中的应用展望

随着蛋白质组学技术策略的不断进步与发展，蛋白质组的分析能力也在不断提升，高通量、深度覆盖的蛋白质组分析策略不断涌现，在蛋白质组鉴定覆盖率提高的同时，分析时间进一步缩短，分析通量也在不断提升，在12 h的质谱时间里已能够鉴定8 000个蛋白质，这使得我们可以快速地进行大量样本的分析鉴定。与此同时，以iBAQ定量方法为代表的蛋白质组非标记定量分析方法也在日益完善，其定量水平与准确度与前相比已有大幅提升，这些可以为我们进一步开展中药及其复方的作用解析研究提供良好的分析策略保证。

一、蛋白质组学技术发展的趋势与方向

当前，随着蛋白质组学研究的主要工具——质谱技术的不断进步，其分辨率越来越高，扫描速度也越来越快，这极大地推进了蛋白质组学研究方法的变革，如数据非依赖性采集定量技术（data independent acquisition，DIA）的迅速推广应用。相比传统的蛋白质组学多采用的DDA策略，DIA技术有效避免了DDA策略对于高丰度肽段采集和碎裂的偏向性，可以使扫描区间内所有的肽段母离子经过超高速扫描并进行二级碎裂，从而获得完整的肽段信息，而对于低丰度肽段的定量具有显著的技术优势。在分析时，DIA技术可将质谱整个全扫描范围分为若干个可变窗口，根据m/z分布密度计算合理的窗口宽度和数量，高速、循环地对每个窗口中的所有离子进行选择、碎裂和检测。该技术无须指定目标肽段，扫描点数均匀，可以无遗漏地获得样本中所有离子的全部碎片信息，使数据利用度和定量准确性大大提高，缺失值更少，可重复性也更高。

Ruedi等利用DIA技术完成了将组织活检样品快速、稳定地转换为永久定量数字蛋白质组图谱的工作，并且完全实现了肾癌病人、健康人，以及不同组织形态的肾癌亚型的区分。人们还利用DIA技术对血液标志物进行了探索，鉴定了一些银屑病及其相应中药干预疗效的生物标志物。通过对银屑病治疗前、抗银屑病中药（银屑灵）治疗后、健康对照组共50例血清样本的蛋白质表达谱分析，鉴定到了106种参与血液凝固、炎症形成、细胞凋亡和血管生成等与银屑病生物过程相关的差异蛋白质。通过聚类和主成分分析发现其中58种蛋白可以用于区分健康人和银屑病病人，12种蛋白可预测中药治疗效果；相关性分析结果显示3个血清蛋白（PI3、CCL22、IL-12B）与银屑病面积和严重程度指数评分呈正

相关。

近年来，癌症和干细胞等领域的重大突破揭示了群体细胞中的某些细胞在功能上表现出的异质性，对"组学"研究向单细胞水平延伸也提出了明确的需求，催生了多种单细胞分析方法，而分析技术的不断进步也使得单细胞蛋白质组（single cell proteomics，SCP）的研究逐渐发展并日益成熟起来，该研究是近年来生命科学与蛋白质组学研究的一个新的热点。Dovichi等提出了单细胞蛋白质组学的概念，同时建立了化学细胞术方法，首次成功地解读出单个细胞水平的蛋白质组指纹谱。Nolan等提出了基于多参数流式细胞术的SCP方法，该方法被评为寻找细胞信号网络尤其是癌症相关信号网络的金钥匙。目前，流式细胞术和化学细胞术被认作单细胞蛋白质组研究的两大关键技术，此外还有一些最近发展起来的基于活性荧光探针（activity-based probe，ABP）的分析技术，可以将流式细胞术功能性标记理念与化学细胞术的单细胞全局蛋白质组分析理念相结合，从功能入手，建立单细胞功能蛋白质组研究的新策略。

如上所述，蛋白质组学技术的不断进步使其分析能力不断提高，而针对中药及其复方的复杂性，我们需要充分利用一些现代的高通量分析策略。中药复方所含的化学成分复杂多样，具有多个活性成分，且作用于多个不同的靶标，从而发挥不同的生物效应。以单个活性成分及其靶点研究的模式不能准确反映中药复方的复杂药理作用和整体性。目前的研究尚未形成对中药复方与生物机体复杂系统间的有效模式，制约了中药的现代化研究。罗国安等人认为，中药复方整体性作用的特点本质上是"药物系统-生物系统"。要取得中医药的突破性进展，必须依靠系统生物学技术。因此，必须充分结合系统生物学的一些现代技术策略，建立有效的研究模式，解析中药复方与生物效应间的联系，确定中药复方的作用靶标，从而反映其作用机制与特点。

二、中药作用解析研究的趋势与方向

解析中药复杂体系的作用模式是中药现代化的核心方向，涉及化学物质、体内过程、作用机制3个核心环节及其关联规律研究，且单一环节研究均已取得显著进展。在中药复杂体系化学成分的高效解析和体内过程分析方面，针对多成分和微量（或痕量）成分的同时检测问题，人们不断完善分析方法，并随着近年来各类仪器分析技术及平台的不断发展，尤其是液相-高分辨质谱串联（LC-MS）分析技术的飞速发展，为中药复杂体系的化学成分高效解析和体内药物代谢及其动力学研究提供了强有力的解决方案。此外，随着各种制备型HPLC的不断发展与应用，实现了中药化学成分的多维高效分离与结构鉴定，也为解析中药化学物质实体提供了有效的手段与技术。

在中药体内过程研究方面，人们开始重视体内过程与药效活性的有机结合，对机体对药物的处置过程与机体生命活动的交互规律进行深入的阐释。如杨秀伟提出基于体内过程的中药有效成分和有效效应物质的发现策略；李川从成药性特性角度鉴定了口服三七提取物后的药代标记物；王广基创建了中药多组分药代动力学研究过程中的诸多关键技术，阐明了中药代谢与整体药效作用的关系，突破了中药体内药效物质基础研究的核心科学问题。众多的研究使人们逐步深化了对中药体内过程和药效物质基础之间关系的认识，但同时也使人们认识到中药体内过程远比想象的复杂，还有许多目前检测不到的成分，它们与药效的关系需要借助更先进的手段进行分析研究。

在中药作用机制解析方面，人们在不断认识到中药复方所具有的独特作用之后，也在想尽各种办法对其作用机制进行研究，在不同层次与深度上揭示了一些中药复方的作用模式与机制。随着多种组学技术的发展，系统生物学得以迅速发展，使人们开始从生物系统中所有组成成分（基因、mRNA、蛋白质等）的层次认识机体的生命活动规律，也为解析中药复方对机体的调节机制提供了强大的技术支撑。而随着研究的深入，人们对中药作用的认识也越来越精细化，不仅仅满足于对中药调节网络的泛化研究，而是越来越关注中药直接靶点的发现与确认研究，这也是中药复杂作用解析的新方向。

相关研究技术的进步促进了中药复杂作用解析过程中对于化学物质、体内过程、作用机制单一环节的研究，但是，中药物质实体与生命活动的整合调节规律研究，仍是中药复杂体系作用模式解析未来面临的关键难点与挑战。建立在中医学对病机过程判断的基础之上的复方中药配伍，表现为多环节、多靶点的整合调节。这种整合调节的物质基础的体内"药动-药效"关联性是如何体现的；多环节、多靶点效应累加模式是如何产生的；是药效物质对靶点的直接作用，还是药效物质改变了内环境从而影响了靶点（如受体）的生物性能；是否有可能是方剂中的有效成分以低于它们中某一单体治疗剂量进入人体后，有选择地反复作用于影响某种疾病的主要直接靶点和多个间接靶点，动员机体抗病能力，调节失衡状态，从而达到治疗疾病目的，这些问题与难点都有待于进一步的研究和探索。研究中药"分子网络–药理活性–病证效应"多层次整合作用，阐释中药方剂临床疗效产生的基本机制，将有助于揭示中药作用的基本原理，重新认识中药的科学价值。而这些研究均需要我们借助一些先进的技术手段来实现。

三、蛋白质组学应用于中药作用解析研究的主要领域

目前，蛋白质组学已在以下一些中药复杂体系解析研究中得到了应用，主要有：①通过比较正常状态、疾病状态以及中药单体化合物、有效部位或复方提取物治疗后蛋白质组表达的差异，寻找与其作用可能相关的靶点蛋白，同时中药蛋白质组学技术特别适用于小分子活性化合物作用的多靶点蛋白研究，已有多篇基于蛋白质组学技术研究中药单体化合物作用多靶点蛋白的报道；②运用反向对接等生物信息学方法预测中药单体化合物可能直接结合的靶点蛋白，同时通过化合物和蛋白质相互作用的方法（如化合物与蛋白质共结晶X射线衍射技术、蛋白质结合位点序列定点突变技术、表面等离子体共振技术等）进行验证；③通过系统研究中药（含复方）作用的毒效关系，揭示其毒性不良反应发生的特点及规律，寻找能够早期对其可能导致的毒性不良反应进行有效监测预警的生物标志物，并通过一些经典的生化分析手段（如酶联免疫吸附剂测定等）进行验证，分析其临床应用监测的可行性；④根据比较蛋白质组学的结果，结合在蛋白质相互作用数据库中与中药（包括中药单体化合物、有效部位或复方提取物）作用相关的蛋白信息，通过生物信息学的手段绘制出与中药作用相关的蛋白质相互作用信号网络，同时运用生物学的实验方法（如基因过表达技术、RNA干扰技术等）对蛋白质相互作用信号网络中的关键蛋白进行功能验证。

在一些重要病证机制及中药干预作用研究方面，蛋白质组也正在发挥着重要的作用。如在冠心病血瘀证的研究方面，已有学者研究了脂质代谢和炎症反应蛋白的异常变化，发现其中视黄醇结合蛋白4、载脂蛋白E、载脂蛋白A1、CD5抗原样蛋白、触珠蛋白（结合珠蛋白）、血清白蛋白等可能是与冠心病血瘀证关系密切的差异蛋白质。也有学者研究发现心绞痛气虚血瘀证可能与炎症反应相关，其发病涉及心肌受损、凝血因子异常、脂代谢紊乱与氧运输障碍等多个因素，通过与健康人对比发现，血清淀粉样蛋白等3种蛋白及补体C6在心绞痛气虚血瘀证病人中高表达，而凝溶胶蛋白等6种蛋白质低

于健康组，肌动蛋白只在冠心病不稳定性心绞痛气虚血瘀证病人中表达，提示这些差异蛋白质可能是冠心病不稳定性心绞痛气虚血瘀证的内在物质基础。此外，还有学者研究发现能量代谢异常是心肌缺血气虚血瘀证发生、发展中的重要环节。在缺血性脑血管病研究方面，人们也从蛋白质组学角度阐释了脑梗死肝阳化风证、阴虚风动证的病理生理机制，认为蛋白质组学可以在脑梗死不同证型方面有特异性表现。蛋白质的多样性和分子间的复杂网络关系与缺血性脑血管病中医病机的复杂多样性和开放式网络的特点有相似之处，利用蛋白质组学的技术和方法，有可能更好地阐释缺血性脑血管病中医病机理论的本质和科学内涵。而随着研究的深入，人们越来越希望应用蛋白质组学的技术和方法，比较相同疾病不同证型之间的差别，从整体上发现某些疾病或同病异证的特有蛋白质的表达，建立蛋白质多态性与疾病中医分型、辨证用药之间的系统且有规律的联系，在多种致病因素的复杂作用下找到证候的共同本质。

近年来，一些新的蛋白质组学技术策略（如化学蛋白质组学）也在中药作用靶标的发现与研究方面得到了应用，并取得了一些突破性进展。化学蛋白质组学是利用能够与靶蛋白质发生特异性相互作用的化学小分子来研究和探测蛋白质组的技术，已在中药有效成分筛选、靶蛋白质的发现、中药协同作用机制研究和中药新药研发中得到了一些应用。它主要基于亲和层析的方法，结合高灵敏度的质谱和生物信息学技术，可以有效确定化学小分子与蛋白质组中特定蛋白的相互作用关系，如果再结合相关的分子对接技术和网络生物学技术，可以为探索中药复杂体系作用模式提供新的思路和方法，该技术在中药领域中的研究应用价值正在逐步凸现。

此外，在中草药生物学研究方面，蛋白质组学也正在发挥着作用。应用蛋白质组学的技术和方法，可以绘制中草药及其不同药用部位的蛋白质表达谱，不但可以阐明药效活性成分的生物合成途径，还能揭示在逆境胁迫下中草药体内次生代谢产物发生变化的分子机制。目前，研究者已经发现酵母和银离子刺激可以引起丹参毛根中自由基的产生，激活钙离子信号通路，增加免疫抑制蛋白的表达，增强能量代谢，使碳代谢转向有利于次生代谢产物如木质素、丹参酮、丹参总酚酸的产生。同时，研究者也发现了一些在灵芝抗血管紧张素转化酶中起重要作用的关键蛋白质，并通过比较大麻叶、花和腺体的蛋白质组的差异，发现了一些参与大麻素生物合成的关键蛋白质。而随着有关技术的不断进步，人们将在PTM蛋白质组及蛋白质网络结构的研究方面开展更多的研究工作。

四、蛋白质组学应用于中药作用解析研究的前景与展望

综上所述，目前的蛋白质组学研究策略正在逐渐成熟并趋于稳定，其综合全面的分析能力十分适合于中药及其复方的作用解析研究，而中药作用的复杂性也决定了它必须依靠最新的系统生物学技术，才能取得重要的突破性进展。相信随着研究的逐步深入和人们的不断努力，蛋白质组学将会在中医病证与证候机制及中药复方干预作用研究、中药复方活性成分合成生物学研究、中药复方及主要活性成分的不良反应早期监测研究、中药复方作用机制阐释研究、临床精准定位应用研究及中药作用新靶标发现研究等方面发挥越来越重要的作用，从而更好地应用于解析中药复方的作用模式，指导中药新药的设计与开发（图8-1）。

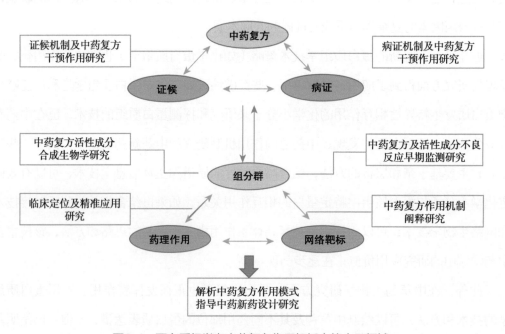

图8-1　蛋白质组学在中药复杂作用解析中的应用领域

参考文献

［1］罗国安，谢嫒嫒，王义明，等. 精准医学与中医药现代化研究——五论创建新医药学［J］. 世界科学技术—中医药现代化，2017，19（1）：19-29.

［2］赵霞，岳庆喜，谢正兰，等. 蛋白质组学技术在中药复杂体系研究中的应用［J］. 生命科学，2013，25（3）：334-341.

［3］周倩倩，李治国，黄力. 冠心病血瘀证的血清差异蛋白质组学研究［J］. 微循环学杂志，2012，22（1）：13-16.

［4］赵慧辉，侯娜，王伟，等. 冠心病气虚血瘀证的蛋白质组学特征研究［J］. 中国中西医结合杂志，2009，29（6）：489-492.

［5］黄小珊，唐汉庆，黄岑汉，等. 冠心病血瘀证的代谢组学及蛋白质组学研究进展［J］. 云南中医学院学报，2016，39（6）：84-89.

［6］王立，梁清华，陈晓玲，等. 脑梗死肝阳化风证与阴虚风动证蛋白质组学比较研究［J］. 湖南中医药大学学报，2012，32（7）：54-57.

［7］孟胜喜，霍清萍，王兵，等. 基于系统生物学组学技术的缺血性脑血管病中医药研究新思维［J］. 中华中医药杂志，2017，32（1）：202-205.

［8］刘晓燕，吕志平，张绪富. 蛋白质组及其在现代中医研究中的应用［J］. 中国中西医结合杂志，2003，23（2）：84-87.

［9］徐飞. 单细胞蛋白质组学蛋白质组学新方法研究［D］. 武汉：华中科技大学，2013.

［10］岳荣彩，单磊，严诗楷，等. 化学蛋白质组学在中药现代化研究中的应用［J］. 世界科学技术—中医药现代化，2010，12（4）：502-510.

［11］乐亮，姜保平，徐江，等. 中药蛋白质组学研究策略［J］. 中国中药杂志，2016，41（22）：4096-4102.

［12］杨秀伟. 基于体内过程的中药有效成分和有效效应物质的发现策略［J］. 中国中药杂志，2007，32（5）：365-370.

［13］王广基. 中药多组分体内过程与药效关联研究的探索［J］. 中国药理学与毒理学杂志，2019，33（9）：643.

［14］LIU H，YANG J，DU F，et al. Absorption and disposition of ginsenosides after oral administration of Panax notoginseng extract to rats［J］. Drug Metab Dispos，2009，37（12）：2290-2298.

［15］GUO T N，KOUVONEN P，Koh C C，et al. Rapid mass spectrometric conversion of tissue biopsy samples into permanent quantitative digital proteome maps［J］. Nat Med，2015，21（4）：407-413.

［16］XU M，DENG J，XU K，et al. In-depth serum proteomics reveals biomarkers of psoriasis severity and response to traditional Chinese medicine［J］. Theranostics，2019，9（9）：2475-2488.

［17］SUN L，BERTKE M M，CHAMPION M M，et al. Quantitative proteomics of Xenopus laevis embryos:

expression kinetics of nearly 4000 proteins during early development ［J］. Sci Rep，2014（4）：
4365.

［18］PEREZ O D，KRUTZIK P O，NOLAN G P. Flow cytometric analysis of kinase signaling cascades ［J］.
Methods Mol Biol，2004（263）：67-94.